运动处方元素集

主　编　郝跃峰　陆阿明

编　者　任园园　陈一言　王岑依

　　　　杨海琪　陈昌德　张恒瑞

　　　　赵曦莲　宁迩玉

苏州大学出版社

图书在版编目(CIP)数据

运动处方元素集 / 郝跃峰, 陆阿明主编. -- 苏州 :
苏州大学出版社, 2024.9. -- ISBN 978-7-5672-4867-0

Ⅰ. R454

中国国家版本馆 CIP 数据核字第 20248QG390 号

运动处方元素集

郝跃峰　陆阿明　主　编

责任编辑　王晓磊

助理编辑　何　睿

苏州大学出版社出版发行

(地址：苏州市十梓街 1 号　邮编：215006)

广东虎彩云印刷有限公司印装

(地址：东莞市虎门镇黄村社区厚虎路20号C幢一楼　邮编：523898)

开本 700 mm×1 000 mm　1/16　印张 17.25　字数 300 千

2024 年 9 月第 1 版　2024 年 9 月第 1 次印刷

ISBN 978-7-5672-4867-0　定价：55.00 元

前　言

　　健康中国的春风吹皱大江南北池池碧水，大众健身如旭日初升红遍长城内外，运动促进健康理念催生出巨大的社会价值和经济潜能，运动处方需求井喷，让这片古老的东方土地迸发出前所未有的青春活力。

　　运动处方的普及与推广在高质量提升大众科学健身水平，更有效地防治慢性病方面发挥着至关重要的作用。而在目前临床诊疗实践中，运动处方的制订和实施仍是一个薄弱环节。因此，加强运动处方相关的研究已经成为当前体卫融合领域迫切而重要的工作。

　　运动处方既是理念也是技术。从理念角度讲，运动处方从运动的频率、时间、强度、方式、总量、进阶等方面揭示了运动的一般规律，体现主动健康和功能至上的医学理念，可改变国人过度依赖医疗干预、忽视人体主动修复能力的误区，养成健康生活方式。任何实践活动都必须遵循自然规律，运动也不例外。从技术角度讲，根据处方对象的具体情况，基于运动要素的根本原因分析，可制订出个性化、精准化的运动方案。

　　运动是良医。缺乏运动的慢性病人群通过动员和教育后运动起来并按照运动处方去锻炼，理论上有助于疾病康复。研究结果也显示，经常运动不仅有助于降低糖尿病、心血管病等多种慢性病的风险，还能舒缓神经紧张、改善睡眠质量，对大多数慢性病的防治起到重要的作用。但是进一步的临床研究也发现，很多慢性病人群在开始运动一段时间后，由于运动损伤而终止了运动，也因为怕再受伤而拒绝继续运动，这成了慢性病预防和管理的一个难题。

　　为了解决这个难题，我们研究分析了运动受伤的原因。即使完全遵循运动处方各数量要素的要求，如果运动方式不正确依然会发生运动损伤。这已经成为人们坚持运动最突出和最常见的障碍。因此，运动方式是决定运动处方质量的关键要素。本书将其称为"运动处方元素"，以区别其他要素。运动处方元素相当于成品药，每一药物都有特定的组成成分，经过规定的流程制成。如果药物组成成分或制造流程有质量问题，用法、用量再正确也无济于事，甚至会酿成大祸。

1

同时，运动处方开具者也特别需要一本工具书，详细介绍每一个动作和每一项运动项目的运动标准，方便处方执行者指导处方对象进行锻炼，也方便学术交流与科学研究。

本书精选了常见的100种运动元素，分为力量锻炼元素、拉伸锻炼元素和有氧耐力运动元素三大类，重点对动作（运动项目）名称、动作（运动项目）规格、适合人群、锻炼方法、注意事项、锻炼功效、临床功效等七个方面进行科学规定，方便开具运动处方时规范选择。同时，本书也将大部分动作（运动项目）元素按照难易程度分为简易、标准和难度三种模式，方便不同年龄和不同状态的人群选用。

编者由于教育背景、知识结构的局限，同时研究、实践的时间也不够长，对运动处方的理解还有很多不足，诚恳地接受同道们的指正！

郝跃峰　陆阿明

2024 年 6 月于苏州

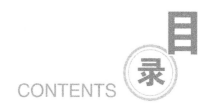

CONTENTS

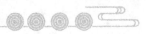

第三篇 临床运动处方示例

第一篇 运动处方概述

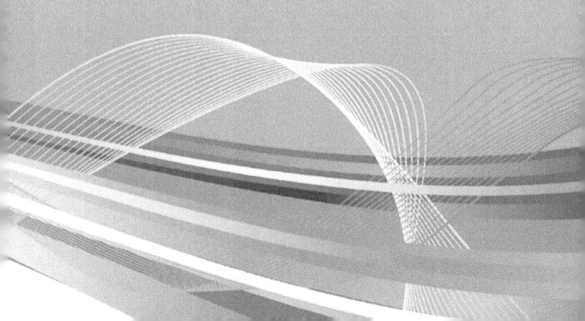

第一章　运动与运动处方术语

第一节　运动的分类

体力活动（physical activity）是一个广为使用的概念，泛指能够引起人体能量消耗增加的骨骼肌收缩和舒张的任何身体活动。随着人类社会的发展与现代化水平的提升，日常生活与工作中的身体活动要求越来越低，量也越来越少，同时静坐的时间越来越长。世界卫生组织的研究发现，这一改变导致了60%~80%的成年人的身体活动量不足，并认为缺乏身体活动或久坐的生活方式是引发慢性非传染性疾病的头号杀手和导致非传染性疾病死亡率增加的第四大危险因素，每年有6%的死亡与其有关。如何应对生活方式改变引起的健康问题，人们展开了较长时间的探索，发现在日常生活活动中进行规律运动（regular exercise）或计划性运动（scheduled exercise）是预防各种疾病的重要措施，同时也是治疗某些疾病的有效手段。在运动科学范畴，这种在日常生活活动中有目的、有计划、规律地开展的身体活动统称为运动（exercise），与体育锻炼、身体锻炼、健身活动、健身运动等含义相同。它是身体活动的形式之一，因而很多教科书中会将体力活动与运动交替使用。但显然，运动又区别于家务劳动、生产活动等体力活动。

运动由动作组成，运动处方元素正是以正确动作来体现的。人体完成动作需要神经系统的协调、能量的供应，通过骨骼肌的收缩和舒张来实现。根据完成运动的动作组合、运动产生的功效等，在运动科学中对于运动有不同的分类方法，这里主要介绍两种分类方法。

一、根据运动的动作组合分类

不同人体动作的组合可以构成不同的运动，有些运动相对简单，由几个动作重复组成，称为周期性运动，如跑步、游泳等运动；有些运动则比较复杂，组成的动作较多，甚至在完成过程中需要根据环境变化做出调整，称为非周期性运动，如太极拳、羽毛球等运动。

显然，周期性运动容易学习、掌握，但是持续做相同动作的重复运动具有一定的枯燥性，也可能造成身体某些部位的长期使用。例如，跑步运动是典型的周期性运动，是人类的基本运动技能，但是大多数人会觉得跑步运动有些单调，且长时间跑步容易造成下肢膝关节的过度使用，甚至损伤。非周期性运动则具有挑战性与娱乐性，对人体的运动控制能力有较高要求，不易学习与掌握，且如果运动过程中的动作不正确，容易造成急性的运动损伤。例如，各种球类运动大多属于非周期性运动，这些运动的运动技术相对复杂，需要通过专门的学习才能有效掌握，且这些运动的动作组合会受场地、参与者等各种因素的影响。同时，在完成动作过程中若动作不正确，往往会导致运动损伤，例如，篮球、足球运动中的变向运动，动作不正确会导致膝关节交叉韧带的损伤。

二、根据运动产生的功效分类

运动产生的功效是多方面的，有直接的和间接的，这里主要通过考察对人体运动功能和身体素质的提升作用来进行分类。

（一）耐力运动

耐力是人体肌肉长时间工作的能力。运动时肌肉的收缩和舒张需要能量供应，这些能量来自人体内储存的糖、脂肪。人体内的糖和脂肪通过人体内部的酵解、氧化方式源源不断地给骨骼肌的收缩和舒张提供能量，在这个过程中人体消耗氧气，产生二氧化碳。因此，耐力既是肌肉的功能，也体现人体循环系统和呼吸系统的功能，在运动科学中有肌肉耐力、心肺耐力之说。耐力是人体进行各种长时间生命活动的基础，耐力下降往往是人体虚弱的表现，例如，有的人走一会儿路、爬一层楼就感觉累。因此，耐力水平代表了人体心肺功能和肌肉功能的水平，是评价人体体质健康状况的重要指标。

耐力运动是指需要长时间进行，能够增强心肺功能和肌肉功能的健身活动。耐力运动是大众健身中最为普遍采用的运动方式，如步行、跑步、跳广场舞、蹬自行车、做有氧操、打太极拳、练健身气功等这些运动，只要持续做 5 分钟以上，均可以看作是耐力运动。耐力运动的强度一般以 1 分钟消耗的氧气量的大小来确定，不同运动强度对人体机能的影响有很大差异，中等及以上的强度是健身活动的最佳选择，而小强度的耐力运动则主要为体弱或疾病人群采用。

耐力运动持续时间较长，只有当人体的循环和呼吸系统动员后，吸入的氧气才能够满足肌肉活动的需要，因而耐力运动都为有氧运动（有氧运动和无氧运动是人体运动的另一种分类）。为了达到更好的健身目标，最好选择有较多大肌肉群参与的耐力运动，如跑步、游泳、蹬自行车等。

（二）力量运动

力量是人体神经肌肉系统在工作时或对抗阻力时表现出的能力，是其他运动素质的基础。力量运动是指通过徒手和各种器械，运用专门的动作方式和方法进行的以发展肌肉体积、增强肌肉力量和肌肉耐力为目的的运动。青少年可以通过力量运动，使自己在喜欢的运动或活动中有更出色的表现；成年人通过力量运动，可以保持自身的运动能力，应对各种生活中的体力劳动需求；老年人通过力量运动，能维持骨密度，提升平衡能力，保持活力，维持日常生活所必需的活动能力。

力量运动的练习形式可以细分很多种，在运动实践中被用到的主要有四种分类：① 按照运动中肌肉是否有长度变化分为动力性练习和静力性练习。② 按照克服重力的方式分为克服自身体重练习和克服外界负荷练习。③ 按照运动的部位可以分为上肢练习、下肢练习、躯干核心练习等。这三种分类都是力量运动的形式，可以根据身体锻炼的目标要求和可获得的器材等进行选择。建议一般健身活动者综合运用各种形式，把握全面性原则，即力量运动可以选择多种形式，但要兼顾全身各个部位、动静结合。④ 按照克服的重力大小可以分为小负荷、中负荷、大负荷力量运动等。这一分类依据力量运动的物理强度（克服与抵抗的阻力、重力），小负荷练习主要增加肌肉耐力，中负荷练习主要增加肌肉体积和力量，而大负荷练习主要增加肌肉力量，健身活动者可以根据自身的目标选择不同的强度。

（三）柔韧运动

柔韧性是指人体关节在不同方向上的运动幅度以及肌肉、韧带等软组织的伸展能力。良好的柔韧性能使人的动作舒展，有助于完成日常生活中的动作和某些特定动作，避免某些运动损伤和肌肉骨骼的疾病，有利于保持良好的体态。柔韧性在整个生命周期中均很重要，尤其是对于老年人，较好的柔韧性是完成日常生活动作的基础。

柔韧运动统指可以提高关节运动幅度和肌肉、韧带伸展性的运动练习，如各种舞蹈运动、瑜伽及各种拉伸运动等。其中拉伸运动是柔韧运动的最普遍形式。拉伸运动也分动力性与静力性两种，动力性拉伸是拉伸—放松—拉伸的交替，适合于热身运动中练习；静力性拉伸则是一种持续性的拉伸，适合大多数情况下使用。由于拉伸运动需要的场地、设施简单，是一种便于完成的运动，但拉伸运动开始时较为困难，有些枯燥且效果不明显，因而健身活动者常不能很好地坚持。其实，只要控制好强度（拉伸到绷紧、没有明显痛感），每天坚持练习，很容易养成习惯，也能取得很好的健身效果。

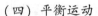
（四）平衡运动

平衡是人体控制姿势和维持稳定的能力，平衡运动是指能够促进人体平衡能力增强的运动练习。由于人体的平衡能力主要取决于人体对空间的感知能力、人体肌肉控制身体的能力，以及有跌倒趋势时应用姿势控制的能力等，因此凡是能提高这些方面能力的运动均可视为平衡运动，如太极拳运动、舞蹈运动、轮滑运动、多数的球类运动、增强下肢肌肉力量的运动、专门的平衡训练等。平衡能力有助于预防跌倒，对老年人具有特别意义，因此老年人应多进行平衡运动。

（五）灵敏与速度运动

灵敏性是人体快速变换动作的能力，速度能力是快速变换身体位置的能力。灵敏运动和速度运动是指能够提高灵敏性和速度能力的运动练习。由于这两类能力主要取决于神经系统的灵活性和人体肌肉的快速有力收缩能力，因而能提高神经系统灵活性、肌肉力量和速度的运动可归为灵敏运动和速度运动，如快跑、快速移动、跳绳、各种球类运动等。灵敏性和速度能力对于青少年具有重要意义，是学习某些专项运动技术的基础。

运动的分类方法很多，除了上述两种分法，以及文中提到的根据运动时氧气供应是否充足区分的有氧运动、无氧运动之外，还有根据运动的组织、实施方式分为单人运动、多人或集体运动，以及按体能、技巧进行分类，按水上、陆上进行分类，按室内、室外进行分类等多种分类方式。

上述运动的分类方法，是按照不同的分类标准进行的，同一项运动在不同的分类中有不同的归属。例如，常见的运动慢跑，从能量代谢的角度，属于有氧运动；从运动产生的功效角度，属于耐力运动；从动作组合角度，属于周期性运动；从组织、实施形式角度，既可属于单人运动，也可属于多人运动。运动的分类是运动项目选择的基础，只有在对各个运动项目的特点、功效较为全面了解的基础上，结合自身的特点和能力有目的地选择，才有利于长期坚持。同时也应认识到各类运动项目均具有一定的局限性，因此在运动计划中需要多种类型的运动综合开展，才能取得更好的效果。

第二节　运动的反应与适应

运动不仅需要人体神经系统、能量供应系统、运动系统的直接参与，同时也需要人体其他系统的间接参与。运动对于人体来说就是一种外在的刺激。运动刺激引起的人体各器官、系统的反应和适应，正是运动促进健康的原理所在，也是运动作为"良药"在预防疾病和治疗疾病机制上的体现。

一、运动的反应

运动是骨骼肌消耗能量，进行收缩和舒张的过程。运动的直接反应就是神经系统的兴奋与抑制交替进行，呼吸和心跳加快以增加氧气的吸入和二氧化碳的呼出，能量消耗与代谢产物增多等。在运动科学中，这种运动刺激引起的人体各个器官、系统在运动过程中产生的各种变化统称为运动反应。运动反应是评定个体身体机能、运动能力等的主要依据，也是制订个性化计划的重要参考。

（一）血液循环系统的运动反应

1. 心输出量增加

骨骼肌的收缩和舒张均需要能量，因此血液循环系统需要提高心输出量以增加血液供应，从而满足肌肉组织对氧气和能量物质的需求，同时运走代谢产物，否则肌肉运动就不能持久。人体运动时，心交感神经活动加强，心迷走神经活动减弱，肾上腺素和去甲肾上腺素分泌增多，使心率加快，心肌收缩能力加强，搏出量增加。运动时，由于肌肉的节律性舒缩和呼吸运动加强，回心血量大大增加，使搏出量进一步增加，从而导致心输出量大幅度增加。

2. 血流量的重新分配

运动时心输出量增加，但增加的心输出量并不是平均分配给全身各个器官的。通过体内的调节机制，各器官的血流量将进行重新分配。其结果是使心脏和进行运动的肌肉的血流量明显增加，不参与运动的肌肉及内脏的血流量减少。运动开始时，皮肤血流量也减少，但随后由于肌肉产热增加，体温升高，通过体温调节机制，皮肤血管舒张，血流量增加，以加快皮肤散热。运动时各器官血流量的重新分配具有十分重要的生理意义，即通过减少对不参与运动的器官的血流分配，保证有较多的血流分配给运动的肌肉。

3. 动脉血压的变化

运动时动脉血压的升高或降低与肌肉活动的性质关系密切。一般来说，动力性运动收缩压升高，舒张压变化不大或略有下降；静力性运动动脉血压升高，且以舒张压的升高更为显著。

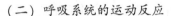

（二）呼吸系统的运动反应

1. 呼吸频率的变化

运动可使安静时的呼吸深度增加，呼吸频率下降。运动时，在相同肺通气量的情况下，经常运动的人呼吸频率相对要低，没有运动习惯的人往往会出现呼吸频率快速增加，同时节律不规则的情况。

2. 肺通气量的变化

在进行时间较长而强度较低的运动时，肺每分通气量的增加幅度较小，表现为运动刚开始时的快速增长、随后的慢速增长和稳定。运动开始之前，每分通气量条件反射性增加，而运动停止后每分通气量出现快速减少，随后慢速减少，最后恢复到静息时水平。

运动时呼吸系统的变化还表现为呼吸肌的能耗量和耗氧量增加，氧通气当量有所减小，换气效率减低等。这些变化会随着运动水平和能力的提升得到很大改善。

（三）其他器官及系统的运动反应

随着一次运动时间的延长，人体能量消耗的增加和代谢产物的增多等，运动中会出现疲劳反应，称为运动性疲劳。运动性疲劳因运动性质、运动时间长短、运动环境等不同会有不同的反应。一般的反应是人体的感觉功能下降、神经系统的兴奋性降低，肌肉力量下降、神经控制肌肉的能力减弱，人体内代谢产物增多、主观感觉累等。因此，疲劳后人体容易出现运动性损伤，需要及时休息。

运动时，物质代谢增强、体温升高，伴随大量汗液的产生，对于促进人体代谢产物的排出，维持能量的平衡具有积极意义。

适度的运动能够促进人体释放一种多肽物质——内啡肽，它能使人们获得愉快、兴奋的情绪体验。

运动时，呼吸加深加快，膈肌大幅度的升降活动以及腹肌的收缩和舒张活动，对胃肠起到按摩作用，消化系统的血液循环得到改善。

另外，运动中和运动后人体的内分泌系统会产生明显的变化。例如，运动中，人体交感神经兴奋引起肾上腺素的分泌增加，在促进心血管反应的同时，也使得人体的整体兴奋性水平提升，以满足运动的需要；运动后则有一些抗氧化物质产生，这对提高人体的抗氧化能力起到积极作用；一些免疫物质、肠道菌群等也会因为运动而产生变化，适量运动能产生有利于健康的积极反应。

二、运动的适应

在长时间运动刺激作用下，人体各器官、系统产生的一系列结构和功能的改变，以及心理方面产生的变化等统称为运动适应。运动适应是评价运动是否科学合理的依据。运动适应有良好的适应和不良的适应之分，良好适应是健身活动的目标。

（一）氧运输系统的运动适应

1. 运动性心脏肥大

运动可导致心脏体积的增大，运动性心脏肥大的主要标志是心腔扩大，心室壁增厚。不同类型训练负荷引起心脏形态结构的变化是不同的，经常性的耐力运动常伴有明显的心腔扩大，心室壁增厚，其心室腔内半径与心室壁厚度之比维持在正常范围；而经常性的力量运动引起的心脏肥大主要表现为心室壁增厚。运动导致心脏肥大与多数心脏疾病伴随的心脏肥大在特征及程度上有所区别，运动性心脏肥大程度远小于病理性心脏肥大，这是一种对称的、适度的肥大。

2. 安静时心率降低

经常运动的人安静时的心率较低，有些耐力运动员安静时心率可降低至40~60次/分（在医学上这种现象称为窦性心动徐缓）。一般认为运动使迷走神经和交感神经的张力都有所下降，且交感神经的张力下降更为明显，从而使心率降低。安静时心率降低可以降低心肌耗氧量，改善心肌血液供应，使心肌的机能储备提高，并对运动性心脏肥大的发展有积极意义。

3. 心脏功能改善

长期运动引起心脏功能改善，包括心肌收缩和舒张机制的改善。安静时，经常运动的人心脏功能与不运动的人相比无显著差异或略高，心脏收缩功能的改善在运动中表现得更为明显。在完成相同运动时，经常运动的人相较于不运动的人，其心血管的功能表现为动员快、反应小、恢复快的特点，即在运动开始后，能迅速动员心血管功能，以适应运动活动的需要；同时表现为心跳加快等变化不太明显，且在运动停止后能很快恢复到安静水平。而平时不运动的人，稍做运动就气喘、心跳加快且较长时间才能恢复，这是心脏功能较弱的表现。

4. 血管弹性增加

长期的运动锻炼能使血管壁增厚，弹性增加，管径增大。运动能使神经、血管的调节机能改善，肌肉中毛细血管大量增加，小动脉血管的张力和弹性均得到加强。血管形态结构的改善可维护血压的正常，促进血液循环畅通。经常运动锻炼者，血液中高密度脂蛋白的浓度增加，低密度脂蛋白的浓度降低，能延缓血管的硬化速度。

9

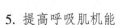

5. 提高呼吸肌机能

运动能使有关的呼吸肌机能增强，胸廓的活动范围扩大，久而久之，这些肌肉发达有力，胸围增大，从而能更好地进行呼吸运动，改善呼吸机能。经常运动的人，肌肉活动时需氧量增大，呼吸运动增强，平时不参与工作的肺泡也扩张，肺的气体容量增加，肺活量增大，呼吸系统的功能增强。肺活量的增大可使呼吸运动加深，呼吸深度加大，相应地使呼吸频率降低，大大节省了用于呼吸肌工作的能量消耗，又减少了剩余容量（肺功能中未被利用的部分），每次呼吸可使更多的空气进入肺泡，提高了氧气从肺进入血液中的能力和排出二氧化碳的能力。

（二）运动器官及系统的运动适应

1. 运动对骨骼结构及功能的影响

在运动中，骨骼承受一定负荷刺激，使骺软骨细胞增殖，使骨增长，同时长期而规律的运动使血液循环加快，加强了新陈代谢，改善了骨的营养供给，使骨的结构与功能发生了变化，促进了骨的生长发育，进一步加强了骨的坚固性。另外，规律的运动使韧带在骨骼上的附着部位、结节、粗隆和其他突起变得更粗糙、明显，有利于肌肉、韧带更牢固地附着在上面。经常在阳光充足的户外进行运动不仅使骨变粗增长，还能吸收紫外线的照射，有助于人体对钙的吸收，可预防老年人骨质疏松，促进儿童的骨骼发育。然而，如果进行剧烈的运动，运动后需要休息，因为长时间固定不变的压力会导致骨的萎缩，只有间歇压力才有助于骨的生长。另外，超大负荷的运动会引起骺软骨过早愈合，骨化过程过早完成，影响骨的生长。因此，要注意运动项目的多样化和规律性，才能对骨骼结构及其功能产生良好的影响。

2. 运动对关节灵活性和稳定性的影响

经常进行科学的、规律的运动，能增强关节的牢固性，提高关节承受载荷的能力，使关节更加灵活，以适应大幅度运动的需要。运动可以增厚关节面的骨密质，增强承受载荷的力学性能，增厚关节软骨，提高关节的缓冲能力，加强关节周围肌肉的力量以及提高关节周围韧带、肌肉的伸展性能，提高抗拉伸能力，加强关节的稳定性。拉伸运动可使关节囊、韧带、关节周围的肌肉等软组织在力的作用下伸展，增强了关节的灵活性。

3. 运动对肌肉结构和形态的影响

运动可以使肌肉力量、肌肉弹性增加，有效地避免人体在日常活动和体育锻炼过程中由于肌肉的剧烈收缩而造成各种运动损伤。

一般进行力量运动可以使肌肉体积增大，耐力运动使肌肉中毛细血管数量增多。

（三）其他方面的运动适应

1. 神经系统结构及功能的运动适应

适量的运动负荷可促使脊髓前角神经元细胞核与核仁增大，大脑皮质躯体感觉区和运动区锥体细胞的核仁增大，保证了在神经信息传导过程中消耗的蛋白质得到及时补充，为神经元形态结构的改造提供了物质基础。另外，适量的运动还会使大脑皮层躯体感觉区锥体细胞、皮质下运动中枢尾壳核神经元树突棘增多，说明运动增加了中枢神经元的信息输入量，扩大了神经元的联系范围。适量的运动还使运动神经元的线粒体数量增多，提高了线粒体储能和供能的能力。适宜的运动使大脑和神经系统得到充分的锻炼，提高神经工作过程的强度、均衡性、灵活性和神经细胞工作的耐久力，使神经细胞获得更充足的能量物质和氧气的供应，从而使大脑和神经系统在紧张的工作过程中获得充分的能量物质保证。

2. 消化系统的运动适应

长期坚持运动，能对消化系统产生良好的影响，适宜的运动能加强胃肠道蠕动，促进消化液的分泌，加强胃肠的消化和吸收功能。运动过程中，人体需要消耗大量的能量物质，能对胃肠的消化和吸收产生反射性的刺激。运动后必须靠加强消化和吸收活动来补充能量，这促使消化腺分泌消化液增多，消化管道的蠕动加强，增强了消化系统的功能。但是如果运动量过大，胃肠道血流量减少会导致消化腺分泌消化液减少，同时过度运动应激使副交感神经活动受到抑制，胃肠运动减弱，消化能力下降，可导致胃肠道相对缺血，出现功能紊乱，严重者会出现腹痛、腹泻、呕吐等运动性胃肠道综合征。因此，要控制好运动量，掌握好运动与进餐之间的时间，饭后不宜立即从事剧烈运动，剧烈运动后应适当休息后再进餐，否则会影响消化和吸收功能。

3. 心理健康方面的运动适应

运动可使体格强壮、精力充沛，因而对改善人的身体表象和身体自尊至关重要。研究表明：运动者比非运动者具有更积极的总体自我概念；体能强的人比体能弱的人倾向于具有更高水平的自我概念和更高的身体概念；肌肉力量与身体自尊、情绪稳定性、外向性格和自信心呈正相关，并且力量运动会使个体的自我概念显著增强。另外，运动还能有效地促进智力的发展，调节情绪，培养良好的意志品质，改善人际关系。

4. 人体免疫力的运动适应

人体免疫力的强弱取决于自身免疫系统的状态。免疫力弱的人，通过运动等良好生活方式，其免疫力也会慢慢提高起来。但是这需要时间，需要坚持。一般科学运动三个月，人体的免疫力会有明显改善，但若完全停下来不运动，三周后效果几乎归零。运动给人们带来益处，主要是通过运动的刺激激发人体的修复能力。不断刺激，不断修复，刺激要与修复协调进行，修复能力便会循序渐进地提高。刺激过量就会出现修复不足，长期修复不足就会适得其反，降低免疫力。

除此之外，运动的适应还包括：① 人体基础代谢的增加，体温调节的能力增强，维持酸碱平衡的能力增强；② 人体感觉器官的敏感性增强，平衡与协调能力增强；③ 人体对自然环境的适应能力增强；等等。

第三节　运动处方

运动处方（exercise prescription）是相对于医学处方而言的概念，起源于现代康复医学。20世纪60年代，运动处方由于被用于冠心病的康复治疗，引起了心血管疾病治疗领域的一场革命而受到重视。1969年世界卫生组织正式采用"运动处方"这一术语，使运动处方得到国际上的认可，并一直沿用至今。我国在20世纪80年代引入运动处方的概念和理论。近五年来，运动处方取得蓬勃发展并在全民健身、运动创伤防治方面获得创新性应用。

一、运动处方的概念

运动处方是系统的、连续的、循序渐进的、个性化的运动方案，指由培训合格的医生、治疗师以及体育老师、社会体育指导员、私人健身教练等，根据患者或锻炼者的年龄、性别、一般医学检查、康复医学检查、运动试验、身体素质/体适能测试等结果，结合主客观条件，用处方的形式制订适合患者或锻炼者的运动内容（项目）、运动强度、运动时间及频率，并指出运动中的注意事项，以达到科学地、有计划地进行康复治疗、强身健体或预防疾病，并养成运动习惯的目的。这一概念明确了运动处方的制订者、制订运动处方的前提条件、运动处方的对象、运动处方的内容以及目的等，强调了应以处方的对象（患者或锻炼者）为中心制订具有个性化的运动方案。

运动处方类似于临床医生为患者开具的医学处方，其对应关系如下：

（1）运动处方的"运动方式"名称，对应于医学处方的"药物"名称。

（2）运动处方的"运动强度与持续时间（量）"，对应于医学处方的"剂量/次"。

（3）运动处方的"运动频率"，对应于医学处方的"次/日"。

（4）运动处方的"运动注意事项"，对应于医学处方的"用药注意事项"。

21世纪以来，运动处方无论在国内还是国外均有了很大进展。随着近些年来运动处方在我国持续不断的推广和实践，在对新出现的问题和经验进行深入研究的基础上，2023年初发表在《中国运动医学杂志》的《运动处方中国专家共识（2023）》一文对运动处方的定义做了调整：运动处方是由运动处方技术培训合格人员，依据处方对象的基本健康信息、体力活动水平、医学检查与诊断、运动风险筛查、运动测试等结果，以规范的运动方式和规定的运动频率、强度、时间、周运动总量、进阶以及注意事项，形成局部和整体相结合、近期和远期目标相结合的个性化健康促进及疾病防治的主动运动指导方案。该共识还建议将运动处方分为健身运动处方和医疗运动处方两大类。

二、运动处方的制订要求

运动处方的制订即是对运动处方内容的规划，目前大多用FITT-VP原则概括。F（frequency）指运动练习频率，I（intensity）指运动强度，T（type）指运动练习类型，T（time）指运动持续时间，V（volume）指运动总量，P（progression）指运动进阶。传统的做法主要是对其中的数量如频率、时间、强度、总量等进行规定，但对运动方式的规定相对宽泛，只推荐某个运动项目，而对于该项目运动的规范性和危险性不做具体要求。这也导致很多处方对象在执行过程中频繁出现运动损伤，从而导致处方锻炼不能持续，甚至不敢再运动。其结果与运动处方的推广和应用背道而驰。科学制订运动处方正是本书总结运动处方元素的初衷。

（一）合理的运动项目选择

运动项目的种类很多，如果选择自己喜欢的、合适的运动项目，一方面能更好、更快地达到自己的运动目标，另一方面由于兴趣使然，自己也能更好地坚持。选择合适的运动项目需要考虑以下几个基本要素。

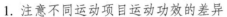

1. 注意不同运动项目运动功效的差异

不同运动项目的运动功效有很大的差异（如跑步和游泳），即使相同的运动项目，运动强度的差异也会导致不同的运动效果（如慢走和快走），运动项目的选择需要将运动目标和运动功效统一起来。例如，运动目标是减肥塑造体形，那么中等强度的耐力运动、力量运动和拉伸运动是较好的选择。显然，为了达到科学运动的全面性要求，选择多种运动组合进行锻炼，可以弥补单一运动的缺陷，也能增加锻炼的趣味性。

2. 充分考虑个体的差异

参与运动人群的个体差异除了年龄、性别外，其他差异也很大，包括体质健康状况、运动基础与运动能力、个性与心理特点以及经济承受能力等。有些运动项目适合所有人（如步行），有些则只适合一部分人（如网球、高尔夫球等）。运动基础差的人适宜选择周期性运动或者动作重复的运动，而有运动基础的人可以尝试挑战各类非周期性运动。

3. 兼顾日常生活运动的特点

日常活动中的运动，例如，生活中的行走、做家务、工作活动、交通活动等，其中不乏运动动作的组合，构成了日常生活运动，这些运动可以减少人体静坐少动的时间，对健康具有积极意义。选择运动项目时，应尽量与这些活动有互补作用。

本书第二部分收集整理出四大类运动元素，基本都分为高、中、低难度，并给出动作要领。可按照本书推荐的运动处方元素进行选择和执行。

（二）适合的运动强度

影响运动效果的因素较多，而这些因素中运动强度是最为重要的。运动强度在运动中出现的方式有三种。

1. 物理强度

物理强度是指单位时间所做的功，或消耗的能量，一般以速度、质量、难度表示。比如以每小时 4 千米的速度步行，物理强度要比以每小时 6 千米的速度步行小很多；举 5 千克的哑铃，物理强度要比举 6 千克的哑铃小一些；太极拳运动中功架低的要比功架高的强度大。

2. 生理强度

生理强度是指人体承受不同物理强度运动时，身体内各个系统的运动反应大小，主要有耗氧量、心率、呼吸、肌肉用力等。生理强度的大小与个体机能状态的差异有密切关系。如同样以每小时 4 千米的速度步行（物理强度），体质弱的人可能心率会增加到每分钟 100 次以上、呼吸明显加快，而体质强的人心率可能每分钟仅增加几次，呼吸几乎不变。

生理强度最为正确的测量指标是单位时间内运动的能量消耗，由于能量消耗与吸氧量呈线性关系，因而也可用运动时的吸氧量表示运动强度，且用吸氧量占最大吸氧量的百分比较为常见（$VO_{2\max}$%）。另一个表示方式就是用运动时吸氧量（耗氧量）相对于安静时吸氧量（耗氧量）的倍数来表述，并称之为代谢当量（梅脱，MET），1 MET 相当于安静、坐位时（耗氧量大约每千克体重 3.5 毫升/分）的能量代谢率。梅脱值越大表明运动时的耗氧量越大，运动强度也越大。

心率是生理强度最为方便和直观的指标，在心率指标中通常会涉及安静心率（HRr）、最高心率（HRmax）、心率储备（HRR = HRmax - HRr）、最高心率%（%HRmax）等概念。其中 HRmax 采用 "HRmax = 220-年龄" 来推测。

3. 心理强度

心理强度是指个体自我感觉的运动强度（RPE）。一般以很累、有点累、较轻松、轻松等表示。目前有两种分类方法，分别是 15 分类和 11 分类。

在制订运动计划时，可以采用任意一种运动强度方式予以表达，其中耐力运动的三种强度之间的关系见表 1-3-1。

表 1-3-1　耐力运动的运动强度（对于持续 60 分钟的活动）

运动强度	HRR	%HRmax	RPE1	RPE2	呼吸频率	体温
极低强度	<20	<50	<10	<2	正常	正常
低强度	20~39	50~63	10~11	2~3	稍增加	开始热起来
中等强度	40~59	64~76	12~13	4~6	较大增加	热
大强度	60~84	77~93	14~16	7~8	有喘不过气	非常热
很大强度	85~99	94~99	17~19	9	很大增加	闷热
最大强度	100	100	20	10	来不及喘气	非常闷热

注：RPE1 为 15 分类（6~20）；RPE2 为 11 分类（0~10）。

世界卫生组织对不同年龄人群健身运动强度的建议是：5~17 岁儿童和青少年每天至少有 60 分钟的中等或较大强度的运动；18 岁以上成年人和老年人每周至少有 150 分钟的中等强度的运动或 75 分钟较大强度的运动。显然中等强度的运动被广泛推荐为健身运动的适合强度，这是由于中等强度的运动刺激能更好地调动人体的各项机能活动，使身体产生良好的适应，对人体的健康影响最大。过小的强度不能达到有效增强人体机能的作用，而过大的强度则有可能造成运动伤害。

所谓适合的运动强度是指运动时的强度尽量要达到中等及以上，即运动时的心率在 110~120 次/分，或者有点气喘（但能连续说话），或者感觉到稍累。年轻者可强度大些，年长者可小些。当然，在刚开始健身运动时，或者机能状态不佳时，强度可以小一些，反之则可大一些。

制订运动处方的强度计划，第一步是根据运动者的运动能力评估情况和运动习惯等，预设一个物理强度（如以 5 千米/时的速度行走）；第二步让运动者按照预设的物理强度运动并监测运动中的生理、心理强度（如心率达 120 次/分，RPE 达 12）；第三步根据运动者的反应与运动目标的一致性，调整物理强度。

关于小强度的运动，如散步等，虽然没有被世界卫生组织所推荐，但是对于刚刚计划健身运动的人群，一般主张从小强度运动开始。另外，生病、机体功能状态不佳或疲劳时，也宜做一些小强度运动。

（三）恰当的运动时间和频率

运动强度与运动的时间和频率共同决定了总的运动量。在健身运动中，运动时间一般用分钟或小时表示，运动频率一般用一周运动的次数表示。如上所述，在世界卫生组织的推荐中，儿童和青少年每天的运动时间应该不少于 60 分钟，频率是每周 7 次；18 岁以上成年人的运动时间应该不少于每次 30 分钟，频率是每周 5 次。同时，世界卫生组织推荐儿童和青少年每周至少应进行 3 次较大强度的运动，包括强壮肌肉和骨骼的活动；成年人每周至少应有 2 天进行大肌群参与的强壮肌肉的活动；老年人每周至少应有 3 天进行提高平衡能力和预防跌倒的活动。这些运动时间和频率的推荐对于一般运动者而言是恰当的。

力量运动（抗阻运动）的时间通常是由运动的组数和重复次数确定的。进行运动时，每个肌群应练习 2~4 组（可采用同一个动作或不同动作）。合理的组间休息时间为 2~3 分钟。练习的次数取决于强度（重力），阻力大则次数少，一般而言，为了提高肌肉的力量和体积，重复次数选择 8~12 次为佳，增加绝对力量则以 3~6 次为佳，发展力量耐力选择 15~25 次为佳。一般每次锻炼可安排 5~6 个肌群进行训练。同一肌群的练习应该至少间隔 48 小时（隔一天）。

柔韧运动的持续时间通常由练习的时间、重复次数和频率等构成。运动者在进行拉伸练习时，当感觉到肌肉轻微紧张后，保持这一姿势

10~30 秒，这样做可以提高关节的活动范围。有研究指出，对于老年人来说，拉伸时间延长到 30~60 秒，可以使其柔韧性得到更大提高。每个柔韧性练习的部位都应重复 2~4 次，累计至少达到 60 秒。每周进行 2~3 天的拉伸就可以提高关节活动范围，但是每天拉伸的效果更好。

（四）合理的运动总量与进阶

1. 运动总量

运动总量简称为运动量，是由运动的频率、强度和持续时间共同决定的。运动量对健康的重要作用已被证实，对身体成分和体重管理的重要性尤为突出，可以根据运动量估算运动处方的总能量消耗（EE）。运动量的单位可以用梅脱–分/周（MET-min/wk）或千卡/周（kcal/wk）表示。

流行病学和随机临床试验的研究结果显示：运动量与健康获益之间存在量效反应关系。研究认为，500~1 000 MET-min/wk 与较低的心血管疾病发病率和死亡率密切相关。世界卫生组织推荐正常成年人每周的运动量为 150~300 分钟的中等强度运动或减半量的高强度运动。

2. 进阶速度

运动计划的进阶速度取决于运动者的健康状况、体适能、训练反应和运动计划的目的。进阶可以通过运动处方中增加运动者可以耐受的一项或几项来实现。在运动计划的开始阶段，应该调低起始运动量，遵循循序渐进的原则，以降低心血管事件和肌肉或骨骼损伤的发生风险，并增加运动者对运动的适应性和坚持性。对于平时体力活动不足的人群而言，推荐从低到中等强度的运动开始，然后根据运动者的运动反应与适应情况，逐渐增加运动持续时间。在运动计划开始的 4~6 周中，每 1~2 周将每次运动的时间延长 5~10 分钟。当运动者规律运动至少 1 个月之后，接下来的 4~8 个月，逐渐增加运动频率、强度和时间，直到达到健身运动指南推荐的数量和质量（老年人和体质较差的人群应该适当延长时间）。

提高运动处方的 FITT-VP 中任何一项都应该遵循运动锻炼的循序渐进原则，避免大幅度增加，这样可以降低肌肉酸痛、损伤、过度疲劳的发生风险。对运动处方做出任何调整后都应该监控运动者的反应，观察其是否因运动量增加而产生不良反应，如呼吸急促、持续疲劳和过度的肌肉酸痛。当运动者无法耐受调整后的计划时，应毫不犹豫地降低运动量。

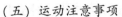
（五）运动注意事项

运动处方的注意事项首先要考虑的是安全性。无论是患者还是健身活动者，在执行运动处方时均需要保持警觉和防御性。尤其是室外运动时需要注意车流，避免在车流量较大的空间运动。同时不推荐在夜晚运动，特别是在照明不佳的公路和公园内运动。运动的安全性还包括运动的心血管事件和运动损伤风险，避免心脏病恶化、肌肉或骨骼损伤。安全运动的基本注意事项如下。

（1）对于疾病患者，在制订或实施健身计划前，一定要进行体检，得到医生的许可。如果患者有某种疾病或者有家族遗传病史，就需要找医生咨询，在有医务监督的情况下按照医生的建议进行运动。

（2）在有条件的情况下，请运动医学领域的专家根据个体的体质健康状况开具运动处方，它可以指导个体有目的、有计划地进行安全、科学的运动。

（3）每次运动前必须要做好充分的准备活动，克服内脏器官的生理惰性，防止出现运动损伤。运动完之后，要注意做好拉伸、放松活动，以利于促进身体的恢复，防止疲劳的积累而导致疲劳性损伤。

（4）饭后、饥饿或疲劳时应暂缓运动，疾病初愈者不宜进行较大强度的运动。在运动过程中不宜大量饮水，以免加重心脏的负担或引起身体特别是肠胃的不适。运动后不宜立即洗冷水澡。

（5）锻炼者最好能穿着运动服装进行运动，特别是运动鞋要具有防滑功能，且有一定弹性等，同时要注意运动场地、设备的安全，对新接触的运动器材要先了解其性能及使用方法。运动开始前要先了解运动场地的温度、湿度等信息。

三、正确认识运动中的伤病与风险

运动对人体而言是一种刺激形式，如同其他的刺激一样，会使人体的器官和系统产生一系列反应，久而久之出现适应，这是人体适应内外环境变化的自然机制。人体对运动的适应往往伴随着结构的完善、功能的提升，以及身体素质、运动技能与能力的增强，这也是运动增强身体健康的基础。按照人体适应的规律，如果刺激的强度和量很小，反应就小，产生的适应有限，不能达到增强体质健康的目标；反之如果刺激强度和量过大，反应过于剧烈，也会产生不良的适应，最显性的表现就是运动的伤病与风险，这种情况在竞技运动员中是常见的现象。对于健身活动参与者而言，只有选择恰当的运动刺激强度与量，才有可能较好地实现通过运动促进健康的目标。

由于运动的强度和量难以精确测量，也由于相同的运动强度和量对于不同的人，甚至不同状态下的同一个人会产生差异很大的反应，难以精确确定每一次运动的运动强度和量，因而运动参与者的运动伤病与风险是始终存在的。但是，因为这种伤病与风险的存在就害怕运动、远离运动，则是一种不正确的态度，也是一种错误的观点（这种观点很多人都有）。对于运动伤病与风险的正确态度和观点应该包括以下几点：

（1）运动确有猝死风险，但只是出现在极少数本身具有较为严重心血管疾病（只是未进行诊断或未诊断出来）和过度劳累的人群中，运动前的风险评估基本可以避免这样的风险。

（2）遵循运动项目的规律，科学合理地进行运动，基本可以避免或减少运动损伤的发生，不运动或只进行很小强度的运动并不是正确的做法。

（3）运动损伤发生后，要及时弄清原因，暂停运动，并做好必要的康复措施。不是严重的运动损伤不会引起后期运动的障碍。

（4）随着身体机能、运动技能与能力的提升，运动损伤发生的概率会进一步缩小。

第二章 临床医生与运动处方

第一节 运动与疾病的关系

临床医学是研究疾病的病因、诊断、治疗和预后，提高临床治疗水平，促进人体健康的科学。医生面对患者疾病的临床表现，需要分析病因，然后根据患者的具体情况予以辨证施治，达到恢复健康的目的。因此，疾病原因分析与治疗手段应用是临床医生的基本技能。

一、运动不足、过量与运动不当是很多运动相关疾病的重要原因

（一）缺乏运动是慢性病的主要危险因素之一

世界卫生组织一项研究指出，缺乏身体活动或久坐的生活方式是全球死亡和伤残的十大原因之一。目前，慢性病是人类最大的死亡原因，占到所有死因的60%。具体到中国，慢性病造成死亡占总死亡的比例已经上升到了85%以上，其中心脑血管疾病造成的死亡占到了慢性病死亡的50%以上。一些研究证实，身体活动不足是21%~25%的乳腺癌和结肠癌、27%的糖尿病和约30%的缺血性心脏病的主要病因。运动不足是肥胖的直接诱因，而肥胖又会诱发一系列的健康问题。

世界卫生组织认为，身体活动不足是引发慢性非传染性疾病的头号杀手和导致非传染性疾病死亡率增加的第四大危险因素，每年有6%的死亡与其有关。

（二）运动不足导致人体功能的衰退

运动适应是人体对运动刺激产生的结构和功能变化，适宜的运动适应是人体健康的重要条件。反之，运动不足将会使得人体器官、系统在成年期后衰退速度加快，进而引起各种疾病。例如，人体肌肉骨骼系统由于缺乏运动，肌肉的质量、骨密度等大约在30岁以后就会出现较快的衰退，从而引起各种腰酸腿痛、骨质疏松症等症状或疾病；人体免疫系统也会因为相关的器官、系统的功能退化，出现免疫力下降，引起各种感染性疾病；人体物质代谢系统功能的退化，引起各类消化性疾病；等等。

（三）过量运动引起的运动伤病

在现实生活中，一些疾病是由过量运动引起的，特别是运动器官、系统的疾病，这些疾病统称为运动伤病。例如，过量运动可引起膝关节半月板损伤、肌肉拉伤、韧带肌腱损伤等过度使用性损伤，甚至出现疲

劳性骨折；过量运动还会导致免疫系统的抑制，导致免疫力下降，引起一些疲劳的综合征；在过冷或过热环境中运动时间过长，也会导致冻伤、热射病等。

（四）运动不当引起的运动伤病

不只是运动过量会引起伤病，很多情况下，运动的质量决定了是否会损伤或损伤的概率。运动不当包括运动项目动作不规范，如不会核心肌发力；运动程序不完整，如运动后不拉伸；运动项目不适合，如低足弓人群持续跳绳锻炼；等等。

二、运动有效防治慢性病

（一）运动是慢性病的主要辅助治疗手段之一

现有的研究证明，运动是一些慢性病和精神性疾病的主要辅助治疗手段之一。在糖尿病的治疗实践中，已经证明在血糖异常阶段，运动结合饮食控制的效果抵得上药物治疗，可以延缓甚至控制病情发展到糖尿病阶段。而在糖尿病阶段，运动可以帮助降低高血糖，结合饮食控制，可以减少用药量。运动可以使胰岛素调节血糖的作用更加敏感、保护心脏血管的健康。因此，运动对于糖尿病患者的重要意义是药物所不能替代的。在高血压的治疗实践中，运动兼具治疗和预防的双重效果。一方面，运动本身对高血压有即时的治疗作用；另一方面，长期运动可以改善血管的弹性和心脏的工作能力，有效预防高血压引起的脑卒中、心脏病等并发症。在冠心病的治疗实践中，适度的运动可以提高心脏的应变能力，保证心脏的血液供应，减少发生心绞痛和心肌梗死的机会。临床实践证明，适量的运动是抑郁症、肿瘤、心脏病、脑卒中、骨质疏松症、肌肉萎缩等多种疾病的主要辅助治疗手段。最近的一份国际权威研究表明，运动可以降低 26 种癌症的发病风险，其中 13 种癌症的发病风险可以被大大降低，包括在中国致死率最高的肺癌。

（二）运动可改善亚健康

20 世纪 80 年代，苏联学者布赫曼提出在疾病与健康之间存在一种"第三状态"。他认为，生活中有许多人存在着一种似健康非健康、似病非病的中间状态。在我国称之为"亚健康"。这种亚健康状态处理得当，则身体可向健康转化；反之，则患病。亚健康状态下虽然人们还未患病，但却已经开始有不同程度潜在的患病因素，具有发生某种疾病的高危倾向。目前普遍认为亚健康主要与压力、不良的生活方式有关。研究证实，运动是一种缓解压力的简单而有效的方法，同时适量的、规律的运动又是良好生活方式的主要组成部分。

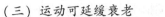

（三）运动可延缓衰老

衰老是一种自然规律，在生物学上表现为结构和机能衰退，适应性和抵抗力减退。在病理学上，衰老是应激和劳损，损伤和感染，免疫反应衰退，营养失调，代谢障碍以及滥用药物积累的结果。因此，衰老是不可抗拒的自然规律。但实践证明，运动是延缓人体各器官、系统功能衰退，保持老年人生活质量的主要手段。

三、运动也是"药物"

早在1994年，世界卫生组织就指出，静坐少动是当今慢性病发生的第一独立危险因素。对于慢性病而言，遗传因素是无法修正的因素，而静坐少动这样的不良生活方式可以通过动起来加以修正。"运动是良医"（exercise is medicine，EIM）最初是作为一种学术理念和健康促进项目在2007年11月由美国运动医学会和美国医学会正式提出，2010年首次召开"全世界的健康处方"的"运动是良医"全球大会。2012年6月，"运动是良医"在我国正式推出，也得到了我国医学领域专家的充分肯定。

大量循证医学的证据表明，运动对人体生理、代谢和心理健康有益，不运动则会给人体健康造成较为严重的后果。从这个意义上说，运动就是"一剂药丸"，每个人必须服用。"运动是良医"的信念是：运动是预防和治疗疾病不可缺少的一部分，是一种有效的低成本干预策略，投资不是很大，获益成倍增加。希望全民适当运动，鼓励医务人员为患者开运动处方，把运动作为生命体征、电子病历的必要组成部分，要求医生每次接诊患者后都要问："你运动吗？"

第二节　临床医生开具运动处方的意义

一、"健康中国"建设的实践需要

随着科学的进步，研究发现规律运动不仅可以提高身体机能、改善心理健康，且通过运动改变了的生活方式是预防疾病、延缓病程的重要措施。2016年10月，《"健康中国2030"规划纲要》明确提出"加快推进运动等非医疗手段对疾病的干预"。运动作为一种治疗方式，具备疗效好、花费少、依从性高和不良反应少等多种优点。因此，临床医生需要逐步建立"运动是良药"的理念，不仅在诊断的过程中主动询问患者的运动习惯与运动情况，而且要在治疗过程中积极应用有利于患者全面健康的运动作为治疗手段，尤其是对于绝大多数的慢性病患者、一些肌肉骨骼系统疾病的患者，以及大量处于亚健康状态的患者。运动防病、运动治病的理念与实践，是临床医生为实现健康中国目标的使命担当，也是解决我国当前医疗资源短缺的有效路径。

二、运动安全性的需要

有高血压、糖尿病和哮喘等疾病的患者，运动时必须有专业的运动指导，采取一定的手段把运动控制在安全范围内，否则不当的运动或者运动与治疗药物的不良相互作用均可导致风险增加，严重时危及生命。不科学的运动不仅不能发挥治疗疾病的作用，反而可能增加对患者造成损伤的风险。因此，患者进行运动前，应由专业人员为患者进行运动评估并制订科学的运动处方；运动时，须根据患者所患疾病情况进行相应的监测；运动后的延迟效应也应得到足够的重视，如延迟性低血糖、血压变化等，要在运动处方中提醒患者，密切观察运动后生理指标，如血压、脉搏、身体疲劳度等，以保障运动和用药安全。

三、患者的依从性需要

患者的依从性是指患者能按照医务人员的要求进行治疗的行为特点。总体上来说，在生活方式改变方面，我国患者对临床医生的依从性是相对较好的。临床医生的运动处方一方面能够使患者节约医疗费用，另一方面也能综合性地有效预防疾病的进一步发展。

第三节 临床医生如何制订运动处方

一、制订运动处方的基本原则

制订运动处方要坚持以人为本、功能至上的整体观，需要局部与整体相结合，全面提升运动能力，以最大获益为切入点；制订运动处方要坚持近期目标与远期目标相结合，以养成规律运动习惯为宗旨。

制订运动处方既要最大限度发挥运动的益处，又要最大限度避免运动风险。另外，应考虑日程安排、自然环境、气候和社会环境，可使用的运动装备、器材和设施，以及运动比赛规则等外在因素；同时还应考虑营养、睡眠、疾病与畸形、性格与心理、知识与信仰等内在因素。

制订运动处方需要明确是否用于治疗疾病或运动损伤等医疗目的。医学运动处方制订者需要依据处方对象的健康信息、基础运动状态、运动测试和医学诊断等结果，以临床医学思维模式，兼顾治疗疾病和保持运动能力，从而制订运动处方。

制订运动处方要遵循 FITT-VP 的基本原则，即包括运动频率、运动强度、运动方式、运动时间、运动总量和运动进阶等六个方面基本内容和必要注意事项。其中运动方式是运动处方质量安全的关键，应符合科学规范。指导和培训处方对象掌握规范的运动方式是运动处方开具者和执行者的重要责任。运动强度应设定安全有效范围，运动时间应设定最低有效推荐量。

运动处方要突出个性化。患者的身体机能状况和健康水平等都存在着一些差异，所能承受的运动强度和运动量不完全相同，对运动的兴趣爱好、运动经历也不一样，因此应根据不同个体的健康状况、体质水平、运动基础、运动能力、职业特点、家庭情况、生活环境、兴趣爱好等制订运动处方。运动的形式也要突出个性化，以便使处方对象产生运动兴趣，并能长期坚持。

运动项目的种类很多，同一项目的锻炼形式、手段和方法也可各异。不同项目与锻炼方法对人体产生的健康影响是不同的。因而要根据个体的相关基础、运动能力，根据运动目的有针对性地选择运动项目和方法来制订运动处方。

人体的生理功能及承受运动负荷的能力会因时间、环境、天气、身体状况等的变化而发生改变。因此，在运动处方制订后的实施过程中，应加强自我监测，及时了解身体的反应，对初定的运动处方做出一次或多次的微调。随着身体机能或体能的增强，运动处方原来设定的运动负荷就会相对变小，这时要想继续强化运动效果，就必须及时加大运动强度或延长运动时间。

要达到运动促进健康的目标，运动强度的确定是关键因素。由于人体的各器官、系统的机能变化是一个反应到适应、量变到质变的过程，因而在制订运动处方时，不可寄望运动目标的一蹴而就，而应该根据人体的机能变化规律逐步增加运动的强度与时间等，特别是运动强度的增加应该是渐进式的。一般制订一次合理的处方，需要经过 1~2 周的时间调整，且每次调整的幅度也有要求。

二、运动处方的制订与实施

（一）运动处方的制订

一般运动处方的制订大致包括以下流程：运动风险评估与相关测试，运动目标确定与细化，运动项目选择与运动强度、时间、频率等的确定，以及运动的注意事项等的表述。医生开具运动处方要特别关注处方对象疾病的诊断、疾病与运动相关性判定、基础运动状态、运动损伤史等。

（二）运动处方的实施

运动处方的实施一般是指按照计划的要求完成一次运动，并在一定时间范围内重复的过程。其中一次运动一般包括三个阶段：准备阶段（内容为热身运动，时间为 5~15 分钟）、运动项目实施阶段（内容为一个或几个运动项目，时间一般为 30~60 分钟）、整理阶段（内容为放松拉伸运动，时间为 5~10 分钟）。

运动处方实施过程中的运动反应是衡量处方是否恰当的首要标准。一般而言，运动处方中确定的运动是患者能够顺利完成的运动，且在运动中能产生稍累的感觉，在运动后经休息能较快恢复。同时能展现出运动后愉快的心情、睡眠质量有所提升，第二天运动的疲劳基本消失。如果患者难以完成运动，或运动中有各种明显的不适感觉，且休息后难以恢复，影响食欲和睡眠等，则应该暂停运动处方的执行，重新制订运动处方。

运动处方的制订与实施基本流程如图 2-3-1 所示。

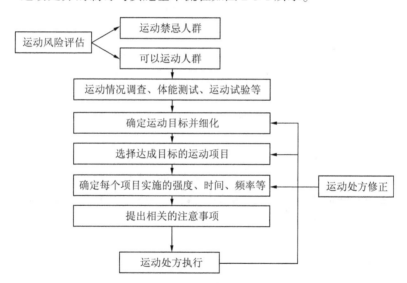

图 2-3-1　运动处方的制订与实施基本流程

三、运动处方的修正依据与内容

运动处方的修正依据处方对象对运动的反应、适应情况，即通过对运动效果的评价来确定是否调整健身计划的内容，修正的内容包括运动处方的各个方面。

（一）运动效果的评价

经过一段时间的运动锻炼，可以选择一些便于观察和测量的主观、客观指标进行评定，评价的内容主要包括生理、心理、生活方面的指标。常见的评价指标有以下几方面。

（1）身体成分评定：① 身体质量指数，简称体质指数（body mass index，BMI）；② 体脂百分比；③ 腰围-臀围比例；等等。

（2）心肺功能评定：① 台阶测试；② 9分钟跑测试；等等。

（3）肌肉力量和肌肉耐力评定：① 握力测试；② 1分钟仰卧起坐测试；等等。

（4）柔韧性评定：① 坐位体前屈测试；② 肩部柔韧性测试；等等。

（5）平衡能力评定：闭眼单脚站立测试。

（6）心理与生活方面的评定：如"是否感觉精神更饱满了，精力更充沛了？""是否感觉睡眠质量提高了，食欲变好了？""是否上下楼梯不气喘，走路更轻松了？""是否一天上班下来没那么累了？"等等。

以上的评价如果是正向的，说明运动取得了良好的效果，可以稍作调整，继续坚持现有的运动处方；如果基本上没有什么变化，说明运动处方存在问题，而且主要的问题是运动强度或运动量过小；如果有些是正向的，有些没变化或是负向的，说明运动处方中存在部分的不合理，需要加以调整。

（二）运动处方修正的内容

一份好的运动处方应该满足：运动目标恰当并满足个性化要求、运动项目易于执行且具有全面性、运动强度合理、运动量合适，经过一段时间（一般4周左右）的运动后有显著的健康促进效果。反之，说明运动处方存在问题，需要及时地加以修正。另外，一份好的运动处方执行一段时间后，个体的功能、运动能力等将发生明显的变化，这时基础状态变化了，也需要修正处方才能取得更好的效果。

（1）运动目标的修正：一般是在运动处方执行一段时间后，通过咨询、测评进行修正，患者也可在对自己关注的效果进行评价的基础上进行修正。运动目标需要修正的常见问题主要有：目标制订得太高，如减肥运动处方中一个月减10千克；目标制订得太笼统，如增加力量运动处方中半个月力量明显提高；目标制订得与期望不一致，如增强心肺功能运动处方中一个月能做20个俯卧撑。

（2）运动项目的修正：运动总是表现为各个具体的运动项目或运动形式，由于各个运动项目的锻炼功效和康复作用不同，因而产生的运动效果自然存在很大差异。运动项目是根据处方的目标确定的，然而由于对运动的特点与健身价值的了解不够，会在运动项目的选择上发生一些偏差，这就需要在效果评价的基础上调整运动项目。另外一个需要考虑的修正因素就是运动项目是否符合患者的主客观条件，比如一些运动时间较长、集体类的运动项目就不太适合没有充足时间的患者。

（3）运动强度的修正：运动强度是运动刺激的主要方面，与运动效果的关系最为密切。强度安排得当，效果一般较好，强度偏小则效果较弱，而强度偏大往往会造成过度疲劳，甚至运动损伤。运动强度安排是否得当，一般根据运动过程中患者的生理强度监测与心理强度感受来确定，修正也以此为主要依据。

（4）运动量的修正：在相同强度下，运动量取决于运动时间、运动频率等因素。运动量的修正主要考量两个因素。① 运动产生的反应需要一定的累积才能产生适应，因此运动时间太短或频率太低，很难达到期望的运动效果；② 运动产生的疲劳需要一定的时间才能恢复，因此运动量过大会造成疲劳的积累，不仅不利于健康，可能还会造成运动损伤。运动量的修正以运动后有一定的疲劳感，基本不影响当天睡眠，第二天疲劳感消失、体力充沛为主要标准。

第四节　临床医生如何应用运动处方

对于临床医生来说，应当理解和掌握运动处方并正确应用。由于患者对运动的接受程度和运动能力不同，也存在其他个体差异，同时各种疾病与运动的关系也很复杂，临床医生在指导患者进行运动时，首先要有为患者着想的医者仁心，并且正确认识"运动是良医"的理念；其次要对科学运动的理论与方法有较为全面的了解，并且力争自己在日常生活中成为倡导科学健身的先行者，在实践中真正掌握科学运动的理论与方法。

一、适合应用运动处方的疾病类型

如前所述，缺乏运动是很多疾病的诱发因素。同样，不正确的运动和运动过度也会导致伤病。医学上的很多疾病与运动几乎没有关联性，运动不能消除或缓解其症状与体征，但规律性的运动可以更好地管理体重、使人感觉更年轻、改善睡眠、提升体质健康水平，具有一定的保健功能，是个体保持健康状态的重要基础。

适合应用运动处方的疾病主要包括：

（1）各类慢性非传染性疾病，如肥胖症、高血压、糖尿病、冠心病、部分癌症等；

（2）功能退化性疾病，如关节炎、肌少症、骨质疏松症等；

（3）精神性疾病，如抑郁症、各类应激症等；

（4）其他一些可通过运动实现康复的情况，如各类手术患者的功能恢复、神经系统疾病的康复、不当姿势引起的各类体态纠正和局部劳损、肌肉骨骼系统本身的损伤康复等。

二、运动处方的全面性

（一）运动项目的全面性

不管是运动咨询、运动指导，还是以运动处方的形式进行运动康复管理，运动的安全性无疑是首要考虑的因素，这一点已在运动处方制订要求中有较全面的论述。在此基础上，运动的全面性是防止运动损伤事故、促进健康的重要保证。运动的全面性是通过多种运动项目的组合来实现的，"运动金字塔"是以健康为目的的科学运动的原则和基本要求（图 2-4-1）。

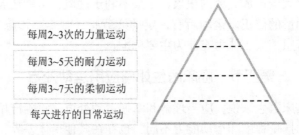

图 2-4-1 "运动金字塔"结构

每周2~3次的力量运动
每周3~5天的耐力运动
每周3~7天的柔韧运动
每天进行的日常运动

保持日常运动是打破静坐少动生活方式的主要途径。日常运动，是指在工作、生活、交通、休闲等活动过程中，有目的、有计划地进行的运动锻炼。如步行或骑自行车上下班替代驾车、坐公交车上下班，拖地、扫地替代扫地机器人，上下楼梯替代坐电梯等，即做到运动生活化。

随着年龄的增加，人体肌肉、筋膜、关节等会逐渐变得僵硬，这种不同程度的僵硬，一方面会导致人体微循环的减弱，影响肌肉、骨骼、关节软骨等组织的营养供应，另一方面也使人体运动系统的弹性减弱，导致身体活动时的损伤。再者，关节运动幅度的下降，也会引起老年后生活自理能力的下降。因此，每天或隔天进行全身关节的拉伸运动能提高人体的柔软度，也是运动的重要组成部分。柔韧运动可以利用生活中的碎片时间进行，也可以在进行耐力运动和力量运动前后进行，只要养成习惯，每天累计完成 10~30 分钟的柔韧运动是一件轻松愉快的事。

耐力运动能够调动人体大肌肉群的活动，并且能坚持较长时间，这样就能加强心脏的血液循环、提升肺的通气和换气功能，同时能消耗大量的能量。因此，耐力运动首先可以有效提高心肺功能，使得心脏跳动更加有力、肺活量增加，其次可以增强血管弹性，预防血管的硬化，最后也可以消耗多余的能量，有效控制体重或减肥，减少糖尿病等代谢性疾病的发病率。中等强度的耐力运动，如跑步、骑功率车、游泳和快走需要有计划地进行，一般需要专门安排一定的时间，同时需要根据年龄、性别和体质等因素量力而行，循序渐进。小强度的耐力运动，如步行、骑自行车等可结合日常运动开展。耐力运动的持续时间一般需要 5分钟以上，一天累计达到 30 分钟，或一次运动 30 分钟及以上才能达到较好的效果。中等强度的耐力运动以每周 3~5 次为宜，且运动的多样化可防止运动厌倦或虎头蛇尾。小强度的耐力运动可以每天进行，每次持续时间以 30~60 分钟为宜。

每周应保证 2~3 次增强肌肉力量的力量运动。力量运动可增强肌肉力量，提高骨密度，防止意外受伤。力量运动主要采用抗阻力的运动形式，可以是静态地进行，也可以是动态地进行。动态力量运动较为常用，如对抗自身重力的俯卧撑、仰卧起坐、引体向上等，对抗外加重力的哑铃弯举、杠铃卧推、橡皮带拉伸等。静态力量运动对一些关节有疾病、力量减弱的人群具有特殊的意义，在居家环境中完成也很方便，如靠墙半蹲、平板支撑等。力量运动开始时会引起肌肉酸痛，这是正常现象，只要做到循序渐进并注意动作正确，就可以有效避免运动损伤。

（二）运动部位的全面性

人体的结构和功能非常复杂，从运动系统角度看，其结构组成主要包括肌肉、骨骼和关节，从部位来看有头颈部、上肢、躯干和下肢。运动部位的全面性就是指运动不能光练某一个部位，需要考虑到全身各个部位的锻炼。特别需要注意的是，人体的肢体是对称的，如果忽视一些部位的锻炼，很容易造成人体左右的不对称，从而产生一些不良结果。如经常用右腿踢球会造成右腿强、左腿弱，容易导致下肢关节的疼痛；只练腹肌致使腹部力量大、背部力量弱，造成骨盆位置变化，引起腰部的各种疼痛。

每一类、每一种运动项目都有自身突出的功能特点，这些主要的功能特点应与运动参与者的目标一致。如集体运动项目有促进人与人之间的合作、交流的功能，但运动的场地限制、同伴限制就会大大增加。而走和跑这样的运动，虽然简单，人人能掌握，且运动价值较高，但运动时间长了容易觉得枯燥。可见，每一类、每一种运动项目都有一定的局限性，在选择运动项目时，应充分考虑年龄、性别、身体状况、心理特征、运动基础等个体情况。

三、指导患者养成运动习惯

（一）运动效果的保持需要持续锻炼

有过运动习惯的一些人会有这样的体会：持续运动一段时间后，很多运动的效果就慢慢出来了，比如肚子瘦下去了、力量变大了、整个人都精神了，但是因为各种各样的原因（生病、假期、工作忙），中止运动一段时间后，就会发现这些效果会慢慢消失，这是人体生理功能"用进废退"的结果。因此，运动效果的保持需要通过持之以恒的锻炼来实现。

（二）运动习惯形成的阶段性

运动习惯是在正确认识运动、掌握一定方法的基础上慢慢形成的。这种习惯的形成往往取决于目标和结果的一致性，主要分为 5 个阶段。

（1）未考虑阶段：根本没想过要进行运动，更别说有运动习惯和计划了。

（2）考虑阶段：开始考虑要好好进行运动，但是还未付诸行动。

（3）准备阶段：制订了周密的计划，也时常有较为亢奋的运动积极性，但还没有规律地执行。

（4）行动阶段：已经开始有规律地运动了，只是不满 6 个月。

（5）稳定阶段：已经坚持有规律地进行运动 6 个月或以上，也有信心未来能坚持锻炼下去。

运动需要持续进行，才能养成运动习惯，也只有养成了运动习惯，才不会轻易中断运动。

（三）如何应对运动的中断

运动习惯养成后，中断的原因主要有受伤、生病、工作和家庭事务的干扰，以及天气的影响等。那么在这些情况下，如何有效应对运动习惯的中断呢？

（1）在受伤的情况下，可以根据受伤的部位等改变运动形式，不仅保持了运动的习惯，同时也有助于伤病的恢复。如因为受伤引起了局部的腰痛或手臂疼痛无法完成打球等运动，那么可以考虑尝试散步、轻负荷的力量运动等。只要运动不增加受伤和疼痛的程度，则能保持运动的习惯，等待伤病的恢复。

（2）在生病的情况下，一般如发热或者一些急性疾病，都是运动的禁忌证，这时需要停止运动，待病情减轻后才可以重新开始运动，并在开始运动的时候，修改运动计划，适当减小运动强度和缩短运动时间。

（3）在家庭事务干扰下，尽量为自己保留一些运动的时间，同时寻求家庭成员的支持，最好能邀请家庭成员一起参加运动。

（4）在工作干扰的情况下，通过在工作前完成健身、尝试在日常工作中安排简单且不定期的运动时间、在工作过程中创造运动机会等保持运动习惯。

（5）在必须出差的情况下，通过在酒店的健身运动中心进行运动、在转换交通工具时增加行走时间等方式完成锻炼。

（6）在天气干扰的情况下，如下雨天可在办公大楼、办公室内和家中完成各种单项的力量、拉伸运动等。

第一篇 运动处方元素

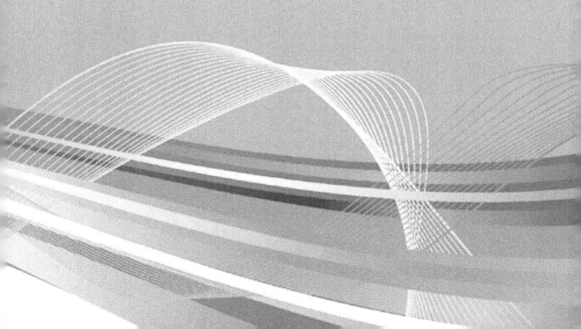

第三章　运动元素相关肌肉解剖

骨骼肌是人体与运动密切相关的组织器官。骨骼肌既有收缩能力，也有舒张能力，训练使用骨骼肌不能只关注收缩训练，舒张拉伸也很重要。骨骼肌种类繁多，各有特点。躯干体表大肌肉是动力肌，是耐力和爆发力的基础；脊柱关节周围小肌肉是稳定肌，是能够完成动作的保障；四肢小肌肉，特别是发挥手功能的肌肉，具有神奇的灵活性和精准性。本章主要讲述运动元素相关肌肉解剖，关节、骨骼、神经、血管、韧带、滑膜、软骨、淋巴等也与运动元素密切相关，本书限于篇幅无法展开。

第一节　颈肩部主要肌肉

颈部的肌肉最为复杂，纵横交错，重叠相似度高，根据其功能不同，可分为三组：第一组，控制头颈运动并保持其稳定性的肌群，主要位于后侧，由头侧的枕骨下肌群和颈背部肌群组成；第二组，悬吊上肢并与其运动有关的肌群，主要位于外侧；第三组，悬吊胸壁并与其运动有关的肌群，主要位于前侧。为了保持头颅的体位与它在颈段脊柱上的稳定性，上述三组肌肉通过收缩紧张和舒张松弛的协调发挥作用。颈部肌肉的肌梭（分布于骨骼肌中感受牵张刺激的本体感受器）数量最多，每克椎枕肌中有 $29.3 \sim 45.2$ 个肌梭，而四肢肌肉中肌梭最多的是蚓状肌，每克肌肉的肌梭数是 16.4 个，腹部的腹直肌每克肌肉的肌梭数为 22.5 个。长期不正常的工作姿势可损坏颈部肌肉紧张与松弛的调节功能，失去正常平衡，出现病态反应。

肩关节肌肉数量较多，使肩关节作为全身最灵活的球窝关节，可做屈、伸、收、展、旋转及环转等运动。肩关节由近端的肩胛骨、锁骨及胸壁与远端的肱骨组成，因此肩关节肌肉按照起止点分为四大类：躯干至肩关节近端的肌肉有前锯肌、斜方肌、大小菱形肌、胸小肌及提肩胛肌；躯干至肩关节远端的有胸大肌及背阔肌；肩关节近端到远端的有肩袖肌群、三角肌、大圆肌及喙肱肌；肩胛骨至前臂的肱二头肌和肱三头肌。参与肩关节运动的肌肉并不只是供给关节动力，在稳定肩关节方面也起很大作用。因此，肩关节肌肉也可按功能不同分类，分为专供动力的肌肉、稳定关节与供给动力并重的肌肉、稳定为主兼供给动力的肌肉三大类。专供动力的肌肉主要包括胸大肌、斜方肌等，此类肌肉的纤维较长，运动障碍时肩关节失去部分运动功能，但不影响稳定性，不会引起肩关节脱位；稳定关节与供给动力并重的肌肉，如三角肌，其运动障碍时，肩关节不仅失去部分动力，同时稳定性也受影响，会出现半脱位；稳定为主兼供给动力的肌肉主要指组成肩袖的冈上肌、冈下肌、小圆肌及肩胛下肌，肌腹长度较短，分别经过肩关节的前方、上方和后方与关节囊紧密相连，以保持肱骨头与肩胛盂的接触及稳固，损伤或运动障碍时肩关节稳定性下降并失去部分动力。

一、颈部肌肉

1. 斜方肌（浅层）

斜方肌为三角形阔肌，起自颈部上项线、枕外隆凸、项韧带和全部胸椎棘突，肌纤维向外，止于锁骨外侧半、肩峰和肩胛冈外侧半。其上部纤维向上走行，与肩胛提肌和菱形肌协同作用，可耸肩，可以完成头颈部伸展、侧屈和向对侧旋转，也可上提肩胛骨并使肩胛下角外旋；中部纤维水平走行，与菱形肌协同后拉肩胛骨，可使肩胛骨向脊柱靠拢；下部纤维向下走行，能下降肩胛骨；上部纤维和下部纤维协同可以使肩胛骨上旋。下部纤维较薄弱，上部纤维易被过度使用出现紧张，故而导致高肩，而肩胛上提时，下部纤维易被拉伤。这块肌肉受伤产生扳机点，容易产生典型的"硬肩"；中部斜方肌扳机点容易产生肌肉抑制及无力症状，造成慢性肩膀前引，即为"圆肩"。

2. 肩胛提肌

肩胛提肌起自上位颈椎（C_1—C_4）横突，止于肩胛骨上角和内侧缘上部。上方固定可使肩胛骨上提和下回旋；下方固定，一侧收缩，使头颈向同侧侧屈和向同侧旋转，两侧收缩，使颈部后伸。由肩胛背神经支配。肩胛提肌和斜方肌上部纤维协同收缩可上提肩胛骨，后伸头部。斜方肌上部和下部纤维协同收缩使肩胛骨上旋，此时若肩胛提肌拮抗斜方肌，可使得肩胛骨下回旋。菱形肌协助肩胛提肌进行下回旋，有助于在肢体的运动中保持关节盂的位置。进行承重活动（如推）时，斜方肌、肩胛提肌、菱形肌和其他稳定肩部的肌肉（如胸小肌和前锯肌）一起收缩，有助于将肩胛骨稳定在胸廓上。肩胛提肌在靠近颈椎横突附着点处有明显的肌纤维扭转，有助于其在运动范围内持续保持肌张力。肩胛提肌易损伤，出现高张力，导致同侧高肩。若这块肌肉损伤形成扳机点，容易产生高低肩，颈部倾斜，颈部转动到对侧受限。

3. 斜角肌群

斜角肌群包括前斜角肌、中斜角肌和后斜角肌，起于颈椎横突，止于第 2 肋骨。第 3 颈神经的前支从中斜角肌和头长肌之间穿出，第 4 颈神经的前支从中、前斜角肌之间穿出，形成臂丛神经。还有锁骨小动脉，也在中、前斜角肌之间的锁骨上窝处通过。因这个解剖特点，当此组肌肉痉挛时，可出现臂丛受压、血管受压等表现。此外，某些人由于中、前斜角肌的肌腹出现变异合并，或者锁骨下动脉及神经直接穿过中、前斜角肌某个肌腹之中，在这两种变异情况下，血管、神经可受痉挛的斜角肌压迫造成症状，即形成所谓的"前斜角肌综合征"。斜角肌是重要的辅助呼吸肌群之一，腹肌、膈肌功能障碍会导致辅助呼吸肌群（颈屈肌群）的过度负担，斜角肌过度使用会失去其原有的屈颈功能。

4. 胸锁乳突肌

胸锁乳突肌起自胸骨柄和锁骨的胸骨端，二头会合斜向后上方，止于颞骨的乳突。其作用是一侧胸锁乳突肌收缩使头屈向同侧，面部转向对侧；两侧同时收缩可使头后仰。

5. 菱形肌

菱形肌起自第 6、7 颈椎和第 1—4 胸椎棘突，止于肩胛骨内侧缘。近端固定时，使肩胛骨上提、后缩和下回旋。远端固定时，两侧收缩，使脊柱胸段伸直。

6. 颈背部肌群

此群肌肉位于颈背部位，颈部至肩胛骨内侧角有斜方肌、肩胛提肌、冈上肌，能使肩胛骨上提，协助上肢上举，是一组抗重力的肌群，当上肢持重及低头时力量经此组肌肉传递至颈椎与这组肌肉的附着点上，久而久之可使颈椎受到牵压，肌肉附着点应力超重，出现枕外隆凸、上项线上 4 个颈椎横突及肩胛骨内侧角压痛，故低头工作者此肌群易出现病态反应。

7. 枕骨下肌群

此群肌肉位于枕骨与环椎之间，即头后大直肌、头后小直肌、头上斜肌和头下斜肌，其作用为使头做旋转和后仰动作。在环枕关节的前面有头前直肌，与上述 4 块肌肉形成对抗作用。此外，在寰椎横突与枕骨之间还有头侧直肌，可使头部做侧倾动作。如这群肌肉发生痉挛，能刺激、压迫枕下神经和椎动脉，出现风池穴处明显压痛、头痛、偏头痛、枕后痛、目蒙、眼眶痛及椎动脉供血不足等一系列症状，为软组织引起在颈部上段发生综合征的主要原因。该肌群痉挛时，X 线检查可见，在屈颈位常有枕骨与环椎弓之间的距离缩小，甚至可比中立位时的距离还小。

二、肩部肌肉

1. 三角肌

三角肌位于肩关节的外侧，从前、外、后三面包裹肩关节，使肩部呈现圆隆的外观。起于锁骨外侧端、肩峰和肩胛冈，止于肱骨中段外侧的三角肌粗隆。其作用主要是使肩关节外展，前部肌纤维收缩可使肩关节前屈并略内旋，后部肌纤维收缩可使肩关节后伸并略外旋。

2. 胸大肌

胸大肌位于胸廓的前上部，为扇形扁肌，起点范围大，共三部分：上部为锁骨部，起自锁骨内侧1/2的前面，肌纤维斜向下外；中部为胸肋部，起自胸锁关节到第6肋软骨之间的胸骨前面半侧和上6个肋软骨的前面，肌纤维大部分横行向外；下部为腹部，此部分起点较小，起自腹直肌鞘前叶，肌纤维斜向上外旋行。三部分肌纤维向外集中，移行于坚韧的腱膜，在三角肌前缘及肱二头肌长头之间，止于肱骨大结节嵴。止点处的腱膜由两层组成：前层为锁骨部肌纤维及胸肋部的中部肌纤维移行而来；后层由胸大肌下半部及后面的肌纤维旋行移行而来，附着点有明显的扭转。这一结构使上臂外展时，上、下肌束的伸展度相同，可使肩部利用不同的肌纤维完成多方向的运动。胸大肌在一些手臂伸展过头的强力运动中尤其重要，比如投掷、扣球、蝶泳等。胸大肌收缩时能使肱骨内收及内旋，拉引上臂向躯干靠拢，提肋助吸气，锁骨部收缩从而使肩关节屈曲。

3. 菱形肌

菱形肌分为大菱形肌和小菱形肌，位于斜方肌中部深面，起于第6、7颈椎和第1—4胸椎棘突，止于肩胛骨内侧缘。菱形肌为一对菱形的扁肌，小菱形肌呈窄带状，附着于肩胛骨脊柱缘的上部，在大菱形肌的上方；大菱形肌薄且扁，附着于小菱形肌附着点外的全部肩胛骨脊柱缘。菱形肌负责肩胛骨内收（肩胛骨向脊柱靠近）、将肩胛骨向上拉、将肩胛骨下角往内转、稳定肩胛骨，避免肩胛骨翼突。菱形肌疼痛可能源于：肩部负重、起止点病、圆肩姿势、胸大肌短缩紧张、手向前或向下拿东西牵拉菱形肌导致疼痛加剧、上臂长时间处于前屈内收位（如伏案工作、低头或趴着看手机）、身体上胸椎长时间后凸或侧凸，肩胛背神经受压时也会出现菱形肌无力。菱形肌损伤以青壮年多见，是背痛的一种常见原因。

4. 肩袖

肩袖又称腱袖，由冈上肌、冈下肌、肩胛下肌与小圆肌的肌腱组成，与肩关节囊紧密连在一起，附着于肱骨外科颈。主要功能是稳定盂肱关节，也可旋转肱骨头。冈上肌使肱骨外展，其作用是使肩关节从0°位外展15°，其后与三角肌共同使肩关节外展，因此冈上肌在肩关节开始外展的过程中尤为重要。冈下肌及小圆肌可使肱骨外旋。肩胛下肌主要是使肩关节内旋及内收，其肌腱与肩关节囊前面之间有一肩胛下肌滑囊，常与肩关节腔相通。

5. 大圆肌

大圆肌位于小圆肌之下，起自肩胛骨的腋缘下 1/3 和下角的背面，肌束向上外，绕至肱骨之前，止于肱骨小结节下方的骨嵴，肌腹下缘被背阔肌上缘遮盖，整个肌肉呈柱状。其作用主要是使肩关节内收、内旋、后伸，在无阻力的运动中不表现出电位活动，但在做抗阻力动作时，它是原动肌。由于该肌对手臂的作用同背阔肌很相像，所以被称为"背阔肌的小助手"。

6. 肱二头肌

肱二头肌位于上臂前方，长头起于肩胛骨关节盂的盂上结节，短头起自肩胛骨的喙突。长、短二头于肱骨中部会合为肌腹，肌腹呈梭形向下延续为肌腱，经肘关节前方，止于桡骨粗隆。其作用主要是屈肘和前臂旋前。其长头肌腱位于肩关节内，经过结节间沟进入盂肱关节，由于结节间沟狭窄，且有横韧带固定，故易慢性劳损并引起肌腱腱鞘炎。肱二头肌长头跨肩肘两个关节，近端固定可使前臂屈曲外旋，同时屈曲上臂；远端固定时使前臂向上臂靠拢。肌电观察表明，当前臂外旋使掌心向前并屈肘时，肱二头肌才有明显的肌电活动；而当前臂内旋屈肘时，肱二头肌的电位活动很小或不出现电位活动。这也是肱二头肌练习基本上皆使掌心向前握持器械的主要原因之一。

7. 肱三头肌

肱三头肌位于上臂后方，长头起自肩胛骨关节盂下方的粗隆，向下行于大、小圆肌之间，外侧头在外侧桡神经沟的外上，内侧头被外侧头覆盖，起自桡神经沟的内下，三头合为一个肌腹，以扁腱止于尺骨鹰嘴，其作用主要是使肘关节伸直。该肌肉是身体上最强有力的肌肉之一，能够协助三角肌和胸大肌更好地完成动作，举起两倍体重的重量。

第二节　腰背及腹部主要肌肉

腰背及腹部肌肉是运动核心肌的主要组成部分，是负责保持脊椎稳定的重要肌群。核心肌群的锻炼是几乎所有体育运动的重点。如果核心肌群没锻炼好，其他部位再怎么锻炼，整个人看起来还是姿势不正、弯腰驼背，动起来更是重心不稳、协调不足。借助训练核心肌群的局部运动，除了可以减少脂肪囤积，也可以加强核心肌群的肌耐力，帮助核心肌群更有力地支撑上半身，达到改善姿势的目的。很多经典的动作元素如硬拉、深蹲、俯卧撑、倒立撑、引体向上、仰卧起坐、悬垂举腿等都会锻炼到核心肌群。

一、腰背部肌肉

1. 背阔肌（浅层）

背阔肌为三角形阔肌，以腱膜起自下 6 个胸椎和全部腰椎棘突、骶正中嵴、髂嵴后缘以及腰背筋膜后层。肌纤维向外上止于肱骨小结节嵴。该肌能内收、内旋，后伸肱骨，攀爬时拉起肢体，并可辅助吸气，是折叠引体向上、哑铃划船的主要动力肌。

2. 骶棘肌（深层）

骶棘肌为腰背部最厚的肌肉。该肌以一个总腱起于骶骨背面、骶髂韧带和髂嵴后端，向上纵行排列于脊柱棘突和肋角之间的沟内，分为外、中、内 3 条肌柱。骶棘肌为强大的伸肌，主要作用是后伸躯干和维持直立，一侧骶棘肌收缩也可侧屈躯干。

3. 横突棘肌与深层短肌

横突棘肌肌纤维起于各椎骨的横突，向上止于上方椎骨的棘突，愈深层肌纤维愈短。深层短肌包括半棘肌、多裂肌和回旋肌，以及更深层贴近骨膜的横突间肌、棘突间肌。半棘肌纤维一般向上跨越 5 个椎骨，多裂肌纤维一般跨越 3 个椎骨，而回旋肌纤维仅跨越 1 个椎骨。横突间肌、棘突间肌位于相邻椎骨之间，其作用是协同横突棘肌维持躯干的姿势。躯干无论位于何种姿势，腰背部肌肉都处于收缩状态，以抵抗重力。腰背部深肌收缩还可使躯干屈、伸、侧屈和回旋。相对于浅层大肌肉的动力作用，深层肌肉作用更多的是稳定脊柱。

4. 腰背筋膜

腰背筋膜分浅、深两层包绕在骶棘肌周围。其浅层贴于骶棘肌表面，内侧附于棘突和棘上韧带，向外与背阔肌腱膜紧密结合，尤其厚韧。深层位于第 12 肋和两侧髂嵴之间，内侧附于腰椎横突，向外分隔骶棘肌和腰方肌，在骶棘肌外侧缘与浅层会合，再向外成为腹内斜肌和腹横肌的起始部之一。腰背筋膜对骶棘肌起着强有力的保护和支持作用。筋膜鞘的约束让肌肉收缩更有力。

二、腹前外侧肌肉

腹前外侧肌群与腰背部肌群共同维持躯干的稳定，使脊柱前屈、侧屈与旋转，并作为全身运动的"发动机"发挥着核心作用，因此也称为核心肌。其同时可降肋助呼气，与膈肌一起作为腹式呼吸的动力肌。腹前外侧肌群还具有保护腹腔脏器，维持腹内压，参与完成排便、分娩、呕吐和咳嗽等生理功能。

1. 腹外斜肌

腹外斜肌位于腹前外侧壁肌的浅层，为宽阔扁肌，以 8 个肌齿起自下 8 个肋骨的外面，与前锯肌、背阔肌的肌齿交错，肌束由外上斜向前内下，后下部肌束止于髂嵴前部，其余肌束向内下移行为腱膜，经腹直肌的前面，参与构成腹直肌鞘的前层，至腹正中线止于白线。腹外斜肌腱膜的下缘增厚卷曲，连于髂前上棘与耻骨结节之间，称为腹股沟韧带。

2. 腹内斜肌

腹内斜肌位于腹外斜肌深面，起自胸腰筋膜、髂嵴和腹股沟韧带的外侧 1/2，肌束呈扇形，后部肌束几乎垂直上升止于下位 3 个肋骨，大部分肌束向前上方移行为腱膜，在腹直肌外侧缘分为前、后两层包裹腹直肌，参与构成腹直肌鞘的前层及后层，至腹正中线止于白线。腹内斜肌下部肌束行向前下方，越过精索前面，移行为腱膜，与腹横肌的腱膜会合，形成腹股沟镰，或称联合腱，止于耻骨梳的内侧端及耻骨结节附近。男性腹内斜肌的最下部分出一些细散的肌束，与腹横肌最下部的肌束一起包绕精索和睾丸等，称为提睾肌，收缩时可上提睾丸。

3. 腹横肌

腹横肌位于腹内斜肌深面，起自下 6 个肋软骨的内面、胸腰筋膜、髂嵴和腹股沟韧带的外侧 1/3，肌束横行向前移行为腱膜，腱膜越过腹直肌后面参与组成腹直肌鞘后层，止于白线。腹横肌最下部的肌束和腱膜下缘的内侧部分分别参与构成提睾肌和腹股沟镰。

4. 腹直肌与腹直肌鞘

腹直肌位于腹前壁正中线的两旁，居腹直肌鞘中。腹直肌鞘分前、后两层，前层由腹外斜肌腱膜与腹内斜肌腱膜的前层构成，后层由腹内斜肌腱膜的后层与腹横肌腱膜构成。腹直肌上宽下窄，起自耻骨联合和耻骨支，肌束向上止于胸骨剑突和第 5、7 肋软骨的前面，肌的全长被 3~4 条横行的腱划分成多个肌腹，如果肌肉发达，在腹部表层可以看到被腱划和白线分隔出的 6~8 块腹肌。腱划与腹直肌鞘的前层紧密结合，

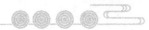

在腹直肌的后面，腱划不明显，不与腹直肌鞘的后层结合。

三、膈肌

膈肌为向上膨隆呈穹隆形的扁薄阔肌，位于胸腹腔之间，成为胸腔的底和腹腔的顶，上方有肺，心脏位于其中心腱上。膈肌的肌束起自胸廓下口周缘和腰椎的前面，可分为三部：胸骨部起自剑突后面；肋部起自下 6 对肋骨和软肋骨；腰部以左右两个膈脚起自第 2 至第 3 腰椎。各部肌束均止于中央的中心腱。所以，膈的外周部属肌性部，而中央部分是腱膜。膈上有三个裂孔：在第 12 胸椎前方，左右两个膈脚与脊柱之间的主动脉裂孔，降主动脉和胸导管在此通过；主动脉裂孔的左前上方，约为第 10 胸椎水平，有食管裂孔，食管和迷走神经前后干在此通过；在食管裂孔的右前上方的中心腱内有腔静脉孔，约为第 8 胸椎水平，下腔静脉和右膈神经由此通过。

膈肌为主要的呼吸肌，膈肌运动为呼吸动作的重要组成部分，收缩时膈穹隆下降，胸腔容积扩大，以助吸气；松弛时膈穹隆上升恢复原位，胸腔容积减少，以助呼气。平静呼吸时横膈的运动范围为 1~3 厘米，深呼吸可达 3~6 厘米。膈肌与腹肌同时收缩，则能增加腹压，协助排便、呕吐、咳嗽、打喷嚏及分娩等活动。

膈肌是特殊的骨骼肌，吸气肌从疲劳中恢复的速度比执行类似任务的屈肘肌快 10 倍。流向膈肌的血流上限是大多数肢体肌肉的 2~4 倍，毛细血管密度也相应增加。膈肌的线粒体的体积密度、肌纤维的氧化代谢能力和最大氧耗量比四肢肌肉高 2~6 倍。相对较小的呼吸肌肌纤维也缩短了氧气的扩散距离。膈肌纤维由慢型（Ⅰ型）和快型（Ⅱ型）纤维组成，前者收缩速度慢，线粒体丰富，以有氧代谢获能，能耐受疲劳；后者收缩速度快，线粒体较少，以糖酵解方式获能，易疲劳。

膈肌的运动直接影响肺的通气量，腹式呼吸可以让膈肌上下移动。由于吸气时横膈膜会下降，把脏器挤到下方，因此肚子会膨胀，而非胸部膨胀。因此，吐气时横膈膜将会比平常上升，可以进行深度呼吸，吐出较多易停滞在肺底部的二氧化碳。研究证明膈肌每下降 1 厘米，肺通气量可增加 250~300 毫升。

四、会阴肌

会阴肌是指封闭小骨盆下口的诸肌，主要有肛提肌，会阴浅、深横肌，尿道括约肌等。肛提肌呈漏斗形，封闭小骨盆下口的大部分。肛提肌及覆盖于其上、下面的盆膈上、下筋膜共同构成盆膈，膈内有直肠通过。肛提肌承托盆腔脏器，并对肛管、阴道有括约作用。会阴浅、深横

肌及尿道括约肌为封闭盆膈前下部缺口的肌肉，其中会阴深横肌和尿道
括约肌及其上、下面的尿生殖膈上、下筋膜共同形成尿生殖膈。膈内男
性有尿道、女性有尿道和阴道通过。

第三节 手及前臂主要肌肉

前臂肌肉由前后两组肌群构成，位于尺、桡骨的周围，分为前（屈
肌）、后（伸肌）两群，大多数是长肌，跨过多个关节运动前臂和手，
肌腹位于近侧，细长的腱位于远侧，所以前臂的上半部膨隆，而下半部
逐渐变细。手部与其他部位相比肌肉小而多，功能复杂，精细程度高。
前臂肌和手内在肌训练重在提高灵活性。

一、前臂前肌群

前臂前肌群共有 9 块，分为 3 层：浅层从桡侧到尺侧依次为肱桡
肌、旋前圆肌、桡侧腕屈肌、掌长肌及尺侧腕屈肌；中层只有指浅屈
肌；深层桡侧为拇长屈肌，尺侧为指深屈肌，两深屈肌远侧深面为旋前
方肌。

（1）肱桡肌起自肱骨外上髁上方，向下止于桡骨茎突。作用：屈
肘关节。浅层其他 4 块肌肉以屈肌总腱起自肱骨内上髁及前臂深筋膜。

（2）旋前圆肌止于桡骨中部的外侧面。作用：屈肘关节，使前臂
旋前。

（3）桡侧腕屈肌以长腱止于第 2 掌骨底。作用：屈肘，屈腕和腕
外展。

（4）掌长肌肌腹很小而腱细长，连于掌腱膜。作用：屈腕和紧张
掌腱膜。

（5）尺侧腕屈肌止于豌豆骨。作用：屈腕和使腕内收。

（6）指浅屈肌的上端被浅层肌覆盖，起自肱骨内上髁、尺骨和桡
骨前面。肌束往下移行为 4 条肌腱，通过腕管和手掌，分别进入第 2 至
第 5 指的屈肌腱鞘。每一个腱在近节指骨中部分为两脚，止于中节指骨
体的两侧。作用：屈近侧指骨间关节、屈掌指关节、屈腕和屈肘。

（7）拇长屈肌起自桡骨前面和前臂骨间膜，以长腱通过腕管和手
掌止于拇指远节指骨底。作用：屈拇指掌指关节和指骨间关节。

（8）指深屈肌起自尺骨的前面和前臂骨间膜，向下分成 4 个腱，
经腕管入手掌，在指浅屈肌腱的深面分别进入第 2 至第 5 指的屈肌腱
鞘，经过指浅屈肌腱两脚之间，止于远节指骨底。作用：屈第 2 至第 5
指的远侧指骨间关节、近侧指骨间关节、掌指关节和屈腕。

（9）旋前方肌是扁平四方形的小肌，位于桡、尺骨远程的前面，起自尺骨，止于桡骨。作用：使前臂旋前。

二、前臂后肌群

前臂后肌群共有 10 块，分为浅、深两层：浅层包括桡侧腕长伸肌、桡侧腕短伸肌、指伸肌、小指伸肌、尺侧腕伸肌；深层包括旋后肌、拇长展肌、拇短伸肌、拇长伸肌以及示指伸肌等。伸肌主要起于肱骨内上髁，起伸指、伸腕的作用。

（1）桡侧腕长伸肌向下移行于长腱，经手背止于第 2 掌骨底。作用：伸腕，腕外展。

（2）桡侧腕短伸肌在桡侧腕长伸肌的后内侧，止于第 3 掌骨底。作用：伸腕。

（3）指伸肌肌腹向下移行为 4 条肌腱，经手背分别至第 2 至第 5 指。在手背远侧部，掌骨头附近，4 条肌腱之间有腱间结合相连，各肌腱越过掌骨头达指背向两侧扩展为扁的腱性结构，称指背腱膜。

（4）小指伸肌肌腹细长，长腱经手背尺侧至小指，止于指背腱膜。作用：伸小指。

（5）尺侧腕伸肌止于第 5 掌骨底。作用：伸腕，腕内收。

（6）旋后肌位置较深，起自尺骨近侧，肌纤维向下外并向前包绕桡骨，止于桡骨上 1/3 的前面。作用：前臂旋后。

（7）拇长展肌起自桡尺骨和骨间膜的背面，止于第 2 掌骨底。

（8）拇短伸肌起自桡尺骨和骨间膜的背面，止于拇指近节指骨底。

（9）拇长伸肌起自桡尺骨和骨间膜的背面，止于拇指远节指骨底。

（10）示指伸肌起自桡尺骨和骨间膜的背面，止于示指的指背腱膜。

三、手内在肌

手内在肌是指起点和止点均在手部的肌肉，共有 19 块小肌。按部位分为 4 组，即大鱼际肌、小鱼际肌、骨间肌和蚓状肌。骨间肌和蚓状肌又合称掌中间肌，位于掌骨间隙及掌中部内。

大鱼际肌主要运动拇指，位于第 1 掌骨附近，在手掌桡侧形成一隆起，包括 4 块小肌，浅层有拇短展肌和拇短屈肌，深层有拇对掌肌和拇收肌。

小鱼际肌位于第 5 掌骨附近，为运动小指的一组肌肉，在手掌尺侧形成一隆起，包括 4 块小肌，浅层有掌短肌和小指展肌，深层有小指短屈肌和小指对掌肌。

骨间肌又分为掌侧骨间肌和背侧骨间肌，前者有 3 块，为手指的内收肌；后者有 4 块，为其外展肌。

蚓状肌有 4 块，位于掌中部，以指深屈肌的桡侧为起点，向指端方向移行为肌腱，穿过蚓状肌管至手指桡侧，直达近指间关节平面，具有屈第 2 至第 5 指的掌指关节、伸远指关节的功能。

第四节 下肢主要肌肉

下肢肌肉可分为髋肌、股肌、小腿肌、足肌。髋肌位于髋关节周围，作用于髋关节，分前后两群：前群主要有髂腰肌，可使髋关节前屈外旋；后群主要有臀大肌和梨状肌等，使髋关节后伸和外旋。股肌也称大腿肌，分前、内、后三群：前群包括股四头肌、缝匠肌；内群包括五块内收肌，分别为长收肌、短收肌、大收肌、耻骨肌、股薄肌；后群共三块，分别是股二头肌、半腱肌、半膜肌，三肌均可屈膝关节、伸髋关节。小腿肌比较复杂，分为前群、外侧群和后群：前群多为足的伸肌和内翻肌，包括长伸肌、趾长伸肌、胫骨前肌等；后群多为足的屈肌和内翻肌，浅层为小腿三头肌，以跟腱止于跟骨，深层有趾长屈肌、长屈肌和胫骨后肌；外侧群为足的外翻肌，包括腓骨长肌、腓骨短肌等。足肌可分足背肌和足底肌。

一、髋肌

1. 髂腰肌

髂腰肌由髂肌和腰大肌组成。髂肌呈扇形起自髂窝，腰大肌为长形起自腰椎体侧面及横突，两肌相合向下，经腹股沟韧带深面，止于股骨小转子。髂腰肌的主要作用：近侧固定收缩时屈曲髋关节，在跑动中大腿能否快速前摆和高抬与髂腰肌收缩的速度和力量有很大的关系，同时还可以使大腿外旋；远侧固定、两侧髂腰肌同时收缩，使躯干前屈和骨盆前倾，为跑动中身体重心积极前送完成抬腿下压动作并获得向前的速度，创造了良好的条件。

2. 臀大肌

臀大肌略呈四边形，起自髂骨、骶尾骨、竖脊肌腱膜及骶结节韧带的背面，覆盖臀中肌的腱膜，远端 3/4 的肌肉（上部和下部浅表纤维）连接在一厚肌腱腱膜片上跨过大转子，止于髂胫束，下方深层肌肉在股外侧肌和大收肌之间附着于股骨臀肌粗隆。臀大肌是强有力的伸髋肌，是髂腰肌的拮抗肌，是导致下背部疼痛的重要肌肉。直立时臀大肌覆盖在坐骨结节表面，坐位时其下缘向上滑行离开坐骨结节。臀大肌有三个滑囊，转子囊位于肌腱和大转子之间，坐骨囊位于下部纤维与坐骨之间，第三个滑囊位于臀大肌和股外侧肌之间。从立位坐下或下楼梯时臀大肌离心收缩以稳定骨盆，从坐位站起或上楼梯时臀大肌向心收缩以帮助躯干伸展。臀大肌还可通过髂胫束支撑处于完全伸展状态的膝关节。大腿屈曲时，臀大肌可使骨盆后倾。正常走路很难训练到臀大肌，臀大肌训练可以选择慢跑、爬山等。后伸躯干时，最长肌、髂肋肌和股后肌群与臀大肌互为协同，内收肌在屈髋位也有伸髋作用。阔筋膜张肌具有对抗臀大肌外旋和后伸的作用。

3. 梨状肌

梨状肌是臀部的深部肌肉，起于第2、3、4骶椎前面，分布于小骨盆的内面，穿出坐骨大孔，将其分成梨状肌上孔与下孔，经坐骨大孔入臀部，止于股骨大转子后面。梨状肌主要协同其他肌肉完成大的外旋动作。坐骨神经走行恰好紧贴梨状肌，经梨状肌下孔穿出骨盆到臀部。可见梨状肌和坐骨神经的解剖关系非常密切，梨状肌若受损伤或梨状肌与坐骨神经解剖发生变异就可能使坐骨神经受到挤压而出现各种症状。梨状肌综合征是指由于梨状肌损伤而压迫坐骨神经所引起的以一侧臀腿疼痛为主的病症。

4. 臀中肌

臀中肌起于髂骨的外侧面，低于髂嵴，在臀后线和臀前线之间，止于股骨大转子的外侧面斜向位。臀中肌后部位于臀大肌深层，为羽状肌。主要的功能是在固定时使大腿外展，前部使大腿屈和内旋，后部使大腿伸和外旋，是走路和站立保持良好姿势的重要肌肉。臀中肌的力量控制可能是实现高效的跑步生物力学模式的最重要组成部分。

二、股肌

1. 股四头肌

股四头肌由股直肌、股间肌、股外侧肌和股内侧肌组成。股直肌起自髂前下棘，股间肌起自股骨体前侧，股外侧肌起自股骨粗线外侧唇，股内侧肌起自股骨粗线内侧唇，四个头形成一条肌腱，环绕髌骨，向下形成髌韧带止于胫骨粗隆。股四头肌的功能是伸膝（关节）屈髋（关节），并维持人体直立姿势，站立、提举、跳跃和用力踢的动作都需要均衡有力的股四头肌。股四头肌的另一大功能是维持髌骨位置与保持膝关节稳定，股外侧肌往往比股内侧肌发达，屈、伸膝关节时，这种力量不平衡可能导致髌骨不正确的运动轨迹。股四头肌与腘绳肌同步收缩可以帮助我们更好地保持骨盆的中立位和稳定躯干，同时也可以帮助我们提高膝关节的稳定。

2. 髂胫束

髂胫束为大腿阔筋膜的外侧增厚部分，起自髂嵴前份的外侧缘，其上分为两层，包裹阔筋膜张肌，并与之紧密结合；下部的纵行纤维明显增厚呈扁带状，后缘移行于臀大肌肌腱。髂胫束下端附着于胫骨外侧髁、腓骨头和膝关节囊。髂胫束共跨过了两个骨头突出点，分别是股骨大转子及股骨外上髁，在这两个骨突点上，都有薄薄的滑囊帮助润滑肌肉。

3. 缝匠肌

缝匠肌是人体最长、最薄的一条肌肉，起始点在髂前上棘，朝内下方附着于胫骨上端内侧前缘，与股薄肌及半腱肌两个肌腱通过致密的纤维膜相连，一起形成鹅足联合腱。在其下与胫骨之间有一滑囊，称鹅足腱囊。反复应力的作用，如活动过多等，可造成此处产生无菌性炎症，称之为鹅足炎或鹅足腱囊炎。近端固定屈膝屈髋并外旋髋，即盘腿或跷二郎腿；远端固定两侧收缩，可使骨盆前倾。在做高冲击运动时特别容易出现拉伤，如打篮球、打网球等。某些运动需要重复做髋部内收或是双脚交叉的动作，也容易造成缝匠肌过度使用，例如，足球射门、溜冰，或打高尔夫球等。踢毽子的动作可以起到训练作用。

4. 内收肌群

内收肌群从内到外依次是耻骨肌、短收肌、长收肌、大收肌、股薄肌。五块肌肉近端都附着在耻骨和坐骨上，远端附着在股骨粗线上。内收肌群介于股四头肌和腘绳肌之间，对髋关节和膝关节的稳定起重要作用。内收是这些内收肌的主要功能，此外，髋关节屈曲时部分内收肌可参与髋关节的内旋或外旋和伸展或屈曲。在短跑中，内收肌同时是重要的髋关节屈肌和伸肌。根据个体的不同，屈肌角色向伸肌角色的转变发生在髋关节屈曲 $50° \sim 70°$ 之间。除非是骑马或蛙泳，否则内收肌在一般人体运动中几乎没有什么作用，大多数训练分化只针对腘绳肌和股四头肌。宽的站姿能足够直接地针对内收肌训练。内收肌通常有更大比例的慢肌纤维。除了核心无力外，髋关节内收肌无力也是腹股沟拉伤的一个重要危险因素。据估计，世界范围内 10% 的职业冰球运动员受伤是腹股沟拉伤，必须认识到股四头肌和腘绳肌之间的不平衡可能导致潜在的伤害，同时内收/外展肌的力量比例也必须是适当的。主要的髋关节外展肌是臀中肌和臀小肌，然而更大、更有力的臀大肌在短跑时有轻微的外展和外旋作用，必须被内收肌抵消。弱内收肌也可能是髌股关节疼痛综合征等持续性膝盖问题的潜在原因之一。针对髋关节内收肌的两种非常有效的训练方法是单侧和宽站姿的负重训练。

5. 腘绳肌

腘绳肌即大腿后侧肌群，包括半腱肌、半膜肌、股二头肌。腘绳肌与强有力的股四头肌相对应。股二头肌长头、半腱肌、半膜肌起于坐骨结节，股二头肌短头起于股骨粗线。股二头肌长头和短头止于腓骨头，半腱肌、半膜肌止于胫骨内侧髁。股二头肌长头、半腱肌、半膜肌收缩可使髋伸展和膝屈曲，股二头肌短头收缩可使膝屈曲。腘绳肌共同收缩屈膝和后伸髋关节，是维持膝关节稳定性，尤其是防止胫骨过度前向移位的重要动力性稳定结构。腘绳肌主要由快肌纤维构成，足球运动员易发生腘绳肌的扭伤、撕裂等形式的损伤。

三、小腿肌与足肌

1. 小腿三头肌与跟腱

小腿三头肌与跟腱主要由腓肠肌及比目鱼肌构成。它的其中两个头位于浅层，称为腓肠肌内、外侧头，起自股骨内、外侧髁，约在小腿中点处移行为腱性结构；另一个头位置较深，是比目鱼肌，起自胫腓骨上端后部和胫骨的比目鱼肌线，肌束向下移行为肌腱；三个头会合，在小腿的上部形成膨隆的小腿肚，向下续为跟腱，止于跟骨结节。跟腱长约15厘米，是人体最粗大的肌腱。肌肉收缩可屈小腿和上提足跟，在站立时能固定踝关节和膝关节，以防止身体向前倾倒，是人类行走、奔跑、攀登等运动不可缺少的组织。

2. 胫骨前肌

胫骨前肌起自胫骨干上端外侧面的 2/3 处，及其邻近的小腿骨间膜和小腿筋膜，肌腱向下经伸肌上、下支持带的深面，止于内侧楔骨内侧面和第 1 跖骨底。它的主要作用是伸踝关节、使足内翻。只要是能够使踝关节背屈、足内翻的动作，都可以锻炼到胫骨前肌，比如平站在地面使脚趾抬起，持续 10 秒，反复 8~10 个为一组。如果想增加难度，可以利用弹力带，将弹力带置于脚趾背面，给予一定张力，然后再抬高脚趾持续数秒，运动完一定要拉伸，避免肌肉过度劳损引起的疼痛。

3. 胫骨后肌

胫骨后肌位于趾长屈肌和拇长屈肌之间，起自胫骨、腓骨和小腿骨间膜的后面，长腱经内踝后方，到足底内侧，止于舟骨粗隆和内侧、中间及外侧楔骨。作用为屈踝关节（跖屈）和使足内翻。过度使用可引起胫骨痛症，即胫骨下 1/3 后内侧部分有疼痛及触痛，多发于在硬地上跑跳的人士，如短跑、长跑、篮球、排球等项目运动员，健康舞爱好者及古典舞舞蹈家等。

4. 跖腱膜

跖腱膜为足底的深筋膜，起自跟骨结节，向远端行至各足趾的近节趾骨，由纵行的纤维组成，可保护足底的肌肉、肌腱、血管、神经和关节，并提供足底某些内在肌的附着点，同时帮助维持足纵弓。

第四章　力量锻炼元素

力量是人体肌肉收缩对抗外界阻力的能力或者是肌肉紧张时产生的张力。因此，力量类锻炼动作或运动的目的是提高人体骨骼肌的肌肉力量、防止肌肉体积的萎缩。由于肌肉附着在骨骼上，完成力量锻炼时能牵拉骨骼，形成对骨的刺激，因而可以预防骨质疏松。同时，人体的力量水平与人体的平衡能力有密切关系，力量锻炼也是提高人体平衡能力、预防跌倒的主要措施。力量类锻炼可以粗略分为上肢、躯干和下肢等部位的锻炼，也可分为动力性（关节有活动）和静力性（关节基本不动）的锻炼。在进行力量类锻炼时，同一部位的肌肉建议隔天练习，以免产生疲劳积累。通常的做法是：每周进行 2~3 次（隔天），每次进行上肢、躯干和下肢的练习；也可采用 3 天重复的办法，即 1 天练上肢、1 天练躯干、1 天练下肢，然后重复。

由于每个人的力量水平和基础不同，力量类锻炼中设置的"简易"主要针对力量水平较低、初次练习的人群，"标准"主要针对掌握该方法能正常完成动作的人群，"难度"主要针对力量水平较高的人群。

第一节　上肢力量锻炼

一、俯卧撑（综合性）

（一）简易俯卧撑1

1. 动作名称

上斜俯卧撑。

2. 动作规格

① 起始姿势：双手分开略比肩宽，支撑于墙面、固定桌子或椅子，双脚并拢，形成四点稳定支撑，从头至足形成一条直线，双肘伸直，手臂与躯干夹角在 60°~90°，腰臀部用力保持全身紧绷；② 躯干缓慢下沉，上臂与躯干形成45°夹角，前臂与上臂夹角小于90°（躯干下沉时吸气）；③ 肩胸发力，借助手臂力量将躯干推起至肘关节完全伸直（撑起时呼气）。

3. 适合人群

力量较弱的中老年人群或开始练习俯卧撑人群，男女皆可。

4. 锻炼方法

手臂支撑在固定墙面、固定桌面、固定椅子等上面实施锻炼；一组

3~12个，休息1分30秒；每次3~5组；每周3次（或隔天进行）。

5. 注意事项

① 动作要标准，尤其不能塌腰；② 躯干下沉速度要慢；③ 如不能完成3个，则支撑在高度更高一些的物体上，如完成12个较轻松，则降低支撑物体的高度；④ 刚开始练习时，休息可稍延长，或减少组数；⑤ 高血压、心脏病等人群在经过医生同意以及家属监护下完成练习。

6. 锻炼功效

增强肩胸部肌肉力量、上肢伸肌群肌肉力量与耐力；增强腹部、手臂其他肌肉力量。

7. 临床功效

增强上肢和肩胸部肌肉力量及肩部稳定性，同时对减轻体重、发展平衡与支撑能力有一定的效果。

（二）简易俯卧撑2

1. 动作名称

跪式俯卧撑。

2. 动作规格

① 起始姿势：双手分开稍宽于肩，支撑于柔软垫子上，双膝跪地并拢形成稳定支撑，从头至膝形成一条直线，同时双肘伸直，手臂与地板保持垂直，与躯干夹角在45°~60°，腰臀部用力保持全身紧绷；② 躯干缓慢下沉，上臂与躯干形成45°夹角，前臂与上臂夹角小于90°（躯干下沉时吸气）；③ 肩胸发力，借助手臂力量将躯干推起至肘关节完全伸直（撑起时呼气）。

3. 适合人群

力量较弱的中老年人群或开始练习俯卧撑人群，男女皆可。

4. 锻炼方法

手臂和双膝支撑于柔软的垫子、地毯、床上等均可实施锻炼；一组3~12个，休息1分30秒；每次3~5组；每周3次（或隔天进行）。

5. 注意事项

① 动作要标准，尤其不能塌腰；② 躯干下沉速度要慢，且尽量使胸贴近垫子；③ 如不能完成3个，则换成上斜俯卧撑，如完成12个较轻松，则换成标准俯卧撑；④ 刚开始练习时，休息可稍延长，或减少组数；⑤ 高血压、心脏病等人群在经过医生同意以及家属监护下完成练习。

6. 锻炼功效

增强肩胸部肌肉力量、上肢伸肌群肌肉力量与耐力；对腹部、臀部肌肉力量有一定的改善。

7. 临床功效

增强上肢和肩胸部肌肉力量及肩部稳定性，同时对减轻体重、发展平衡与支撑能力有一定的效果。

（三）标准俯卧撑

1. 动作名称

标准俯卧撑。

2. 动作规格

① 起始姿势：双手分开比肩略宽，双脚并拢，四点支撑于地板或垫子上，从头至足形成一条直线，双肘伸直，手臂与地板保持垂直，与躯干夹角在 45°~60°，腰臀部用力保持全身紧绷；② 躯干缓慢下沉，上臂与躯干形成 45°夹角，前臂与上臂夹角小于 90°（躯干下沉时吸气）；③ 肩胸发力，借助手臂力量将躯干推起至肘关节完全伸直（撑起时呼气）。

3. 适合人群

力量正常的男性；力量较强的女性。

4. 锻炼方法

在平坦的地面、地板、地毯等地方均可实施锻炼；一组 3~12 个，休息 1 分 30 秒；每次 3~5 组；每周 3 次（或隔天进行）。

5. 注意事项

① 动作要标准，尤其不能塌腰；② 躯干下沉速度要慢，且尽量使胸贴近地板；③ 如不能完成 3 个，改上斜俯卧撑，如完成 12 个较轻松，改下斜俯卧撑；④ 刚开始练习时，休息可稍延长，或减少组数；⑤ 高血压、心脏病等人群以及腰部不适人群不建议进行此练习。

6. 锻炼功效

增强肩胸部肌肉力量、上肢伸肌群肌肉力量与耐力；增强腹部、臀部肌肉力量。

7. 临床功效

增强上肢和肩胸部肌肉力量及肩部稳定性，同时对减轻体重、发展平衡及支撑能力有一定的效果。

（四）难度俯卧撑

1. 动作名称

下斜俯卧撑。

2. 动作规格

① 起始姿势：双手分开比肩略宽，支撑于地板或垫子上，双脚并拢置于固定椅子上形成四点稳定支撑，从头至足形成一条直线，双肘伸直，手臂与躯干夹角在 90°~120°，腰臀部用力保持全身紧绷；② 躯干缓慢下沉，上臂与躯干形成 45° 夹角，前臂与上臂夹角小于 90°（躯干下沉时吸气）；③ 肩胸发力，借助手臂力量将躯干推起至肘关节完全伸直（撑起时呼气）。

3. 适合人群

力量较强的人群，男女皆可。

4. 锻炼方法

双脚支撑于高于手支撑面的固定物体上实施锻炼；一组 3~12 个，休息 1 分 30 秒；每次 3~5 组；每周 3 次（或隔天进行）。

5. 注意事项

① 动作要标准，尤其不能塌腰；② 躯干下沉速度要慢，且尽量使胸贴近地板；③ 如不能完成 3 个，则脚支撑在高度低一些的物体上，如完成 12 个较轻松，则增加支撑物体的高度；④ 刚开始练习时，休息可稍延长，或减少组数；⑤ 高血压、心脏病等人群以及腰部不适人群不建议进行此练习。

6. 锻炼功效

增强肩胸部肌肉力量、上肢伸肌群肌肉力量与耐力；增强腹部、臀部肌肉力量。

7. 临床功效

增强上肢和肩胸部肌肉力量及肩部稳定性，同时对减轻体重、发展平衡与支撑能力有一定的效果。

二、引体向上（综合性）

（一）简易引体向上

1. 动作名称

斜身引体向上。

2. 动作规格

① 起始姿势：两手用宽握距正握（掌心向前）单杠，略宽于肩，两臂自然下垂伸直，两腿前伸，两脚着地（可选择较低的单杠或单杠下可铺垫子），保持两臂与躯干呈 90°，身体伸展呈倾斜状态；② 动作过程：用背阔肌与上肢屈肌群的收缩力量将身体往上拉起，当下巴高过单杠时稍作停顿；③ 还原，呈直臂悬垂姿势，控制躯体下降速度让身体

徐徐下降，直到两臂完全下垂，双脚触地，重复前述过程；④ 呼吸方法：身体上拉时吸气，还原时呼气，不可长时间憋气。

3. 适合人群

力量较弱的中青年人群或开始练习引体向上人群，男女皆可。

4. 锻炼方法

单杠或满足人体竖直垂吊的练习地点；一组 3~10 个，休息 1 分 30 秒；每次 3~5 组；每周 3 次（或隔天进行）。

5. 注意事项

① 保持身体挺直，不屈膝、挺腹等；② 下降过程身体不能猛然放松，身体要稍微紧张；③ 刚开始练习时，休息可稍延长，或减少组数；④ 高血压、心脏病等人群在经过医生同意以及家属监护下完成练习。

6. 锻炼功效

可以增强上肢、肩带以及背部的肌肉力量，尤其可增强背部背阔肌、斜方肌力量，增强肱二头肌、肱肌等上肢屈肌群肌肉力量；同时对三角肌、前锯肌、胸部和腹部的肌肉也有一定的锻炼效果。

7. 临床功效

增加上肢、肩带与背部的肌肉力量与耐力；也是减肥与慢性疾病预防中抗阻训练的手段；对减轻体重、预防渐进性肌萎缩有一定的作用。

（二）标准引体向上

1. 动作名称

标准引体向上。

2. 动作规格

① 起始姿势：两手用宽握距正握（掌心向前）单杠，略宽于肩，两脚离地，两臂自然下垂伸直；② 动作过程：用背阔肌与上肢屈肌群的收缩力量将身体往上拉起，当下巴高过单杠时静止 1 秒；③ 还原，呈直臂悬垂姿势，控制躯体下降速度让身体徐徐下降，直到两臂完全下垂，重复前述过程；④ 呼吸方法：身体上拉时吸气，还原时呼气，不可长时间憋气。

3. 适合人群

力量正常的男性；力量较强的女性。

4. 锻炼方法

单杠或满足人体竖直垂吊的练习地点；一组 3~12 个，休息 1 分 30 秒；每次 3~5 组；每周 3 次（或隔天进行）。

5. 注意事项

① 保持身体挺直，不屈膝、挺腹等；② 下降过程身体不能猛然放松，身体要稍微紧张，双脚在此时迅速向前伸（幅度不要过大）；③ 刚开始练习时，休息可稍延长，或减少组数；④ 高血压、心脏病等人群在经过医生同意以及家属监护下完成练习。

6. 锻炼功效

可以增强上肢、肩带以及背部的肌肉力量，尤其可增强背部背阔肌、斜方肌力量，增强肱二头肌、肱肌等上肢屈肌群肌肉力量；同时对三角肌、前锯肌、胸部和腹部的肌肉也有一定的锻炼效果。

7. 临床功效

增加上肢、肩带与背部的肌肉力量与耐力；也是减肥与慢性疾病预防中抗阻训练的手段；对减轻体重、预防渐进性肌萎缩有一定的作用。

（三）难度引体向上

1. 动作名称

负重引体向上。

2. 动作规格

① 起始姿势：单手正握（掌心向前）单杠，下肢负重，两脚离地，对侧上肢自然下垂伸直；② 动作过程：用背阔肌与上肢屈肌群的收缩力量将身体往上拉起，当下巴高过单杠时静止 1 秒；③ 还原，呈直臂悬垂姿势，控制躯体下降速度让身体徐徐下降，直到手臂完全下垂，重复前述过程；④ 呼吸方法：身体上拉时吸气，还原时呼气，不可长时间憋气。

3. 适合人群

力量较强的中青年男性。

4. 锻炼方法

单杠或满足人体竖直垂吊的练习地点；一组 3~12 个，休息 1 分 30 秒；每次 3~5 组；每周 3 次（或隔天进行）。

5. 注意事项

① 保持身体挺直，不屈膝、挺腹等；② 下降过程身体不能猛然放松，身体要稍微紧张，双脚在此时迅速向前伸（幅度不要过大）；③ 刚开始练习时，休息可稍延长，或减少组数；④ 高血压、心脏病等人群不建议进行此练习。

6. 锻炼功效

可以增强上肢、肩带以及背部的肌肉力量，尤其可增强单侧背部背阔肌、斜方肌力量，增强肱二头肌、肱肌等上肢屈肌群肌肉力量；同时增强三角肌、前锯肌、胸部和腹部的肌肉力量。

7. 临床功效

增加上肢、肩带与背部的肌肉力量与耐力；也是减肥与增肌等抗阻练习手段；对减轻体重、防控疾病有一定的作用。

三、过头推举（综合性）

（一）简易过头推举

1. 动作名称

单膝跪地交替推举。

2. 动作规格

① 起始姿势：单膝跪地，双手推举壶铃（或重物）与肩同宽，拇指碰触到三角肌前束，双肘与躯干大约呈 45°；② 一只手向上推壶铃，使肩关节内旋（拇指朝向面部）；③ 在下降过程中逆向完成该动作，然后换到另一侧。

3. 适合人群

力量较弱的人群或开始练习过头推举人群，男女皆可。

4. 锻炼方法

在平坦的地面、运动场、健身房均可实施锻炼；一组 5~10 次，休息 1 分 30 秒；每次 3~5 组；每周 3 次（或隔天进行）。

5. 注意事项

① 确保胸椎的伸展，内收肩胛骨，贴近胸椎，肩膀下降后沉，手肘位于手腕下方；② 刚开始练习时，休息可稍延长，或减少组数；③ 高血压、心脏病等人群在经过医生同意以及家属监护下完成练习。

6. 锻炼功效

可以增强三角肌前束的肌肉力量，对斜方肌、肱二头肌也有一定的锻炼效果。

7. 临床功效

增加上肢、肩带的肌肉力量与肩部稳定性；也是颈肩疾病预防中抗阻训练的手段；对缓解肩部疼痛、防治肩周炎等具有一定的作用。

（二）标准过头推举

1. 动作名称

站姿交替推举。

2. 动作规格

① 起始姿势：站姿，一只脚放在 30°~45° 的倾斜长凳上，身体向

前脚方向倾斜，以真正稳定腰椎；② 一只手向上推壶铃（或重物），使肩关节内旋（拇指朝向面部）；③ 在下降过程中逆向完成该动作，然后换到另一侧。

3. 适合人群

力量正常的男性；力量较强的女性。

4. 锻炼方法

在倾斜长凳上或有长凳的场地均可实施锻炼；一组 3~12 个，休息 1 分 30 秒；每次 3~5 组；每周 3 次（或隔天进行）。

5. 注意事项

① 确保胸椎的伸展，内收肩胛骨，贴近胸椎，肩膀下降后沉，手肘位于手腕下方；② 刚开始练习时，休息可稍延长，或减少组数；③ 高血压、心脏病等人群在经过医生同意以及家属监护下完成练习。

6. 锻炼功效

可以增强三角肌前束的肌肉力量，对斜方肌、肱二头肌也有一定的锻炼效果。

7. 临床功效

增加上肢、肩带的肌肉力量与肩部稳定性；也是颈肩疾病预防中抗阻训练的手段；对缓解肩部疼痛、防治肩周炎等具有一定的作用。

（三）难度过头推举

1. 动作名称

高弓步交替推举。

2. 动作规格

① 起始姿势：站姿，双脚稍开立，上身保持直立以真正稳定腰椎；② 一只手向上推壶铃（或重物），使肩关节内旋（拇指朝向面部）；③ 在下降过程中逆向完成该动作，然后换到另一侧。

3. 适合人群

力量较强的中青年，男女皆可。

4. 锻炼方法

在平坦的地面、运动场、健身房均可实施锻炼；一组 3~12 个，休息 1 分 30 秒；每次 3~5 组；每周 3 次（或隔天进行）。

5. 注意事项

① 确保胸椎的伸展，内收肩胛骨，贴近胸椎，肩膀下降后沉，手肘位于手腕下方；② 刚开始练习时，休息可稍延长，或减少组数；③ 高血压、心脏病等人群不建议完成此练习。

6. 锻炼功效

可以增强三角肌前束的肌肉力量，对斜方肌、肱二头肌也有一定的锻炼效果。

7. 临床功效

增加上肢、肩带的肌肉力量与肩部稳定性；也是颈肩疾病预防中抗阻训练的手段；对缓解肩部疼痛、防治肩周炎等具有一定的作用。

四、卧推（综合性）

（一）标准卧推

1. 动作名称

小负荷卧推。

2. 动作规格

① 起始姿势：双手以宽于肩的握距正握小负荷哑铃，拇指扣在示指上，使小臂在动作最低点时基本垂直于地面；② 收缩胸肌，然后慢慢将哑铃下降至中胸处，下降的同时用鼻子吸气，哑铃在最低点不接触胸肌而是保持一个微小的距离，一直保持胸肌的紧张；③ 在最低点不要停顿，直接把哑铃推起至肩部正上方，同时用嘴呼气，重复下一次动作。

3. 适合人群

力量较弱或正常的人群，男女皆可。

4. 锻炼方法

准备哑铃或重物，在平坦的地面或垫子上；一组 3~10 个，休息 1 分 30 秒；每次 3~5 组；每周 3 次（或隔天进行）。

5. 注意事项

① 注意力放在胸肌将上臂从两侧向中间拉拢的过程，感受胸肌收缩的过程；② 在推起到最高点时停顿约 1 秒，做顶峰收缩（在动作定点用力收缩目标肌肉）；③ 刚开始练习时，休息可稍延长，或减少组数；④ 高血压、心脏病等人群不建议完成此练习。

6. 锻炼功效

可增强胸肌、肱二头肌、肱三头肌等胸部与上肢肌群肌肉力量；同时对三角肌、前锯肌也有一定的锻炼效果。

7. 临床功效

增加胸部与上肢的肌肉力量与耐力；也是减肥与慢性疾病预防中抗阻训练的手段；对减轻体重、预防渐进性肌萎缩有一定的作用。

（二）难度卧推

1. 动作名称

大负荷卧推。

2. 动作规格

① 起始姿势：双手以宽于肩的握距正握大负荷哑铃，拇指扣在示指上，使小臂在动作最低点时基本垂直于地面；② 收缩胸肌，然后慢慢将哑铃下降至中胸处，下降的同时用鼻子吸气，哑铃在最低点不接触胸肌而是保持一个微小的距离，一直保持胸肌的紧张；③ 在最低点不要停顿，直接把哑铃推起至肩部正上方，同时用嘴呼气，重复下一次动作。

3. 适合人群

力量正常或较强的人群，男女皆可。

4. 锻炼方法

准备哑铃或重物，在平坦的地面或垫子上；一组 3 ~ 12 个，休息 1 分 30 秒；每次 3~5 组；每周 3 次（或隔天进行）。

5. 注意事项

① 将注意力放在胸肌将上臂从两侧向中间拉拢的过程，感受胸肌收缩的过程；② 在推起到最高点时停顿约 1 秒，做顶峰收缩（在动作定点用力收缩目标肌肉）；③ 刚开始练习时，休息可稍延长，或减少组数；④ 高血压、心脏病等人群不建议完成此练习。

6. 锻炼功效

可增强胸肌、肱二头肌、肱三头肌等胸部与上肢肌群肌肉力量；同时对三角肌、前锯肌也有一定的锻炼效果。

7. 临床功效

增加胸部与上肢的肌肉力量与耐力；也是减肥与慢性疾病预防中抗阻训练的手段；对减轻体重、预防渐进性肌萎缩有一定的作用。

五、双杠臂屈伸（综合性）

（一）简易双杠臂屈伸

1. 动作名称

静力性双杠臂屈伸。

2. 动作规格

① 起始姿势：双手分别握杠，两臂支撑在双杠上，头正挺胸顶肩，躯干、上肢与双杠垂直，屈膝后小腿交叠于两脚的踝关节部位；② 肘关节伸直或微曲，同时肩关节微屈，使身体保持静止不动；③ 稍停片

刻，两臂放松。

3. 适合人群

力量较弱的中青年人群或开始练习双杠臂屈伸人群，男女皆可。

4. 锻炼方法

双杠或满足人体竖直垂吊的练习地点；一组 3~10 秒，休息 1 分 30 秒；每次 3~5 组；每周 3 次（或隔天进行）。

5. 注意事项

① 保持身体挺直，不挺腹等；② 身体不可随意晃动，保持平衡；③ 刚开始练习时，休息可稍延长，或减少组数；④ 高血压、心脏病等人群在经过医生同意以及家属监护下完成练习。

6. 锻炼功效

可以增强胸肌、肱三头肌和三角肌（前束）肌肉力量，同时对背阔肌、斜方肌等肌肉也有一定的锻炼效果。

7. 临床功效

增加胸部和上肢的肌肉力量与肩部稳定性；提高身体平衡能力与支撑能力；对减轻体重、防控疾病有一定的作用。

（二）标准双杠臂屈伸

1. 动作名称

标准双杠臂屈伸。

2. 动作规格

① 起始姿势：双手分别握杠，两臂支撑在双杠上，头正挺胸顶肩，躯干、上肢与双杠垂直，屈膝后小腿交叠于两脚的踝关节部位；② 肘关节慢慢弯曲，同时肩关节外展，使身体逐渐下降至最低位置；③ 稍停片刻，两臂用力撑起至还原。

3. 适合人群

力量正常的中青年男性及女性；力量较强的老年男性。

4. 锻炼方法

双杠或满足人体竖直垂吊的练习地点；一组 3~12 秒，休息 1 分 30 秒；每次 3~5 组；每周 3 次（或隔天进行）。

5. 注意事项

① 保持身体挺直，不挺腹等；② 身体不可随意晃动，保持平衡；③ 下降的速度要慢；④ 刚开始练习时，休息可稍延长，或减少组数；⑤ 高血压、心脏病等人群在经过医生同意以及家属监护下完成练习。

6. 锻炼功效

可以增强胸肌、肱三头肌和三角肌（前束）肌肉力量，同时对背阔肌、斜方肌等肌肉也有一定的锻炼效果。

7. 临床功效

增加胸部和上肢的肌肉力量与肩部稳定性；提高身体平衡能力与支撑能力；对减轻体重、预防渐进性肌萎缩有一定的作用。

（三）难度双杠臂屈伸

1. 动作名称

移动双杠臂屈伸。

2. 动作规格

① 起始姿势：双手分别握杠，两臂支撑在双杠上，头正挺胸顶肩，躯干、上肢与双杠垂直，屈膝后小腿交叠于两脚的踝关节部位；② 一侧肘关节慢慢弯曲，同时肩关节外展，另一侧肘关节和肩关节前伸抓杠，使身体沿着双杠向前移动；③ 稍停片刻，换对侧手臂向前移动。

3. 适合人群

力量较强的中青年人群，男女皆可。

4. 锻炼方法

双杠或满足人体竖直垂吊的练习地点；一组 3~12 个，休息 1 分 30 秒；每次 3~5 组；每周 3 次（或隔天进行）。

5. 注意事项

① 保持身体挺直，不挺腹等；② 身体不可随意晃动，保持平衡；③ 移动的速度要慢；④ 刚开始练习时，休息可稍延长，或减少组数；⑤ 高血压、心脏病等人群在经过医生同意以及家属监护下完成练习。

6. 锻炼功效

可以增强胸肌、肱三头肌和三角肌（前束）肌肉力量，同时对背阔肌、斜方肌等肌肉也有一定的锻炼效果。

7. 临床功效

增加胸部和上肢的肌肉力量与肩部稳定性；提高身体平衡能力与支撑能力；对减轻体重、防控疾病有一定的作用。

六、站姿侧平举（三角肌）

（一）简易站姿侧平举

1. 动作名称

静力性站姿侧平举。

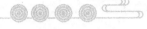

2. 动作规格

① 起始姿势：两脚稍微分开站立，背部挺直，双臂垂于身体两侧；② 双臂伸直向侧上方平抬起至双肩水平，肘部微屈；③ 静止几秒，返回起始位置。

3. 适合人群

力量较弱的老年人群或力量较弱的女性。

4. 锻炼方法

任何可实施锻炼的宽阔场地；一组 3~10 秒，休息 1 分 30 秒；每次 3~5 组；每周 3 次（或隔天进行）。

5. 注意事项

① 保持身体挺直，不屈膝、挺腹等；② 刚开始练习时，休息可稍延长，或减少组数。

6. 锻炼功效

可以增强上肢与肩带的肌肉力量，可增强三角肌、肱三头肌、斜方肌等肌肉力量。

7. 临床功效

增加上肢、肩带的肌肉力量与肩带稳定性；可增加两肩的宽度，对纠正溜肩、窄肩有一定的作用；对缓解肩颈疼痛有一定的效果。

（二）标准站姿侧平举

1. 动作名称

弹力带站姿侧平举。

2. 动作规格

① 起始姿势：两脚稍微分开站立，背部挺直，双臂垂于身体两侧，双手抓握弹力带；② 双臂伸直向侧上方拉弹力带至双肩水平，肘部微屈；③ 返回起始位置，重复再做。

3. 适合人群

力量正常的中青年男性及女性或力量较强的老年人。

4. 锻炼方法

准备弹力带，可于宽阔的锻炼场地实施；一组 3~12 个，休息 1 分 30 秒；每次 3~5 组；每周 3 次（或隔天进行）。

5. 注意事项

① 保持身体挺直，不屈膝、挺腹等；② 调整呼吸节奏，不憋气；③ 刚开始练习时，休息可稍延长，或减少组数。

6. 锻炼功效

可以增强上肢与肩带的肌肉力量，可增强三角肌、肱三头肌、斜方肌等肌肉力量。

7. 临床功效

增加上肢、肩带的肌肉力量与肩带稳定性；可增加两肩的宽度，对纠正溜肩、窄肩有一定的作用；对缓解肩颈疼痛有一定的效果。

（三）难度站姿侧平举

1. 动作名称

负重站姿侧平举。

2. 动作规格

① 起始姿势：两脚稍微分开站立，背部挺直，双臂垂于身体两侧，双手抓握哑铃（或其他重物）；② 向侧上方平举哑铃至双肩水平，肘部微屈；③ 返回起始位置，重复动作。

3. 适合人群

力量较强的中青年男性。

4. 锻炼方法

准备哑铃或其他重物，可于宽阔的锻炼场地实施；一组 3～12 个，休息 1 分 30 秒；每次 3～5 组；每周 3 次（或隔天进行）。

5. 注意事项

① 保持身体挺直，不屈膝、挺腹等；② 调整呼吸节奏，不憋气；③ 刚开始练习时，休息可稍延长，或减少组数；④ 高血压、心脏病等人群在经过医生同意以及家属监护下完成练习。

6. 锻炼功效

可以增强上肢与肩带的肌肉力量，可增强三角肌、肱三头肌、斜方肌等肌肉力量。

7. 临床功效

增加上肢、肩带的肌肉力量与肩带稳定性；可增加两肩的宽度，对纠正溜肩、窄肩有一定的作用；对缓解肩颈疼痛有一定的效果。

七、俯身反向飞鸟（三角肌）

（一）简易俯身反向飞鸟

1. 动作名称

静力性俯身反向飞鸟。

2. 动作规格

① 起始姿势：双脚分开，俯身向前，身体前倾，腰背挺直，保持

稳定；②手臂上举时肩部发力，至上臂与地面接近平行，稍作停留后还原。

3. 适合人群

力量较弱的中老年人群，男女皆可。

4. 锻炼方法

无练习地点要求；一组 3~10 秒，休息 1 分 30 秒；每次 3~5 组；每周 3 次（或隔天进行）。

5. 注意事项

①保持身体挺直，收紧腰腹核心，躯干及肩关节保持稳定；②调整呼吸节奏，不憋气；③刚开始练习时，休息可稍延长，或减少组数。

6. 锻炼功效

可以增强肩带、背部及上肢的肌肉力量，增强三角肌后束、斜方肌中束、菱形肌等肌肉力量；同时对肱三头肌也有一定的锻炼效果。

7. 临床功效

增加上肢、肩带与背部的肌肉力量及肩带稳定性；预防肩袖韧带发生退行性改变；对缓解肩颈疼痛有一定的效果。

（二）标准俯身反向飞鸟

1. 动作名称

弹力带俯身反向飞鸟。

2. 动作规格

①起始姿势：双脚踩住弹力带，俯身向前，身体前倾，腰背挺直，保持稳定；②手臂上举时肩部发力拉动弹力带，至上臂与地面接近平行；③下放时吸气，上举时呼气，稍作停留后还原。

3. 适合人群

力量正常的男性；力量较强的女性。

4. 锻炼方法

准备弹力带，无练习地点要求；一组 3~12 个，休息 1 分 30 秒；每次 3~5 组；每周 3 次（或隔天进行）。

5. 注意事项

①保持身体挺直，收紧腰腹核心，躯干及肩关节保持稳定；②调整呼吸节奏，不憋气；③刚开始练习时，休息可稍延长，或减少组数。

6. 锻炼功效

可以增强肩带、背部及上肢的肌肉力量，增强三角肌后束、斜方肌中束、菱形肌等肌肉力量；同时对肱三头肌也有一定的锻炼效果。

7. 临床功效

增加上肢、肩带与背部的肌肉力量及肩带稳定性；预防肩袖韧带发生退行性改变；对缓解肩颈疼痛有一定的效果。

（三）难度俯身反向飞鸟

1. 动作名称

负重俯身反向飞鸟。

2. 动作规格

① 起始姿势：双脚分开，双手持哑铃（或其他重物）俯身向前，身体前倾，腰背挺直，保持稳定；② 手臂上举时肩部发力举起哑铃，至上臂与地面接近平行；③ 下放时吸气，上举时呼气，稍作停留后还原。

3. 适合人群

力量较强的中青年男性。

4. 锻炼方法

准备哑铃或其他重物，无练习地点要求；一组 3~12 个，休息 1 分 30 秒；每次 3~5 组；每周 3 次（或隔天进行）。

5. 注意事项

① 保持身体挺直，收紧腰腹核心，躯干及肩关节保持稳定；② 调整呼吸节奏，不憋气；③ 刚开始练习时，休息可稍延长，或减少组数；④ 高血压、心脏病等人群不建议完成此练习。

6. 锻炼功效

可以增强肩带、背部及上肢的肌肉力量，增强三角肌后束、斜方肌中束、菱形肌等肌肉力量；同时对肱三头肌也有一定的锻炼效果。

7. 临床功效

增加上肢、肩带与背部的肌肉力量及肩带稳定性；预防肩袖韧带发生退行性改变；对缓解肩颈疼痛有一定的效果。

八、前平举（三角肌）

（一）简易前平举

1. 动作名称

静力性前平举。

2. 动作规格

① 起始姿势：自然站立，两手自然下垂于体侧；② 两手向前上方举起，与肩同宽，直至高于视线平行高度；③ 保持几秒，然后慢慢放下还原，重复。

3. 适合人群

力量较弱的中老年人群，男女皆可。

4. 锻炼方法

无练习地点要求；一组 3～10 秒，休息 1 分 30 秒；每次 3～5 组；每周 3 次（或隔天进行）。

5. 注意事项

① 手上举和下落时全身保持直立，两臂保持伸直，注意力放于三角肌前束；② 动作过程控制腰部，避免其受伤；③ 刚开始练习时，休息可稍延长，或减少组数。

6. 锻炼功效

可以增强上肢、肩带以及胸部的肌肉力量，增强三角肌前束的肌肉力量；同时对肱二头肌、胸大肌上部也有一定的锻炼效果。

7. 临床功效

增加上肢、肩带的肌肉力量及肩部稳定性；对预防颈肩部疼痛有一定的作用。

（二）标准前平举

1. 动作名称

弹力带前平举。

2. 动作规格

① 起始姿势：自然站立，双脚分别踩住弹力带，两手拉住弹力带自然下垂于体侧；② 两手拉住弹力带向前上方举起，与肩同宽，直至高于视线平行高度；③ 保持几秒，然后慢慢放下还原，重复。

3. 适合人群

力量正常的男性；力量较强的女性。

4. 锻炼方法

准备弹力带，无练习地点要求；一组 3～12 秒，休息 1 分 30 秒；每次 3～5 组；每周 3 次（或隔天进行）。

5. 注意事项

① 手上举和下落时全身保持直立，两臂保持伸直，注意力放于三角肌前束；② 动作过程控制腰部，避免其受伤；③ 刚开始练习时，休息可稍延长，或减少组数。

6. 锻炼功效

可以增强上肢、肩带以及胸部的肌肉力量，增强三角肌前束的肌肉力量；同时对肱二头肌、胸大肌上部也有一定的锻炼效果。

7. 临床功效

增加上肢、肩带的肌肉力量及肩部稳定性；对预防颈肩部疼痛有一定的作用。

（三）难度前平举

1. 动作名称

负重前平举。

2. 动作规格

① 起始姿势：自然站立，两手持哑铃或其他重物自然下垂于体侧；② 两手持哑铃或其他重物向前上方举起，与肩同宽，直至高于视线平行高度；③ 保持几秒，然后慢慢放下还原，重复。

3. 适合人群

力量较强的中青年，男女皆可。

4. 锻炼方法

准备哑铃或其他重物，无练习地点要求；一组 3~12 秒，休息 1 分 30 秒；每次 3~5 组；每周 3 次（或隔天进行）。

5. 注意事项

① 手上举和下落时全身保持直立，两臂保持伸直，注意力放于三角肌前束；② 动作过程控制腰部，避免其受伤；③ 刚开始练习时，休息可稍延长，或减少组数；④ 高血压、心脏病等人群在经过医生同意以及家属监护下完成练习。

6. 锻炼功效

可以增强上肢、肩带以及胸部的肌肉力量，增强三角肌前束的肌肉力量；同时对肱二头肌、胸大肌上部也有一定的锻炼效果。

7. 临床功效

增加上肢、肩带的肌肉力量及肩部稳定性；对预防颈肩部疼痛有一定的作用。

九、俯卧上斜弯举（上肢屈肌群）

（一）简易俯卧上斜弯举

1. 动作名称

弹力带俯卧上斜弯举。

2. 动作规格

① 起始姿势：立在斜板健身凳或椅子后，弹力带固定于健身凳或椅子上，两手握弹力带，手心向上，将整个臂部或上臂平贴在斜板上；② 收缩肱二头肌，将前臂向上弯起，直到可能的最高点时，彻底收缩

肱二头肌 1 秒，然后慢慢松展肘关节，让弹力带徐徐回落到板上；③ 呼吸方法：弯起前臂时吸气，落下时呼气。

3. 适合人群

力量较弱的中青年人群或开始练习俯卧上斜弯举人群，男女皆可。

4. 锻炼方法

准备弹力带，在有带倾斜角度的健身凳、椅子等地方均可实施锻炼；一组 3~10 个，休息 1 分 30 秒；每次 3~5 组；每周 3 次（或隔天进行）。

5. 注意事项

① 平贴在斜板上的手臂尽量向下伸直，上弯前臂时，肩部不可上缩；② 弯举时，上臂垂直地面并尽量保持不动；③ 刚开始练习时，休息可稍延长，或减少组数；④ 高血压、心脏病等人群在经过医生同意以及家属监护下完成练习。

6. 锻炼功效

可以增强上肢的肌肉力量，增强肱二头肌、肱肌等上肢屈肌群的肌肉力量；同时对三角肌也有一定的锻炼效果。

7. 临床功效

增加上肢的肌肉力量与耐力；也是减肥与慢性疾病预防中抗阻训练的手段；对减轻体重、预防渐进性肌萎缩有一定的作用。

（二）标准俯卧上斜弯举

1. 动作名称

小负荷俯卧上斜弯举。

2. 动作规格

① 起始姿势：立在斜板健身凳或椅子后，两手握小负荷哑铃，手心向上，将整个臂部或上臂平贴在斜板上；② 收缩肱二头肌，将前臂向上弯起，直到可能的最高点时，彻底收缩肱二头肌 1 秒，然后慢慢松展肘关节，让哑铃徐徐回落到板上；③ 呼吸方法：弯起前臂时吸气，落下时呼气。

3. 适合人群

力量正常的男性；力量较强的女性。

4. 锻炼方法

在有带倾斜角度的健身凳、椅子等地方均可实施锻炼；一组 3~12 个，休息 1 分 30 秒；每次 3~5 组；每周 3 次（或隔天进行）。

5. 注意事项

① 平贴在斜板上的手臂尽量向下伸直，上弯前臂时，肩部不可上缩；② 弯举时，上臂垂直地面并尽量保持不动；③ 刚开始练习时，休息可稍延长，或减少组数；④ 高血压、心脏病等人群在经过医生同意以及家属监护下完成练习。

6. 锻炼功效

可以增强上肢的肌肉力量，增强肱二头肌、肱肌等上肢屈肌群的肌肉力量；同时对三角肌也有一定的锻炼效果。

7. 临床功效

增加上肢的肌肉力量与耐力；也是减肥与慢性疾病预防中抗阻训练的手段；对减轻体重、预防渐进性肌萎缩有一定的作用。

（三）难度俯卧上斜弯举

1. 动作名称

大负荷俯卧上斜弯举。

2. 动作规格

① 起始姿势：立在斜板健身凳或椅子后，两手握大负荷哑铃，手心向上，将整个臂部或上臂平贴在斜板上；② 收缩肱二头肌，将前臂向上弯起，直到可能的最高点时，彻底收缩肱二头肌 1 秒，然后慢慢松展肘关节，让哑铃徐徐回落到板上；③ 呼吸方法：弯起前臂时吸气，落下时呼气。

3. 适合人群

力量较强的中青年男性。

4. 锻炼方法

在有带倾斜角度的健身凳、椅子等地方均可实施锻炼；一组 3~12个，休息 1 分 30 秒；每次 3~5 组；每周 3 次（或隔天进行）。

5. 注意事项

① 平贴在斜板上的手臂尽量向下伸直，上弯前臂时，肩部不可上缩；② 弯举时，上臂垂直地面并尽量保持不动；③ 刚开始练习时，休息可稍延长，或减少组数；④ 高血压、心脏病等人群不建议进行此练习。

6. 锻炼功效

可以增强上肢的肌肉力量，增强肱二头肌、肱肌等上肢屈肌群的肌肉力量；同时对三角肌也有一定的锻炼效果。

7. 临床功效

增加上肢的肌肉力量与耐力；也是减肥与慢性疾病预防中抗阻训练

的手段；对减轻体重、预防渐进性肌萎缩有一定的作用。

十、负重弯举（上肢屈肌群）

（一）简易负重弯举

1. 动作名称

弹力带负重弯举。

2. 动作规格

① 起始姿势：双脚与肩同宽站立，脚踩弹力带，挺胸，收紧腰腹，两臂伸直握住弹力带垂于体前；② 动作过程：肘关节固定，肱二头肌和肱肌等主动收缩，前臂缓缓上举逐渐向上臂靠拢，直至上述肌肉不能收缩为止；③ 停顿保持片刻，然后慢慢下放还原。

3. 适合人群

力量较弱的中青年人群或力量较强的老年人群，男女皆可。

4. 锻炼方法

准备弹力带，无特定的练习地点；一组 3~10 个，休息 1 分 30 秒；每次 3~5 组；每周 3 次（或隔天进行）。

5. 注意事项

① 在练习的过程中挺胸，收紧腰腹部；② 练习过程中双手夹紧身体两侧；③ 向上发力时吐气，还原时吸气；④ 高血压、心脏病等人群在经过医生同意以及家属监护下完成练习。

6. 锻炼功效

可以增强上肢大臂与前臂的肌肉力量，增强肱二头肌、肱肌等上肢屈肌群的肌肉力量；同时对肱桡肌等前臂的肌肉也有一定的锻炼效果。

7. 临床功效

增加上肢的肌肉力量与耐力；也是减肥与慢性疾病预防中抗阻训练的手段；对减轻体重、预防渐进性肌萎缩有一定的作用。

（二）标准负重弯举

1. 动作名称

小负荷哑铃弯举。

2. 动作规格

① 起始姿势：双脚与肩同宽站立，挺胸，收紧腰腹，两臂伸直反握小负荷哑铃垂于体前；② 动作过程：肘关节固定，肱二头肌和肱肌等主动收缩，前臂缓缓上举逐渐向上臂靠拢，直至上述肌肉不能收缩为止；③ 停顿保持片刻，然后慢慢下放还原。

3. 适合人群

力量正常的男性；力量较强的女性。

4. 锻炼方法

准备小负荷哑铃，无特定的练习地点；一组 3~12 个，休息 1 分 30 秒；每次 3~5 组；每周 3 次（或隔天进行）。

5. 注意事项

① 在练习的过程中挺胸，收紧腰腹部；② 练习过程中双手夹紧身体两侧；③ 向上发力时吐气，还原时吸气；④ 高血压、心脏病等人群不建议进行此练习。

6. 锻炼功效

可以增强上肢大臂与前臂的肌肉力量，增强肱二头肌、肱肌等上肢屈肌群的肌肉力量；同时对肱桡肌等前臂的肌肉也有一定的锻炼效果。

7. 临床功效

增加上肢的肌肉力量与耐力；也是减肥与慢性疾病预防中抗阻训练的手段；对减轻体重、预防渐进性肌萎缩有一定的作用。

（三）难度负重弯举

1. 动作名称

大负荷哑铃弯举。

2. 动作规格

① 起始姿势：双脚与肩同宽站立，挺胸，收紧腰腹，两臂伸直反握大负荷哑铃垂于体前；② 动作过程：肘关节固定，肱二头肌和肱肌等主动收缩，前臂缓缓上举逐渐向上臂靠拢，直至上述肌肉不能收缩为止；③ 停顿保持片刻，然后慢慢下放还原。

3. 适合人群

力量较强的中青年男性。

4. 锻炼方法

准备大负荷哑铃，无特定的练习地点；一组 3~12 个，休息 1 分 30 秒；每次 3~5 组；每周 3 次（或隔天进行）。

5. 注意事项

① 在练习的过程中挺胸，收紧腰腹部；② 练习过程中双手夹紧身体两侧；③ 向上发力时吐气，还原时吸气；④ 高血压、心脏病等人群不建议进行此练习。

6. 锻炼功效

可以增强上肢大臂与前臂的肌肉力量，增强肱二头肌、肱肌等上肢屈肌群的肌肉力量；同时对肱桡肌等前臂的肌肉也有一定的锻炼效果。

7. 临床功效

增加上肢的肌肉力量与耐力；也是减肥与慢性疾病预防中抗阻训练的手段；对减轻体重、预防渐进性肌萎缩有一定的作用。

十一、仰卧后撑（上肢伸肌群）

（一）简易仰卧后撑

1. 动作名称

高姿仰卧后撑。

2. 动作规格

① 起始姿势：双腿支撑于地面上，双手支撑于一个较高的长凳上；② 伸展肘关节，感受肘部舒展运动，腹部收紧；③ 呼吸均匀，用肱三头肌的力量还原动作。

3. 适合人群

力量较弱的老年人群或中青年女性；开始练习仰卧后撑人群，男女皆可。

4. 锻炼方法

准备高凳，在平坦的地点练习；一组 3~10 个，休息 1 分 30 秒；每次 3~5 组；每周 3 次（或隔天进行）。

5. 注意事项

① 保持身体挺直，不屈膝、挺腹等；② 练习过程中身体要稍微紧绷；③ 刚开始练习时，休息可稍延长，或减少组数；④ 高血压、心脏病等人群在经过医生同意以及家属监护下完成练习。

6. 锻炼功效

可以增强上肢的肌肉力量，增强肱三头肌等上肢伸肌群的肌肉力量；同时对背部和腹部的肌肉也有一定的锻炼效果。

7. 临床功效

增加上肢的肌肉力量与耐力；也是减肥与慢性疾病预防中抗阻训练的手段；对减轻体重、预防渐进性肌萎缩有一定的作用。

（二）标准仰卧后撑

1. 动作名称

低姿仰卧后撑。

2. 动作规格

① 起始姿势：双腿支撑于矮凳上，双手支撑于一个较高的长凳上；② 伸展肘关节，感受肘部舒展运动，腹部收紧；③ 呼吸均匀，用肱三

头肌的力量还原动作。

3. 适合人群

力量正常的男性及女性。

4. 锻炼方法

准备高凳与矮凳，在平坦的地点练习；一组 3~12 个，休息 1 分 30 秒；每次 3~5 组；每周 3 次（或隔天进行）。

5. 注意事项

① 保持身体挺直，不屈膝、挺腹等；② 练习过程中身体要稍微紧绷；③ 刚开始练习时，休息可稍延长，或减少组数；④ 高血压、心脏病等人群在经过医生同意以及家属监护下完成练习。

6. 锻炼功效

可以增强上肢的肌肉力量，增强肱三头肌等上肢伸肌群的肌肉力量；同时对背部和腹部的肌肉也有一定的锻炼效果。

7. 临床功效

增加上肢的肌肉力量与耐力；也是减肥与慢性疾病预防中抗阻训练的手段；对减轻体重、预防渐进性肌萎缩有一定的作用。

（三）难度仰卧后撑

1. 动作名称

负重仰卧后撑。

2. 动作规格

① 起始姿势：双腿支撑于矮凳上，双手支撑于一个较高的长凳上，大腿放上重物；② 伸展肘关节，感受肘部舒展运动，腹部收紧；③ 呼吸均匀，用肱三头肌的力量还原动作。

3. 适合人群

力量较强的中青年男性。

4. 锻炼方法

准备高凳与矮凳，在平坦的地点练习；一组 3~12 个，休息 1 分 30 秒；每次 3~5 组；每周 3 次（或隔天进行）。

5. 注意事项

① 保持身体挺直，不屈膝、挺腹等；② 练习过程中身体要稍微紧绷；③ 刚开始练习时，休息可稍延长，或减少组数；④ 高血压、心脏病等人群不建议完成此练习。

6. 锻炼功效

可以增强上肢的肌肉力量，增强肱三头肌等上肢伸肌群的肌肉力量；同时对背部和腹部的肌肉也有一定的锻炼效果。

7. 临床功效

增加上肢的肌肉力量与耐力；也是减肥与慢性疾病预防中抗阻训练的手段；对减轻体重、预防渐进性肌萎缩有一定的作用。

十二、坐姿颈后臂屈伸（上肢伸肌群）

（一）简易坐姿颈后臂屈伸

1. 动作名称

弹力带坐姿颈后臂屈伸。

2. 动作规格

① 起始姿势：将弹力带固定于椅子上，坐于椅子上，腰背挺直，双脚踩实地面，双手交叉握住弹力带并向上高举过头顶；② 屈肘让前臂后伸，上臂贴紧耳后；③ 再慢慢伸直肘部，直至手臂完全伸直，肱三头肌收紧，停顿片刻，重复以上动作。

3. 适合人群

力量较弱的中青年人群或力量正常的老年人群，男女皆可。

4. 锻炼方法

准备弹力带、椅子，在平坦的地面练习；一组 3~10 个，休息 1 分 30 秒；每次 3~5 组；每周 3 次（或隔天进行）。

5. 注意事项

① 保持身体挺直，收紧腹部等；② 肩膀与大臂始终保持稳定；③ 刚开始练习时，休息可稍延长，或减少组数；④ 高血压、心脏病等人群在经过医生同意以及家属监护下完成练习。

6. 锻炼功效

可以增强上肢与肩带的肌肉力量，增强肱三头肌等上肢伸肌群的肌肉力量；同时对三角肌和腹部的肌肉也有一定的锻炼效果。

7. 临床功效

增加上肢、肩带的肌肉力量与耐力；预防肩袖、韧带发生退行性改变；对缓解颈肩疼痛有一定的作用。

（二）标准坐姿颈后臂屈伸

1. 动作名称

小负荷坐姿颈后臂屈伸。

2. 动作规格

① 起始姿势：坐于椅子上，腰背挺直，双脚踩实地面，双手握住小负荷哑铃并交叉向上高举过头顶；② 屈肘让前臂后伸，上臂贴紧耳

后；③ 再慢慢伸直肘部，直至手臂完全伸直，肱三头肌收紧，停顿片刻，重复以上动作。

3. 适合人群

力量正常的男性；力量较强的女性。

4. 锻炼方法

准备小负荷哑铃、椅子，在平坦的地面练习；一组 3～12 个，休息 1 分 30 秒；每次 3～5 组；每周 3 次（或隔天进行）。

5. 注意事项

① 保持身体挺直，收紧腹部等；② 肩膀与大臂始终保持稳定；③ 刚开始练习时，休息可稍延长，或减少组数；④ 高血压、心脏病等人群在经过医生同意以及家属监护下完成练习。

6. 锻炼功效

可以增强上肢与肩带的肌肉力量，增强肱三头肌等上肢伸肌群的肌肉力量；同时对三角肌和腹部的肌肉也有一定的锻炼效果。

7. 临床功效

增加上肢、肩带的肌肉力量与耐力；预防肩袖、韧带发生退行性改变；对缓解颈肩疼痛有一定的作用。

（三）难度坐姿颈后臂屈伸

1. 动作名称

大负荷坐姿颈后臂屈伸。

2. 动作规格

① 起始姿势：坐于椅子上，腰背挺直，双脚踩实地面，双手握住大负荷哑铃并交叉向上高举过头顶；② 屈肘让前臂后伸，上臂贴紧耳后；③ 再慢慢伸直肘部，直至手臂完全伸直，肱三头肌收紧，停顿片刻，重复以上动作。

3. 适合人群

力量较强的中青年男性。

4. 锻炼方法

准备大负荷哑铃、椅子，在平坦的地面练习；一组 3～12 个，休息 1 分 30 秒；每次 3～5 组；每周 3 次（或隔天进行）。

5. 注意事项

① 保持身体挺直，收紧腹部等；② 肩膀与大臂始终保持稳定；③ 刚开始练习时，休息可稍延长，或减少组数；④ 高血压、心脏病等人群不建议完成此练习。

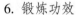

6. 锻炼功效

可以增强上肢与肩带的肌肉力量，增强肱三头肌等上肢伸肌群的肌肉力量；同时对三角肌和腹部的肌肉也有一定的锻炼效果。

7. 临床功效

增加上肢、肩带的肌肉力量与耐力；预防肩袖、韧带发生退行性改变；对缓解颈肩疼痛有一定的作用。

十三、俯身臂屈伸（上肢伸肌群）

（一）简易俯身臂屈伸

1. 动作名称

弹力带俯身臂屈伸。

2. 动作规格

① 起始姿势：向前屈体，双脚踩住弹力带，单手握弹力带，对侧上肢外展保持平衡，让握弹力带一侧的上臂贴靠身侧，与上体平行，屈肘，让前臂自然下垂；② 上体和上臂保持不动，收缩肱三头肌，把前臂向后上方挺伸，直到臂部完全伸直，同时彻底收缩肱三头肌；③ 静止 1 秒，再屈肘，让前臂徐徐下垂到开始位置；④ 呼吸方法：挺伸前臂时吸气，下垂时呼气。

3. 适合人群

力量较弱的中青年人群或力量正常的老年人群，男女皆可。

4. 锻炼方法

准备弹力带；一组 3~10 个，休息 1 分 30 秒；每次 3~5 组；每周 3 次（或隔天进行）。

5. 注意事项

① 上臂不要上下摆动；② 臂部完全挺直后，手腕要上抬，使肱三头肌达到顶峰收缩；③ 刚开始练习时，休息可稍延长，或减少组数；④ 高血压、心脏病等人群在经过医生同意以及家属监护下完成练习。

6. 锻炼功效

可以增强上肢与肩带的肌肉力量，增强肱三头肌等上肢伸肌群的肌肉力量；同时对三角肌、背部的肌肉也有一定的锻炼效果。

7. 临床功效

增加上肢、肩带的肌肉力量与耐力；也是减肥与慢性疾病预防中抗阻训练的手段；对减轻体重、预防渐进性肌萎缩有一定的作用。

（二）标准俯身臂屈伸

1. 动作名称

小负荷俯身臂屈伸。

2. 动作规格

① 起始姿势：向前屈体，单手或双手握小负荷哑铃（如单手锻炼，对侧上肢外展保持平衡），让握哑铃的手的上臂贴靠身侧，与上体平行，屈肘，让前臂自然下垂；② 上体和上臂保持不动，收缩肱三头肌，把前臂向后上方挺伸，直到臂部完全伸直，同时彻底收缩肱三头肌；③ 静止 1 秒，再屈肘，让前臂徐徐下垂到开始位置；④ 呼吸方法：挺伸前臂时吸气，下垂时呼气。

3. 适合人群

力量正常的男性；力量较强的女性。

4. 锻炼方法

准备小负荷哑铃；一组 3～12 个，休息 1 分 30 秒；每次 3～5 组；每周 3 次（或隔天进行）。

5. 注意事项

① 上臂不要上下摆动；② 臂部完全挺直后，手腕要上抬，使肱三头肌达到顶峰收缩；③ 刚开始练习时，休息可稍延长，或减少组数；④ 高血压、心脏病等人群在经过医生同意以及家属监护下完成练习。

6. 锻炼功效

可以增强上肢与肩带的肌肉力量，增强肱三头肌等上肢伸肌群的肌肉力量；同时对三角肌、背部的肌肉也有一定的锻炼效果。

7. 临床功效

增加上肢、肩带的肌肉力量与耐力；也是减肥与慢性疾病预防中抗阻训练的手段；对减轻体重、预防渐进性肌萎缩有一定的作用。

（三）难度俯身臂屈伸

1. 动作名称

大负荷俯身臂屈伸。

2. 动作规格

① 起始姿势：向前屈体，单手或双手握大负荷哑铃（如单手锻炼，对侧上肢外展保持平衡），让握哑铃的手的上臂贴靠身侧，与上体平行，屈肘，让前臂自然下垂；② 上体和上臂保持不动，收缩肱三头肌，把前臂向后上方挺伸，直到臂部完全伸直，同时彻底收缩肱三头肌；③ 静止 1 秒，再屈肘，让前臂徐徐下垂到开始位置；④ 呼吸方法：挺

伸前臂时吸气，下垂时呼气。

3. 适合人群

力量较强的中青年男性。

4. 锻炼方法

准备大负荷哑铃；一组 3～12 个，休息 1 分 30 秒；每次 3～5 组；每周 3 次（或隔天进行）。

5. 注意事项

① 上臂不要上下摆动；② 臂部完全挺直后，手腕要上抬，使肱三头肌达到顶峰收缩；③ 刚开始练习时，休息可稍延长，或减少组数；④ 高血压、心脏病等人群不建议进行此练习。

6. 锻炼功效

可以增强上肢与肩带的肌肉力量，增强肱三头肌等上肢伸肌群的肌肉力量；同时对三角肌、背部的肌肉也有一定的锻炼效果。

7. 临床功效

增加上肢、肩带的肌肉力量与耐力；也是减肥与慢性疾病预防中抗阻训练的手段；对减轻体重、预防渐进性肌萎缩有一定的作用。

十四、手臂下压（上肢伸肌群）

（一）简易手臂下压

1. 动作名称

弹力带单臂下压。

2. 动作规格

① 起始姿势：两脚分开与肩同宽，膝盖微曲，挺胸收腹，腰背挺直，身体略向前倾，上臂夹紧肋部并保持不动；② 动作过程：一手抓紧弹力带（固定于正前方头顶处），腕关节放松，肩胛骨下沉，单手握住弹力带慢慢向下压至手臂将近伸直，然后向两侧分开至体侧，同时前臂内旋，把弹力带拉直；③ 稍微停顿，使肌肉紧缩 1～2 秒，缓慢还原。

3. 适合人群

力量较弱的人群，男女皆可。

4. 锻炼方法

能固定弹力带的练习地点；一组 3～10 个，休息 1 分 30 秒；每次 3～5 组；每周 3 次（或隔天进行）。

5. 注意事项

① 在做下压动作时，上身不晃动，要靠肱三头肌的力量下压弹力带；② 肘关节要始终紧贴肋部（上臂固定），不能前后移动；③ 刚开

始练习，休息可稍延长，或减少组数；④ 高血压、心脏病等人群在经过医生同意以及家属监护下完成练习。

6. 锻炼功效

可以增强上肢与肩带的肌肉力量，增强肱三头肌等上肢伸肌群的肌肉力量；同时对三角肌也有一定的锻炼效果。

7. 临床功效

增加上肢伸肌群的肌肉力量与耐力；也是减肥与慢性疾病预防中抗阻训练的手段；对减轻体重、预防渐进性肌萎缩有一定的作用。

（二）标准手臂下压

1. 动作名称

弹力带双臂下压。

2. 动作规格

① 起始姿势：两脚分开与肩同宽，膝盖微曲，挺胸收腹，腰背挺直，身体略向前倾，上臂夹紧肋部并保持不动；② 动作过程：抓紧弹力带（固定于正前方头顶处），腕关节放松，肩胛骨下沉，双手握住弹力带慢慢向下压至手臂将近伸直，然后向两侧分开至体侧，同时前臂内旋，把弹力带拉直；③ 稍微停顿，使肌肉紧缩 1~2 秒，缓慢还原。

3. 适合人群

力量正常的中老年男性；力量较强的女性。

4. 锻炼方法

能固定弹力带的练习地点；一组 3~12 个，休息 1 分 30 秒；每次 3~5 组；每周 3 次（或隔天进行）。

5. 注意事项

① 在做下压动作时，上身不晃动，要靠肱三头肌的力量下压弹力带；② 肘关节要始终紧贴肋部（上臂固定），不能前后移动；③ 刚开始练习时，休息可稍延长，或减少组数；④ 高血压、心脏病等人群在经过医生同意以及家属监护下完成练习。

6. 锻炼功效

可以增强上肢与肩带的肌肉力量，增强肱三头肌等上肢伸肌群的肌肉力量；同时对三角肌也有一定的锻炼效果。

7. 临床功效

增加上肢伸肌群的肌肉力量与耐力；也是减肥与慢性疾病预防中抗阻训练的手段；对减轻体重、预防渐进性肌萎缩有一定的作用。

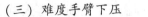

（三）难度手臂下压

1. 动作名称

绳索双臂下压。

2. 动作规格

① 起始姿势：两脚分开与肩同宽，膝盖微曲，挺胸收腹，腰背挺直，身体略向前倾，上臂夹紧肋部并保持不动；② 动作过程：双手抓紧绳索一端（用滑轮固定于正前方头顶处，绳索另一端固定重物），腕关节放松，肩胛骨下沉，双手握住绳索慢慢向下压至手臂将近伸直，然后向两侧分开至体侧，同时前臂内旋，把重物拉起；③ 稍微停顿，使肌肉紧缩 1~2 秒，缓慢还原。

3. 适合人群

力量较强的中青年男性。

4. 锻炼方法

能固定绳索的练习地点或健身房；一组 3~12 个，休息 1 分 30 秒；每次 3~5 组；每周 3 次（或隔天进行）。

5. 注意事项

① 在做下压动作时，上身不晃动，要靠肱三头肌的力量下压绳索；② 肘关节要始终紧贴肋部（上臂固定），不能前后移动；③ 刚开始练习时，休息可稍延长，或减少组数；④ 高血压、心脏病等人群不建议完成此练习。

6. 锻炼功效

可以增强上肢与肩带的肌肉力量，增强肱三头肌等上肢伸肌群的肌肉力量；同时对三角肌也有一定的锻炼效果。

7. 临床功效

增加上肢伸肌群的肌肉力量与耐力；也是减肥与慢性疾病预防中抗阻训练的手段；对减轻体重、预防渐进性肌萎缩有一定的作用。

十五、仰卧飞鸟（胸部肌肉）

（一）简易仰卧飞鸟

1. 动作名称

无负重仰卧飞鸟。

2. 动作规格

① 起始姿势：仰卧于长凳上，两手拳心相对，两臂向上伸直与地面垂直，两脚平踏地面；② 动作过程：两手向两侧分开下落，两肘微屈，直到不能更低为止；③ 静止 1 秒，让胸大肌完全伸展，然后将两臂从两

侧向上，回到开始位置；④ 呼吸方法：两臂分开时吸气，恢复时呼气。

3. 适合人群

力量较弱的人群，男女皆可。

4. 锻炼方法

满足人体仰卧的长凳、长椅等练习地点；一组 3~10 个，休息 1 分 30 秒；每次 3~5 组；每周 3 次（或隔天进行）。

5. 注意事项

① 两手不要紧握，两臂分开时，背部肌肉要收紧；② 注意力集中在胸大肌的收缩和伸展上；③ 刚开始练习时，休息可稍延长，或减少组数；④ 高血压、心脏病等人群在经过医生同意以及家属监护下完成练习。

6. 锻炼功效

可以增强胸肌、上肢与肩带的肌肉力量，增强肱二头肌、肱肌等上肢屈肌群的肌肉力量；同时对三角肌、喙肱肌、前锯肌、胸小肌等也有一定的锻炼效果。

7. 临床功效

增加上肢、肩带与胸部的肌肉力量与耐力；也是慢性疾病预防中抗阻训练的手段；对减轻体重、预防渐进性肌萎缩有一定的作用。

（二）标准仰卧飞鸟

1. 动作名称

弹力带仰卧飞鸟。

2. 动作规格

① 起始姿势：仰卧于长凳上，两手拳心相对，手握弹力带（分别固定于长凳两侧），两臂向上伸直与地面垂直，两脚平踏地面；② 动作过程：两手向两侧分开下落，两肘微屈，直到不能更低为止；③ 静止 1 秒，让胸大肌完全伸展，然后将两臂从两侧向上，回到开始位置；④ 呼吸方法：两臂分开时吸气，恢复时呼气。

3. 适合人群

力量正常的中青年人群，力量较强的老年人群，男女皆可。

4. 锻炼方法

满足弹力带固定与人体仰卧的长凳、长椅等练习地点；一组 3~12 个，休息 1 分 30 秒；每次 3~5 组；每周 3 次（或隔天进行）。

5. 注意事项

① 两手不要紧握，两臂分开时，背部肌肉要收紧；② 注意力集中在胸大肌的收缩和伸展上；③ 刚开始练习时，休息可稍延长，或减少

组数；④ 高血压、心脏病等人群在经过医生同意以及家属监护下完成练习。

6. 锻炼功效

可以增强胸肌、上肢与肩带的肌肉力量，增强肱二头肌、肱肌等上肢屈肌群的肌肉力量；同时对三角肌、喙肱肌、前锯肌、胸小肌等也有一定的锻炼效果。

7. 临床功效

增加上肢、肩带与胸部的肌肉力量与耐力；也是慢性疾病预防中抗阻训练的手段；对减轻体重、预防渐进性肌萎缩有一定的作用。

(三) 难度仰卧飞鸟

1. 动作名称

哑铃仰卧飞鸟。

2. 动作规格

① 起始姿势：仰卧于长凳上，两手拳心相对，手持哑铃，两臂向上伸直与地面垂直，两脚平踏地面；② 动作过程：两手向两侧分开下落，两肘微屈，直到不能更低为止；③ 静止 1 秒，让胸大肌完全伸展，然后将两臂从两侧向上，回到开始位置；④ 呼吸方法：两臂分开时吸气，恢复时呼气。

3. 适合人群

力量较强的中青年人群，男女皆可；力量较强的老年男性。

4. 锻炼方法

准备哑铃，满足人体仰卧的长凳、长椅等练习地点；一组 3～12 个，休息 1 分 30 秒；每次 3～5 组；每周 3 次 (或隔天进行)。

5. 注意事项

① 两手不要紧握，两臂分开时，背部肌肉要收紧；② 注意力集中在胸大肌的收缩和伸展上；③ 刚开始练习时，休息可稍延长，或减少组数；④ 高血压、心脏病等人群在经过医生同意以及家属监护下完成练习。

6. 锻炼功效

可以增强胸肌、上肢与肩带的肌肉力量，增强肱二头肌、肱肌等上肢屈肌群的肌肉力量；同时对三角肌、喙肱肌、前锯肌、胸小肌等也有一定的锻炼效果。

7. 临床功效

增加上肢、肩带与胸部的肌肉力量与耐力；也是慢性疾病预防中抗阻训练的手段；对减轻体重、预防渐进性肌萎缩有一定的作用。

十六、旋转手腕（手腕肌肉综合）

（一）简易旋转手腕

1. 动作名称

无负重旋转手腕。

2. 动作规格

① 起始姿势：练习臂自然下垂，旋内时掌心向前为开始位，旋外时掌心向后为开始位；② 较慢、有控制地转动手腕和前臂，同时体察目标肌的变化，转动至安全的限度时停止。

3. 适合人群

力量较弱的老年人群，男女皆可。

4. 锻炼方法

无练习地点要求；一组 3~10 个，休息 1 分 30 秒；每次 3~5 组；每周 3 次（或隔天进行）。

5. 注意事项

① 感受肌肉运动过程，避免因技术问题而造成关节组织及肌肉细部的损伤和过劳损伤；② 刚开始练习时，休息可稍延长，或减少组数。

6. 锻炼功效

可以增强前臂与手腕部的肌肉力量，增强旋前肌、旋后肌等肌肉的力量。

7. 临床功效

增加前臂与手腕部的肌肉力量与耐力；也用于预防腱鞘炎；对减轻风湿性关节炎引起的手指关节变形有一定的作用。

（二）标准旋转手腕

1. 动作名称

弹力带旋转手腕。

2. 动作规格

① 起始姿势：练习臂自然下垂，手握住弹力带（固定于手臂前方），旋内时掌心向前为开始位，旋外时掌心向后为开始位；② 较慢、有控制地转动手腕和前臂拉动弹力带，同时体察目标肌的变化，转动至安全的限度时停止。

3. 适合人群

力量正常的男性；力量较强的女性。

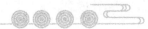

4. 锻炼方法

满足弹力带固定的练习地点；一组 3~12 个，休息 1 分 30 秒；每次 3~5 组；每周 3 次（或隔天进行）。

5. 注意事项

① 感受肌肉运动过程，避免因技术问题而造成关节组织及肌肉细部的损伤和过劳损伤；② 刚开始练习时，注意控制弹力带拉力，休息可稍延长，或减少组数。

6. 锻炼功效

可以增强前臂与手腕部的肌肉力量，增强旋前肌、旋后肌等肌肉的力量。

7. 临床功效

增加前臂与手腕部的肌肉力量与耐力；也用于预防腱鞘炎；对减轻风湿性关节炎引起的手指关节变形有一定的作用。

（三）难度旋转手腕

1. 动作名称

小负荷哑铃旋转手腕。

2. 动作规格

① 起始姿势：练习臂自然下垂，手握住小负荷哑铃，旋内时掌心向前为开始位，旋外时掌心向后为开始位；② 手握小负荷哑铃较慢、有控制地转动手腕和前臂，同时体察目标肌的变化，转动至安全的限度时停止。

3. 适合人群

力量较强的中青年男性。

4. 锻炼方法

准备小负荷哑铃，无练习地点要求；一组 3~12 个，休息 1 分 30 秒，3~5 组；每周 3 次（或隔天进行）。

5. 注意事项

① 感受肌肉运动过程，避免因技术问题而造成关节组织及肌肉细部的损伤和过劳损伤；② 刚开始练习时，控制小负荷哑铃质量，休息可稍延长，或减少组数。

6. 锻炼功效

可以增强前臂与手腕部的肌肉力量，增强旋前肌、旋后肌等肌肉的力量。

7. 临床功效

增加前臂与手腕部的肌肉力量与耐力；也用于预防腱鞘炎；对减轻风湿性关节炎引起的手指关节变形有一定的作用。

第二节 下肢力量锻炼

一、马步（综合性）

（一）简易马步

1. 动作名称

靠墙马步。

2. 动作规格

① 起始姿势：上半身靠墙，两腿在身体前侧一个半脚长的位置，两脚间距为三个脚掌的宽度，两手握拳置于身体两侧；② 缓缓下蹲，脚尖平行向前；③ 两膝向外撑，膝盖不能超过脚尖，直到蹲至大腿与地面平行，维持此姿势。

3. 适合人群

力量较弱的所有年龄人群，男女皆可。

4. 锻炼方法

在有光滑墙面的家中、运动场、健身房均可实施锻炼；一次马步维持 15～30 秒，休息 1 分钟后再进行第二次，5～8 次为一组，一组即可；每周锻炼 3 天（或隔天进行）。

5. 注意事项

① 下蹲时臀部勿突出；② 含胸拔背，勿挺胸；③ 头往上顶，头顶如被一根线悬住；④ 力量较弱者借助墙面进行支撑借力；⑤ 不适合下肢关节疼痛的患者、膝关节术后早期患者。

6. 锻炼功效

增强大腿前侧肌肉力量；对增强臀部和下肢其他肌肉的力量有一定作用。

7. 临床功效

增强膝关节稳定性；预防下肢肌力衰退；对预防腰椎疾病、提高心肺功能也有一定效果。

（二）标准马步

1. 动作名称

马步。

2. 动作规格

① 起始姿势：含胸拔背，头向上顶，两腿平行开立，两脚间距为三个脚掌的宽度，两手握拳置于身体两侧；② 缓缓下蹲，脚尖平行向前；③ 两膝向外撑，膝盖不能超过脚尖，直到蹲至大腿与地面平行，维持此姿势。

3. 适合人群

力量一般的所有年龄人群，男女皆可。

4. 锻炼方法

在平坦的地面、运动场、健身房均可实施锻炼；一次马步维持 20～60 秒，休息 1 分钟后再进行第二次，5～8 次为一组，一组即可；每周锻炼 3 天（或隔天进行）。

5. 注意事项

① 下蹲时臀部勿突出；② 含胸拔背，勿挺胸；③ 头往上顶，头顶如被一根线悬住；④ 不适合下肢关节疼痛的患者、膝关节术后早期患者。

6. 锻炼功效

增强大腿前侧肌肉力量；对增强臀部和下肢其他肌肉的力量有一定作用。

7. 临床功效

增强膝关节稳定性；预防下肢肌力衰退；对预防腰椎疾病、提高心肺功能也有一定效果。

（三）难度马步

1. 动作名称

负重马步。

2. 动作规格

① 起始姿势：两腿平行开立，两脚间距为三个脚掌的宽度，两手握拳置于身体两侧，大腿或小腿绑上沙袋增加负重；② 缓缓下蹲，脚尖平行向前；③ 两膝向外撑，膝盖不能超过脚尖，直到蹲至大腿与地面平行，维持此姿势。

3. 适合人群

力量较强的中青年，男女皆可。

4. 锻炼方法

在平坦的地面、运动场、健身房均可实施锻炼；一次马步维持 30～60 秒，休息 1 分钟后再进行第二次，5～8 次为一组，一组即可；每周锻炼 3 天（或隔天进行）。

5. 注意事项

① 下蹲时臀部勿突出；② 含胸拔背，勿挺胸；③ 头往上顶，头顶如被一根线悬住；④ 不适合有高血压、糖尿病、冠心病等慢性病的老年人，以及下肢关节疼痛的患者、膝关节术后早期患者。

6. 锻炼功效

增强大腿前侧肌肉力量；对增强臀部和下肢其他肌肉的力量有一定作用。

7. 临床功效

增强膝关节稳定性；预防下肢肌力衰退；对预防腰椎疾病、提高心肺功能也有一定效果。

二、原地跳跃（综合性）

（一）简易原地跳跃

1. 动作名称

低高度原地跳跃。

2. 动作规格

① 起始姿势：双脚开立与肩同宽，处于蹲位，大腿与地面平行，上身微微前倾，双手手指交叉置于脑后或胸前；② 竖直向上跳起，力量弱者尽量进行较低高度跳跃；③ 落地后成蹲位（起始姿势），准备进行下一次起跳。

3. 适合人群

力量较弱的中青年人群，男女皆可。

4. 锻炼方法

在平坦的地面、运动场、健身房均可实施锻炼；一组 8~10 个，休息 1 分 30 秒；每次 3~5 组；每周 3 次（或隔天进行）。

5. 注意事项

① 运动中避免摇摆，向前、后、左、右的运动幅度要小；② 上半身不宜前倾过多，注意腿部弯曲；③ 垂直向上跳起，落地后尽快再次跳起；④ 刚开始练习的不熟练者可适当减少训练次数或延长休息时间；⑤ 应注意落地时的稳定性，防止跌倒；⑥ 不适合下肢有伤病人群。

6. 锻炼功效

增强大腿前侧肌肉力量；对臀部和下肢其他肌肉力量的强化有一定作用。

7. 临床功效

加强心血管的弹性，增强心肌的活性，维持心血管系统的强壮和健康。

（二）标准原地跳跃

1. 动作名称

原地跳跃。

2. 动作规格

①起始姿势：双脚开立与肩同宽，处于蹲位，大腿与地面平行，上身微微前倾，双手手指交叉置于脑后或胸前；②尽全力竖直向上跳跃；③落地后成蹲位（起始姿势），立即进行下一次起跳。

3. 适合人群

力量一般的中青年人群，男女皆可。

4. 锻炼方法

在平坦的地面、运动场、健身房均可实施锻炼；一组8~10个，休息1分30秒；每次3~5组；每周3次（或隔天进行）。

5. 注意事项

①运动中避免摇摆，向前、后、左、右的运动幅度要小；②上半身不宜前倾过多，注意腿部弯曲；③垂直向上跳起，落地后立即再次跳起；④刚开始练习的不熟练者可适当减少训练次数或延长休息时间；⑤应注意落地时的稳定性，防止跌倒；⑥不适合下肢有伤病人群。

6. 锻炼功效

增强大腿前侧肌肉力量；对臀部和下肢其他肌肉力量的强化有一定作用。

7. 临床功效

加强心血管的弹性，增强心肌的活性，维持心血管系统的强壮和健康。

（三）难度原地跳跃

1. 动作名称

单腿原地跳跃。

2. 动作规格

①起始姿势：单腿站立，处于蹲位，大腿与地面平行，另一条腿悬空，上身微微前倾，双手手指交叉置于脑后或胸前；②单脚蹬地，尽全力竖直向上跳跃；③落地后成蹲位（起始姿势），立即进行下一次起跳。

3. 适合人群

力量较强的中青年人群，男女皆可。

4. 锻炼方法

在平坦的地面、运动场、健身房均可实施锻炼；一组 8~10 个，休息 1 分 30 秒；每次左右腿各 3~5 组；每周 3 次（或隔天进行）。

5. 注意事项

① 运动中避免摇摆，向前、后、左、右的运动幅度要小；② 上半身不宜前倾过多，注意腿部弯曲；③ 垂直向上跳起，落地后立即再次跳起；④ 刚开始练习的不熟练者可适当减少训练次数或延长休息时间；⑤ 应注意落地时的稳定性，防止跌倒；⑥ 不适合下肢有伤病人群。

6. 锻炼功效

增强大腿前侧肌肉力量；增强臀部和下肢其他肌肉的力量。

7. 临床功效

加强心血管的弹性，增强心肌的活性，维持心血管系统的强壮和健康；增强平衡能力。

三、弓步（综合性）

（一）简易弓步

1. 动作名称

高重心弓步。

2. 动作规格

① 起始姿势：自然站立，双手叉腰或放在头顶，双眼看前方，下巴微收，腹部收紧，保持躯干正直；② 左脚向后退一小步，保持右脚和膝部在一条直线上，弯曲右腿，直到大腿与地面呈大概 30°；③ 保持以上姿势 2 秒，然后缓慢回到起始姿势，换腿交替进行。

3. 适合人群

力量较弱的所有年龄人群，男女皆可。

4. 锻炼方法

在平坦的地面、运动场、健身房均可实施锻炼；一组 5~10 个，休息 1 分 30 秒；每次 3~5 组；每周 3 次（或隔天进行）。

5. 注意事项

① 下蹲的同时重心前移，二者要同步，站起与重心后移也应同步；② 后腿不要过于弯曲；③ 两脚距离不应太小或前后交叉绕步，造成"走钢丝""扭麻花"等错误姿势，导致身体歪扭、摇晃；④ 不适合膝关节有伤病人群或膝关节术后早期人群练习。

6. 锻炼功效

增强臀部肌肉与大腿前侧肌肉力量；对增强下肢其他肌肉的力量有一定作用。

7. 临床功效

减轻体重，加强身体平衡能力；对下肢协调性与稳定性也有一定作用。

（二）标准弓步

1. 动作名称

标准重心弓步。

2. 动作规格

① 起始姿势：自然站立，双手叉腰或放在头顶，双眼看前方，下巴微收，腹部收紧，保持躯干正直；② 左脚向后退一步，保持右脚和膝部在一条直线上，弯曲右腿，直到大腿与地面平行；③ 保持以上姿势2秒，然后缓慢回到起始姿势，换腿交替进行。

3. 适合人群

力量一般的所有年龄人群，男女皆可。

4. 锻炼方法

在平坦的地面、运动场、健身房均可实施锻炼；一组5~10个，休息1分30秒；每次3~5组；每周3次（或隔天进行）。

5. 注意事项

① 下蹲的同时重心前移，二者要同步，站起与重心后移也应同步；② 后腿不要过于弯曲；③ 两脚距离不应太小或前后交叉绕步，造成"走钢丝""扭麻花"等错误姿势，导致身体歪扭、摇晃；④ 不适合膝关节有伤病人群或膝关节术后早期人群练习。

6. 锻炼功效

增强臀部肌肉与大腿前侧肌肉力量；对增强下肢其他肌肉的力量有一定作用。

7. 临床功效

减轻体重，加强身体平衡能力；对下肢协调性与稳定性也有一定作用。

（三）难度弓步

1. 动作名称

低重心负重弓步。

2. 动作规格

① 起始姿势：自然站立，双手握哑铃或其他重物置于身体两侧，双眼看前方，下巴微收，腹部收紧，保持躯干正直；② 左脚向后退一大步，保持右脚和膝部在一条直线上，弯曲右腿，直到大腿与地面平行；③ 保持以上姿势 2 秒，然后缓慢回到起始姿势，换腿交替进行。

3. 适合人群

力量较强的中青年人群，男女皆可。

4. 锻炼方法

在平坦的地面、运动场、健身房均可实施锻炼；一组 5~10 个，休息 1 分 30 秒；每次 3~5 组；每周 3 次（或隔天进行）。

5. 注意事项

① 下蹲的同时重心前移，二者要同步，站起与重心后移也应同步；② 后腿不要过于弯曲；③ 两脚距离不应太小或前后交叉绕步，造成"走钢丝""扭麻花"等错误姿势，导致身体歪扭、摇晃；④ 不适合膝关节有伤病人群或膝关节术后早期人群练习。

6. 锻炼功效

增强臀部肌肉与大腿前侧肌肉力量；增强下肢其他肌肉的力量。

7. 临床功效

减轻体重，加强身体平衡能力；对下肢协调性与稳定性也有一定作用。

四、提踵（小腿三头肌）

（一）简易提踵

1. 动作名称

坐姿提踵。

2. 动作规格

① 起始姿势：坐在椅子或床边，腿部屈膝自然落于地面，保持收腹挺胸，保持躯干稳定；② 吸气，尽可能高地向上提起脚跟；③ 动作顶端稍停 2 秒，然后呼气，缓慢还原。

3. 适合人群

力量较弱的所有年龄人群，男女皆可。

4. 锻炼方法

在家中、运动场、健身房等可坐下并有平坦地面的场所均可实施锻炼；一组 10~15 个，休息 1 分 30 秒；每次 3~5 组；每周 3 次（或隔天进行）。

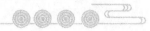

5. 注意事项

① 做动作时大小腿呈直角；② 提起脚跟时，应感到小腿肌群充分收缩，稍停顿后脚跟再缓慢下落。

6. 锻炼功效

增强小腿后侧肌肉力量。

7. 临床功效

增强踝关节稳定性；促进血液循环，预防静脉曲张。

（二）标准提踵

1. 动作名称

站姿提踵。

2. 动作规格

① 起始姿势：站立在平坦的地面上，双脚并拢，保持收腹挺胸，保持躯干稳定；② 吸气，尽可能高地向上提起脚跟；③ 动作顶端稍停2秒，然后呼气，缓慢还原。

3. 适合人群

力量一般的所有年龄人群，男女皆可。

4. 锻炼方法

在家中、运动场、健身房等有平坦地面的场所均可实施锻炼；一组10~15个，休息1分30秒；每次3~5组；每周3次（或隔天进行）。

5. 注意事项

① 锻炼时配合呼吸；② 提起脚跟时，应感到小腿肌群充分收缩，稍停顿后脚跟再缓慢下落；③ 完成动作时不要屈膝、屈体。

6. 锻炼功效

增强小腿后侧肌肉力量。

7. 临床功效

增强踝关节稳定性；促进血液循环，预防静脉曲张。

（三）难度提踵1

1. 动作名称

单腿站姿提踵。

2. 动作规格

① 起始姿势：单腿站立在平坦的地面上，保持收腹挺胸，保持躯干稳定；② 吸气，尽可能高地向上提起支撑腿的脚跟；③ 动作顶端稍停2秒，然后呼气，缓慢还原。

3. 适合人群

力量较强的中青年人群，男女皆可。

4. 锻炼方法

在家中、运动场、健身房等有平坦地面的场所均可实施锻炼；一组 10~15 个，休息 1 分 30 秒；每次左右腿各 3~5 组；每周 3 次（或隔天进行）。

5. 注意事项

① 锻炼时配合呼吸；② 提起脚跟时，应感到小腿肌群充分收缩，稍停顿后脚跟再缓慢下落；③ 完成动作时不要屈膝、屈体；④ 由于是单腿运动，应格外注意稳定性，防止摔倒，不适合老年人与下肢有伤病人群进行。

6. 锻炼功效

增强小腿后侧肌肉力量。

7. 临床功效

增强踝关节稳定性；促进血液循环，预防静脉曲张。

（四）难度提踵 2

1. 动作名称

上身负重站姿提踵。

2. 动作规格

① 起始姿势：站立在平坦的地面上，双脚并拢，保持收腹挺胸，保持躯干稳定，肩部可放置沙袋用于负重；② 吸气，尽可能高地向上提起脚跟；③ 动作顶端稍停 2 秒，然后呼气，缓慢还原。

3. 适合人群

力量较强的中青年人群，男女皆可。

4. 锻炼方法

在家中、运动场、健身房等有平坦地面的场所均可实施锻炼；一组 10~15 个，休息 1 分 30 秒；每次 3~5 组；每周 3 次（或隔天进行）。

5. 注意事项

① 锻炼时配合呼吸；② 提起脚跟时，应感到小腿肌群充分收缩，稍停顿后脚跟再缓慢下落；③ 完成动作时不要屈膝、屈体；④ 不适合下肢关节受伤人群练习。

6. 锻炼功效

增强小腿后侧肌肉力量。

7. 临床功效

减轻体重；增强踝关节稳定性；促进血液循环，预防静脉曲张。

五、脚掌下蹬（小腿三头肌）

（一）简易脚掌下蹬

1. 动作名称

仰卧脚掌下蹬。

2. 动作规格

① 起始姿势：平躺在床上或瑜伽垫等柔软的地方，腿伸直，两手位于身体两侧，脚掌与小腿呈直角；② 吸气，将脚掌尽可能地向下蹬出，大腿、小腿不动；③ 动作顶端稍停2秒，然后呼气，缓慢还原。

3. 适合人群

力量较弱的所有年龄人群，男女皆可。

4. 锻炼方法

在床上或柔软的瑜伽垫、地毯等可以躺下的地方均可实施锻炼；一组10~15个，休息1分30秒；每次3~5组；每周3次（或隔天进行）。

5. 注意事项

① 脚掌下蹬时配合呼吸，不要长时间憋气；② 脚掌下蹬后不要立刻还原到起始姿势，停顿2秒后再缓慢还原；③ 完成动作时上身与大小腿不要有过多起伏动作。

6. 锻炼功效

增强小腿后侧肌肉力量。

7. 临床功效

增强踝关节稳定性与灵活性；促进血液循环，预防静脉曲张。

（二）标准脚掌下蹬

1. 动作名称

仰卧弹力带脚掌下蹬。

2. 动作规格

① 起始姿势：平躺在床上或瑜伽垫等柔软的地方，腿伸直，两手位于身体两侧并抓握弹力带的两端，将弹力带从脚掌处绕过，脚掌与小腿呈直角；② 吸气，双手向上拉弹力带给脚掌施加阻力，将脚掌尽可能地向下蹬出，大腿、小腿不动；③ 动作顶端稍停2秒，然后呼气，缓慢还原。

3. 适合人群

力量一般的所有年龄人群，男女皆可。

4. 锻炼方法

在床上或柔软的瑜伽垫、地毯等可以躺下的地方均可实施锻炼；一组 10~15 个，休息 1 分 30 秒；每次 3~5 组；每周 3 次（或隔天进行）。

5. 注意事项

① 脚掌下蹬时配合呼吸，不要长时间憋气；② 脚掌下蹬后不要立刻还原到起始姿势，停顿 2 秒后再缓慢还原；③ 完成动作时上身与大小腿不要有过多起伏动作。

6. 锻炼功效

增强小腿后侧肌肉力量。

7. 临床功效

增强踝关节稳定性与灵活性；促进血液循环，预防静脉曲张。

（三）难度脚掌下蹬

1. 动作名称

仰卧单脚弹力带脚掌下蹬。

2. 动作规格

① 起始姿势：平躺在床上或瑜伽垫等柔软的地方，两腿微微分开并伸直，两手位于身体两侧并抓握弹力带的两端，将弹力带从一侧脚掌处绕过，脚掌与小腿呈直角；② 吸气，双手用力向上拉弹力带给一侧脚掌施加阻力，将该侧脚掌尽可能地向下蹬出，大腿、小腿不动；③ 动作顶端稍停 2 秒，然后呼气，缓慢还原。

3. 适合人群

力量较强的所有年龄人群，男女皆可。

4. 锻炼方法

在床上或柔软的瑜伽垫、地毯等可以躺下的地方均可实施锻炼；一组 10~15 个，休息 1 分 30 秒；每次左右腿各 3~5 组；每周 3 次（或隔天进行）。

5. 注意事项

① 脚掌下蹬时配合呼吸，不要长时间憋气；② 脚掌下蹬后不要立刻还原到起始姿势，停顿 2 秒后再缓慢还原；③ 完成动作时上身与大小腿不要有过多起伏动作。

6. 锻炼功效

增强小腿后侧肌肉力量。

7. 临床功效

增强踝关节稳定性与灵活性；促进血液循环，预防静脉曲张。

六、勾脚（胫骨前肌）

（一）简易勾脚

1. 动作名称

仰卧勾脚。

2. 动作规格

① 起始姿势：身体仰卧，两手自然置于身体两侧，两腿并拢伸直，脚部放松；② 吸气，同时用力勾起脚尖；③ 脚尖勾到顶端时保持 2 秒，随后呼气，将脚尖缓缓放下。

3. 适合人群

力量较弱的所有年龄人群，男女皆可。

4. 锻炼方法

在床上或柔软的瑜伽垫、地毯等可以躺下的地方均可实施锻炼；一组 10～15 个，休息 1 分 30 秒；每次 3～5 组；每周 3 次（或隔天进行）。

5. 注意事项

① 双膝自然伸展；② 脚尖勾到顶端时须保持 2 秒，不要立刻放下。

6. 锻炼功效

增强小腿前侧肌肉力量。

7. 临床功效

提高踝关节稳定性；刺激心脏加速血液循环，预防血栓。

（二）标准勾脚

1. 动作名称

站立勾脚。

2. 动作规格

① 起始姿势：两腿并拢伸直站立，两手自然置于身体两侧（如怕跌倒，可扶住固定物），上身挺直；② 吸气，同时用力勾起脚尖；③ 脚尖勾到顶端时保持 2 秒，随后呼气，将脚尖缓缓放下。

3. 适合人群

力量一般的所有年龄人群，男女皆可。

4. 锻炼方法

在平坦的地面、运动场、健身房等均可实施锻炼；一组 10～15 个，休息 1 分 30 秒；每次 3～5 组；每周 3 次（或隔天进行）。

5. 注意事项

① 双膝伸展，上身挺直；② 脚尖勾到顶端时须保持 2 秒，不要立刻放下；③ 不适合下肢关节受伤人群。

6. 锻炼功效

增强小腿前侧肌肉力量。

7. 临床功效

提高踝关节稳定性；刺激心脏加速血液循环，预防血栓。

（三）难度勾脚 1

1. 动作名称

沙袋抗阻站立勾脚。

2. 动作规格

① 起始姿势：两腿并拢伸直站立，两手自然置于身体两侧（如怕跌倒，可扶住固定物），上身挺直，沙袋分别置于两脚脚面；② 吸气，同时用力勾起脚尖；③ 脚尖勾到顶端时保持 2 秒，随后呼气，将脚尖缓缓放下。

3. 适合人群

力量较强的所有年龄人群，男女皆可。

4. 锻炼方法

在平坦的地面、运动场、健身房等均可实施锻炼；一组 10~15 个，休息 1 分 30 秒；每次 3~5 组；每周 3 次（或隔天进行）。

5. 注意事项

① 双膝伸展，上身挺直；② 脚尖勾到顶端时须保持 2 秒，不要立刻放下；③ 不适合下肢关节受伤人群。

6. 锻炼功效

增强小腿前侧肌肉力量。

7. 临床功效

提高踝关节稳定性；刺激心脏加速血液循环，预防血栓。

（四）难度勾脚 2

1. 动作名称

台阶边缘单脚站立勾脚。

2. 动作规格

① 起始姿势：单脚站立在台阶边缘（脚的后 1/3 在台阶上，前 1/3 悬空），两手自然置于身体两侧（如怕跌倒，可扶住固定物），上身挺直；② 吸气，同时用力勾起支撑侧的脚尖；③ 脚尖勾到顶端时保持 2 秒，随后呼气，将脚尖缓缓放下。

3. 适合人群

力量较强的中青年人群，男女皆可。

4. 锻炼方法

在有台阶的地方均可实施锻炼；一组 10~15 个，休息 1 分 30 秒；每次左右脚各 3~5 组；每周 3 次（或隔天进行）。

5. 注意事项

① 双膝伸展，上身挺直；② 脚尖勾到顶端时须保持 2 秒，不要立刻放下；③ 不适合下肢关节受伤人群以及平衡能力不好的老年人。

6. 锻炼功效

增强小腿前侧肌肉力量。

7. 临床功效

提高身体平衡能力；提高踝关节稳定性；刺激心脏加速血液循环，预防血栓。

七、屈膝（腘绳肌）

（一）简易屈膝

1. 动作名称

俯卧屈膝。

2. 动作规格

① 起始姿势：练习者俯卧在床上或其他柔软的地方，双手位于身体两侧或支撑于胸前，颈部放松，腿部伸直放松；② 抬起小腿，做屈膝运动；③ 小腿抬到顶端后，缓缓放下，恢复原位。

3. 适合人群

力量较弱的所有年龄人群，男女皆可。

4. 锻炼方法

在床上或柔软的瑜伽垫、地毯等可以趴下的地方均可实施锻炼；一组 10~15 个，休息 1 分 30 秒；每次 3~5 组；每周 3 次（或隔天进行）。

5. 注意事项

① 屈膝时腰背与臀部不要抬起，颈部不要过于发力；② 尽可能地抬起小腿，直到没有继续抬高的空间；③ 屈膝与小腿落下的过程要慢。

6. 锻炼功效

增强大腿后侧肌肉力量；对增强臀部肌肉力量有一定作用。

7. 临床功效

预防下肢肌力减退；增强膝关节稳定性；促进下肢血液循环；对膝关节患者术后早期的组织粘连有一定预防作用。

（二）标准屈膝

1. 动作名称

俯卧抗阻屈膝。

2. 动作规格

① 起始姿势：练习者俯卧在床上或其他柔软的地方，双手位于身体两侧或支撑于胸前，颈部放松，腿部伸直放松，沙袋位于小腿后侧用于施加阻力；② 抬起小腿，做屈膝运动；③ 小腿抬到顶端后，缓缓放下，恢复原位。

3. 适合人群

力量一般的所有年龄人群，男女皆可。

4. 锻炼方法

在床上或柔软的瑜伽垫、地毯等可以趴下的地方均可实施锻炼；一组 10~15 个，休息 1 分 30 秒；每次 3~5 组；每周 3 次（或隔天进行）。

5. 注意事项

① 屈膝时腰背与臀部不要抬起，颈部不要过于发力；② 尽可能地抬起小腿，直到没有继续抬高的空间；③ 屈膝与小腿落下的过程要慢。

6. 锻炼功效

增强大腿后侧肌肉力量；对增强臀部肌肉力量有一定作用。

7. 临床功效

预防下肢肌力减退；增强膝关节稳定性；促进下肢血液循环；对膝关节患者术后早期的组织粘连有一定预防作用。

（三）难度屈膝

1. 动作名称

站姿单脚抗阻屈膝。

2. 动作规格

① 起始姿势：单脚站立在平坦的地面上，双手位于身体两侧（平衡能力较弱者可手扶固定物），非支撑侧小腿绑上沙袋用于增加阻力；② 抬起非支撑侧小腿，做屈膝运动；③ 小腿抬到顶端后，缓缓放下，恢复原位。

3. 适合人群

力量较强的中青年人群，男女皆可。

4. 锻炼方法

在有平坦地面的家中、运动场、健身房等均可实施锻炼；一组 10~15 个，休息 1 分 30 秒；每次 3~5 组；每周 3 次（或隔天进行）。

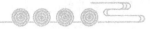

5. 注意事项

① 屈膝时腰背与臀部不要发生变形；② 尽可能地抬起小腿，直到没有继续抬高的空间；③ 屈膝与小腿落下的过程要慢；④ 不适合老年人与下肢伤病人群。

6. 锻炼功效

增强大腿后侧肌肉力量；对增强臀部肌肉力量有一定作用。

7. 临床功效

提高身体平衡能力；预防下肢肌力减退；增强膝关节稳定性；促进下肢血液循环；对膝关节患者术后早期的组织粘连有一定预防作用。

八、伸髋（腘绳肌）

（一）简易伸髋

1. 动作名称

俯卧伸髋。

2. 动作规格

① 起始姿势：全身放松俯卧，双腿伸直并拢，两手放于胸前，指尖向前，肘关节弯曲成直角，微微抬头，背部弯曲，两眼直视前方；② 吸气，大腿尽量上抬，膝关节微屈，至最高点停顿 2 秒；③ 呼气，缓慢将腿放下，恢复初始状，反复进行该动作。

3. 适合人群

力量较弱的所有年龄人群，男女皆可。

4. 锻炼方法

在床上或柔软的瑜伽垫、地毯等可以趴下的地方均可实施锻炼；一组 10~15 个，休息 1 分 30 秒；每次 3~5 组；每周 3 次（或隔天进行）。

5. 注意事项

① 保持呼吸均匀；② 动作进行过程中腹部始终保持收紧状；③ 大腿尽量上抬以刺激大腿后侧肌群，而不是小腿上抬；④ 缓慢进行，切勿追求动作完成的速度。

6. 锻炼功效

增强大腿后侧肌肉力量；对增强臀部肌肉力量有一定作用。

7. 临床功效

塑造臀部线条；预防颈椎病；对下肢减脂塑形有一定作用。

（二）标准伸髋

1. 动作名称

近端抗阻伸髋。

2. 动作规格

① 起始姿势：全身放松俯卧，双腿伸直并拢，两手放于胸前，指尖向前，肘关节弯曲成直角，微微抬头，背部弯曲，两眼直视前方，大腿后侧放置沙袋用于近端抗阻；② 吸气，大腿尽量上抬，膝关节微屈，至最高点停顿 2 秒；③ 呼气，缓慢将腿放下，恢复初始状，反复进行该动作。

3. 适合人群

力量一般的所有年龄人群，男女皆可。

4. 锻炼方法

在床上或柔软的瑜伽垫、地毯等可以趴下的地方均可实施锻炼；一组 10~15 个，休息 1 分 30 秒；每次 3~5 组；每周 3 次（或隔天进行）。

5. 注意事项

① 保持呼吸均匀；② 动作进行过程中腹部始终保持收紧状；③ 大腿尽量上抬以刺激大腿后侧肌群，而不是小腿上抬；④ 缓慢进行，切勿追求动作完成的速度。

6. 锻炼功效

增强大腿后侧肌肉力量；对增强臀部肌肉力量有一定作用。

7. 临床功效

塑造臀部线条；预防颈椎病；对下肢减脂塑形有一定作用。

（三）难度伸髋

1. 动作名称

远端抗阻伸髋。

2. 动作规格

① 起始姿势：全身放松俯卧，双腿伸直并拢，两手放于胸前，指尖向前，肘关节弯曲成直角，微微抬头，背部弯曲，两眼直视前方，在脚踝放置沙袋用于增加阻力；② 吸气，大腿尽量上抬，膝关节微屈，至最高点停顿 2 秒；③ 呼气，缓慢将腿放下，恢复初始状，反复进行该动作。

3. 适合人群

力量较强的所有年龄人群，男女皆可。

4. 锻炼方法

在床上或柔软的瑜伽垫、地毯等可以趴下的地方均可实施锻炼；一组 10~15 个，休息 1 分 30 秒；每次 3~5 组；每周 3 次（或隔天进行）。

5. 注意事项

① 保持呼吸均匀；② 动作进行过程中腹部始终保持收紧状；③ 大腿尽量上抬以刺激大腿后侧肌群，而不是小腿上抬；④ 缓慢进行，切勿追求动作完成的速度。

6. 锻炼功效

增强大腿后侧肌肉力量；对增强臀部肌肉力量有一定作用。

7. 临床功效

塑造臀部线条；预防颈椎病；对下肢减脂塑形有一定作用。

九、髋外展（臀中肌）

（一）简易髋外展

1. 动作名称

侧卧蚌式。

2. 动作规格

① 起始姿势：侧卧屈膝，双臂手肘部位微微弯曲支撑身体，收紧腹部及下腰部，并保持身体核心稳定不晃动；② 臀部发力将一侧腿部向外侧抬（膝盖弯曲的角度维持不变），双脚脚掌始终保持接触，感受臀部侧上方发力；③ 抬到最高处后缓缓落下，恢复原位后重复训练。

3. 适合人群

力量较弱的所有年龄人群，男女皆可。

4. 锻炼方法

在床上或柔软的瑜伽垫、地毯等可侧躺的地方均可实施锻炼；一组10~15个，休息1分30秒；每次左右腿各3~5组；每周3次（或隔天进行）。

5. 注意事项

① 稳定臀部与腰部，不要前后晃动；② 动作要缓慢，仔细感受臀部发力的感觉；③ 两只脚的脚掌始终保持接触，不要分开。

6. 锻炼功效

增强臀部较深层肌肉力量。

7. 临床功效

预防臀部肌肉凹陷，对臀部塑形减脂有一定作用；提高髋关节的灵活性；对核心肌群的稳定性也有一定作用。

（二）标准髋外展

1. 动作名称

侧卧直腿弹力带髋外展。

2. 动作规格

① 起始姿势：双腿伸直侧卧，双臂手肘部位微微弯曲支撑身体，收紧腹部及下腰部，并保持身体核心稳定不晃动，将弹力带套住两条腿用于施加阻力；② 臀部发力将一侧腿部向外侧抬（膝盖伸直），感受臀部侧上方发力；③ 抬到最高处后缓缓落下，恢复原位后重复训练。

3. 适合人群

力量一般的男性与力量较强的女性，所有年龄皆可。

4. 锻炼方法

在床上或柔软的瑜伽垫、地毯等可侧躺的地方均可实施锻炼；一组 10~15 个，休息 1 分 30 秒；每次左右腿各 3~5 组；每周 3 次（或隔天进行）。

5. 注意事项

① 稳定臀部与腰部，不要前后晃动；② 动作要缓慢，仔细感受臀部发力的感觉；③ 抬腿时伸直膝盖。

6. 锻炼功效

增强臀部较深层肌肉力量。

7. 临床功效

预防臀部肌肉凹陷，对臀部塑形减脂有一定作用；提高髋关节的灵活性；对核心肌群的稳定性也有一定作用。

（三）难度髋外展

1. 动作名称

侧卧直腿斜后方弹力带髋外展。

2. 动作规格

① 起始姿势：双腿伸直侧卧，双臂手肘部位微微弯曲支撑身体，收紧腹部及下腰部，并保持身体核心稳定不晃动，将弹力带套住两条腿用于施加阻力；② 臀部发力将一侧腿部向后外侧抬起（膝盖伸直），感受臀部发力；③ 抬到最高处后缓缓落下，恢复原位后重复训练。

3. 适合人群

力量较强的中青年人群，男女皆可。

4. 锻炼方法

在床上或柔软的瑜伽垫、地毯等可侧躺的地方均可实施锻炼；一组 10~15 个，休息 1 分 30 秒；每次左右腿各 3~5 组；每周 3 次（或隔天进行）。

5. 注意事项

① 稳定臀部与腰部，不要前后晃动；② 动作要缓慢，仔细感受臀部发力的感觉；③ 抬腿时伸直膝盖，注意该动作是向身体的斜后方抬起整条腿；④ 不适合髋关节受伤人群。

6. 锻炼功效

增强臀部较深层肌肉力量。

7. 临床功效

预防臀部肌肉凹陷，对臀部塑形减脂有一定作用；提高髋关节的灵活性；对核心肌群的稳定性也有一定作用。

十、大腿前侧肌肉等长收缩（股四头肌群）

（一）简易大腿前侧肌肉等长收缩

1. 动作名称

落腿大腿前侧肌肉等长收缩。

2. 动作规格

① 起始姿势：仰卧，下肢伸直平放在床上或垫子上；② 下肢关节保持不动，大腿前侧肌肉用力绷紧，肉眼可见大腿前侧肌肉鼓起；③ 维持此姿势 5~10 秒后放松，重复此过程。

3. 适合人群

力量较弱的所有年龄人群，男女皆可。

4. 锻炼方法

在床上或柔软的瑜伽垫、地毯等可仰卧的地方均可实施锻炼；一组 8~10 个，休息 1 分 30 秒；每次 3~5 组；每周 3 次（或隔天进行）。

5. 注意事项

① 练习时不要憋气，要自然呼吸；② 下肢关节不要产生移动，充分感受大腿前侧肌肉发力。

6. 锻炼功效

增强大腿前侧肌肉力量。

7. 临床功效

预防大腿前侧肌肉萎缩，改善大腿前侧肌肉的神经肌肉控制能力；防止膝关节术后患者膝关节组织粘连。

（二）标准大腿前侧肌肉等长收缩

1. 动作名称

悬空大腿前侧肌肉等长收缩。

2. 动作规格

① 起始姿势：仰卧，下肢伸直悬空；② 下肢关节保持不动，大腿前侧肌肉用力绷紧，肉眼可见大腿前侧肌肉鼓起；③ 维持此姿势 5~10 秒后放松，重复此过程。

3. 适合人群

力量一般的所有年龄人群，男女皆可。

4. 锻炼方法

在床上或柔软的瑜伽垫、地毯等可仰卧的地方均可实施锻炼；一组 8~10 个，休息 1 分 30 秒；每次 3~5 组；每周 3 次（或隔天进行）。

5. 注意事项

① 练习时不要憋气，要自然呼吸；② 下肢关节不要产生移动，充分感受大腿前侧肌肉发力；③ 双腿始终保持悬空，不要落下。

6. 锻炼功效

增强大腿前侧肌肉力量。

7. 临床功效

预防大腿前侧肌肉萎缩，改善大腿前侧肌肉的神经肌肉控制能力；防止膝关节术后患者膝关节组织粘连。

（三）难度大腿前侧肌肉等长收缩

1. 动作名称

沙袋抗阻悬空大腿前侧肌肉等长收缩。

2. 动作规格

① 起始姿势：仰卧，下肢伸直悬空，沙袋绑于小腿上用来增加阻力；② 下肢关节保持不动，大腿前侧肌肉用力绷紧，肉眼可见大腿前侧肌肉鼓起；③ 维持此姿势 5~10 秒后放松，重复此过程。

3. 适合人群

力量较强的所有年龄人群，男女皆可。

4. 锻炼方法

在床上或柔软的瑜伽垫、地毯等可仰卧的地方均可实施锻炼；一组 8~10 个，休息 1 分 30 秒；每次 3~5 组；每周 3 次（或隔天进行）。

5. 注意事项

① 练习时不要憋气，要自然呼吸；② 下肢关节不要产生移动，充分感受大腿前侧肌肉发力；③ 双腿始终保持悬空，不要落下。

6. 锻炼功效

增强大腿前侧肌肉力量。

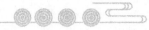

7. 临床功效

预防大腿前侧肌肉萎缩，改善大腿前侧肌肉的神经肌肉控制能力；防止膝关节术后患者膝关节组织粘连。

十一、伸膝（股四头肌群）

（一）简易伸膝

1. 动作名称

坐姿伸膝。

2. 动作规格

① 起始姿势：坐在床边或椅子上，双手放在身体两侧，抬头挺胸收腹，腿部弯曲落于地面，大、小腿之间呈直角；② 吸气，缓缓抬起小腿，直到大、小腿在一条直线上；③ 呼气，同时将小腿缓缓落下，恢复到起始位置。

3. 适合人群

力量较弱的所有年龄人群，男女皆可。

4. 锻炼方法

在有床或椅子等可以坐下的地方均可实施锻炼；一组 8～10 个，休息 1 分 30 秒；每次 3～5 组；每周 3 次（或隔天进行）。

5. 注意事项

① 完成动作时上半身不要驼背，臀部不要抬起；② 抬起和放下小腿的动作要缓慢。

6. 锻炼功效

增强大腿前侧肌肉力量。

7. 临床功效

预防下肢肌肉萎缩，对大腿减脂塑形有一定作用；维持膝关节术后患者的膝关节活动度。

（二）标准伸膝

1. 动作名称

坐姿抗阻伸膝。

2. 动作规格

① 起始姿势：坐在床边或椅子上，双手放在身体两侧，抬头挺胸收腹，腿部弯曲落于地面，大、小腿之间呈直角，将沙袋绑于小腿前侧来施加阻力；② 吸气，缓缓抬起小腿，直到大、小腿在一条直线上；③ 呼气，同时将小腿缓缓落下，恢复到起始位置。

3. 适合人群

力量一般的所有年龄人群，男女皆可。

4. 锻炼方法

在有床或椅子等可以坐下的地方均可实施锻炼；一组 8~10 个，休息 1 分 30 秒；每次 3~5 组；每周 3 次（或隔天进行）。

5. 注意事项

① 完成动作时上半身不要驼背，臀部不要抬起；② 抬起和放下小腿的动作要缓慢。

6. 锻炼功效

增强大腿前侧肌肉力量。

7. 临床功效

预防下肢肌肉萎缩，对大腿减脂塑形有一定作用；维持膝关节术后患者的膝关节活动度。

（三）难度伸膝

1. 动作名称

仰卧腿悬空抗阻伸膝。

2. 动作规格

① 起始姿势：仰卧，双手放在身体两侧，腿部屈膝悬空，大腿与床面呈 60°左右，小腿后侧尽量贴住大腿，沙袋绑于小腿上来施加阻力；② 吸气，大腿不动，缓缓抬起小腿，直到大、小腿在一条直线上；③ 呼气，同时将小腿缓缓落下，恢复到起始位置。

3. 适合人群

力量较强的所有年龄人群，男女皆可。

4. 锻炼方法

在床上、瑜伽垫、毯子等柔软的可躺下的地方均可实施锻炼；一组 8~10 个，休息 1 分 30 秒；每次 3~5 组；每周 3 次（或隔天进行）。

5. 注意事项

① 完成动作时臀部不要抬起，腿部保持悬空；② 抬起和放下小腿的动作要缓慢。

6. 锻炼功效

增强大腿前侧肌肉力量。

7. 临床功效

预防下肢肌肉萎缩，对大腿减脂塑形有一定作用；维持膝关节术后患者的膝关节活动度；对髋关节稳定性的提高也有一定效果。

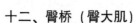

十二、臀桥（臀大肌）

（一）简易臀桥

1. 动作名称

肘两侧支撑臀桥。

2. 动作规格

① 起始姿势：仰卧在瑜伽垫或床上，双腿屈曲略宽于肩，脚掌踩在支撑面上，肘部在身体两侧支撑身体；② 脚掌开始发力将臀部抬起至大腿与身体呈一条直线，臀部抬起时上背部支撑地面，不抬起头颈部；③ 动作到顶端时保持 2 秒后缓缓下落，下落时下背部贴地，但臀部保持悬空，重复之前动作即可。

3. 适合人群

力量较弱的中青年男性，力量一般的中青年女性。

4. 锻炼方法

在床上或瑜伽垫、地毯等柔软的可仰卧的地方均可实施锻炼；一组 8~10 个，休息 1 分 30 秒；每次 3~5 组；每周 3 次（或隔天进行）。

5. 注意事项

① 臀部发力向上顶，过程中保持腰椎的稳定，不要出现顶腰的错误动作；② 在动作的顶端努力挤压臀部肌肉；③ 练习时收住下巴，不要仰头。

6. 锻炼功效

增强臀部浅层肌肉力量；对增强大腿后侧肌肉力量也有一定作用。

7. 临床功效

塑造臀部线条，对臀部减脂塑形有一定作用；预防腰椎疾病；提高心肺功能。

（二）标准臀桥

1. 动作名称

臀桥。

2. 动作规格

① 起始姿势：仰卧在瑜伽垫或床上，双腿屈曲略宽于肩，脚掌踩在支撑面上，双手平放在身体两侧，手掌向下，保持躯干稳定；② 脚掌开始发力将臀部抬起至大腿与身体呈一条直线，臀部抬起时上背部支撑地面，不抬起头颈部；③ 动作到顶端时保持 2 秒后缓缓下落，下落时下背部贴地，但臀部保持悬空，重复之前动作即可。

3. 适合人群

力量一般的中青年男性，力量较强的中青年女性。

4. 锻炼方法

在床上或瑜伽垫、地毯等柔软的可仰卧的地方均可实施锻炼；一组 8~10 个，休息 1 分 30 秒；每次 3~5 组；每周 3 次（或隔天进行）。

5. 注意事项

① 臀部发力向上顶，过程中保持腰椎的稳定，不要出现顶腰的错误动作；② 在动作的顶端努力挤压臀部肌肉；③ 练习时收住下巴，不要仰头；④ 不要用手掌将身体向上推。

6. 锻炼功效

增强臀部浅层肌肉力量；对增强大腿后侧肌肉力量也有一定作用。

7. 临床功效

塑造臀部线条，对臀部减脂塑形有一定作用；预防腰椎疾病；提高心肺功能。

（三）难度臀桥 1

1. 动作名称

腹部杠铃片臀桥。

2. 动作规格

① 起始姿势：仰卧在瑜伽垫或床上，双腿屈曲略宽于肩，脚掌踩在支撑面上，双手平放在身体两侧，手掌向下，保持躯干稳定，杠铃片置于下腹部用于施加阻力；② 脚掌开始发力将臀部抬起至大腿与身体呈一条直线，臀部抬起时上背部支撑地面，不抬起头颈部；③ 动作到顶端时保持 2 秒后缓缓下落，下落时下背部贴地，但臀部保持悬空，重复之前动作即可。

3. 适合人群

力量较强的中青年人群，男女皆可。

4. 锻炼方法

在床上或瑜伽垫、地毯等柔软的可仰卧的地方均可实施锻炼；一组 8~10 个，休息 1 分 30 秒；每次 3~5 组；每周 3 次（或隔天进行）。

5. 注意事项

① 臀部发力向上顶，过程中保持腰椎的稳定，不要出现顶腰的错误动作；② 在动作的顶端努力挤压臀部肌肉；③ 练习时收住下巴，不要仰头；④ 不要用手掌将身体向上推；⑤ 不适合腰椎受伤人群。

6. 锻炼功效

增强臀部浅层肌肉力量；对增强大腿后侧肌肉力量也有一定作用。

7. 临床功效

塑造臀部线条，对臀部减脂塑形有一定作用；预防腰椎疾病；提高心肺功能。

（四）难度臀桥2

1. 动作名称

腹部杠铃片单腿臀桥。

2. 动作规格

① 起始姿势：仰卧在瑜伽垫或床上，单腿屈曲，脚掌踩在支撑面上，另一条腿向前伸直悬空，双手平放在身体两侧，手掌向下，保持躯干稳定，杠铃片置于下腹部用于施加阻力；② 脚掌开始发力将臀部抬起至大腿与身体呈一条直线，臀部抬起时上背部支撑地面，不抬起头颈部；③ 动作到顶端时保持2秒后缓缓下落，下落时下背部贴地，但臀部保持悬空，重复之前动作即可。

3. 适合人群

力量较强的中青年人群，男女皆可。

4. 锻炼方法

在床上或瑜伽垫、地毯等柔软的可仰卧的地方均可实施锻炼；一组8~10个，休息1分30秒；每次左右腿各3~5组；每周3次（或隔天进行）。

5. 注意事项

① 臀部发力向上顶，过程中保持腰椎的稳定，不要出现顶腰的错误动作；② 在动作的顶端努力挤压臀部肌肉；③ 练习时收住下巴，不要仰头；④ 不要用手掌将身体向上推；⑤ 不适合腰椎受伤人群。

6. 锻炼功效

增强臀部浅层肌肉力量；对增强大腿后侧肌肉力量也有一定作用。

7. 临床功效

塑造臀部线条，对臀部减脂塑形有一定作用；预防腰椎疾病；提高心肺功能。

十三、屈膝抬腿（臀大肌）

（一）简易屈膝抬腿

1. 动作名称

俯卧屈膝抬腿。

2. 动作规格

① 起始姿势：俯卧，头部微微抬起，双手置于胸前将上半身略微撑起，一侧膝关节弯曲呈 90°，另一侧腿伸直；② 向上用力抬起弯曲侧腿，感受臀部发力；③ 动作达到顶端后维持 2 秒，缓缓放下，恢复原位。

3. 适合人群

力量较弱的所有年龄人群，男女皆可。

4. 锻炼方法

在床上或瑜伽垫、地毯等柔软的可趴下的地方均可实施锻炼；一组 8~10 个，休息 1 分 30 秒；每次左右腿各 3~5 组；每周 3 次（或隔天进行）。

5. 注意事项

① 始终保持躯干稳定，避免下背部代偿发力；② 动作要慢，仔细感受臀部收缩的感觉；③ 保持屈膝，膝关节弯曲的角度维持不变。

6. 锻炼功效

增强臀部浅层肌肉力量。

7. 临床功效

预防下肢肌力衰减，对臀部以及下肢减脂塑形有一定作用；预防腰椎间盘突出；加速血液循环，提高心肺机能。

（二）标准屈膝抬腿

1. 动作名称

跪姿屈膝抬腿。

2. 动作规格

① 起始姿势：跪于柔软的垫子上，上半身用双臂支撑，手肘部位微微弯曲，下肢部分屈膝，用双膝着地支撑身体，收紧腹部及下腰部并保持身体核心部位稳定不晃动，肩膀与髋骨应成一直线；② 向上用力抬起其中一条腿，感受臀部发力；③ 动作达到顶端后维持 2 秒，缓缓放下，恢复原位。

3. 适合人群

力量一般的所有年龄人群，男女皆可。

4. 锻炼方法

在床上或瑜伽垫、地毯等柔软的可跪下的地方均可实施锻炼；一组 8~10 个，休息 1 分 30 秒；每次左右腿各 3~5 组；每周 3 次（或隔天进行）。

5. 注意事项

① 始终保持躯干稳定，避免下背部代偿发力；② 动作要慢，仔细感受臀部收缩的感觉；③ 保持屈膝，膝关节弯曲的角度维持不变。

6. 锻炼功效

增强臀部浅层肌肉力量。

7. 临床功效

预防下肢肌力衰减，对臀部以及下肢减脂塑形有一定作用；预防腰椎间盘突出；加速血液循环，提高心肺机能。

（三）难度屈膝抬腿

1. 动作名称

跪姿脚踝负重屈膝抬腿。

2. 动作规格

① 起始姿势：跪于柔软的垫子上，上半身用双臂支撑，手肘部位微微弯曲，下肢部分屈膝，用双膝着地支撑身体，收紧腹部及下腰部并保持身体核心部位稳定不晃动，肩膀与髋骨应成一直线，沙袋绑于脚踝处用来施加阻力；② 向上用力抬起其中一条腿，感受臀部发力；③ 动作达到顶端后维持 2 秒，缓缓放下，恢复原位。

3. 适合人群

力量较强的中青年人群，男女皆可。

4. 锻炼方法

在床上或瑜伽垫、地毯等柔软的可跪下的地方均可实施锻炼；一组 8~10 个，休息 1 分 30 秒；每次左右腿各 3~5 组；每周 3 次（或隔天进行）。

5. 注意事项

① 始终保持躯干稳定，避免下背部代偿发力；② 动作要慢，仔细感受臀部收缩的感觉；③ 保持屈膝，膝关节弯曲的角度维持不变；④ 不适合脚踝以及腰椎受伤人群。

6. 锻炼功效

增强臀部浅层肌肉力量。

7. 临床功效

预防下肢肌力衰减，对臀部以及下肢减脂塑形有一定作用；预防腰椎间盘突出；加速血液循环，提高心肺机能。

十四、夹腿（内收肌群）

（一）简易夹腿

1. 动作名称

坐姿夹腿。

2. 动作规格

① 起始姿势：坐在有椅背的椅子上，双手在身体两侧，上身贴近椅背，目光直视前方，保持身体稳定，双腿屈曲分开落于地面；② 双腿用力向内夹紧，直到相互接触并保持 2 秒；③ 双腿自然缓慢外展，恢复至起始位。此过程要在慢速和充分的控制下进行，否则内收肌受到过度抻拉而受伤的风险会明显增加。

3. 适合人群

力量较弱的所有年龄人群，男女皆可。

4. 锻炼方法

在有椅背的椅子上实施锻炼；一组 8~10 个，休息 1 分 30 秒；每次 3~5 组；每周 3 次（或隔天进行）。

5. 注意事项

① 发力应该相对和缓一些，完成一次动作大约用时 3 秒；② 双腿外展打开后不要停顿，立即开始并拢双腿，进行下一次动作；③ 在双腿分开的时候呼气，合上的时候吸气，确保呼吸顺畅。

6. 锻炼功效

增强大腿内侧肌肉力量。

7. 临床功效

对大腿有减脂塑形的作用；提高心肺机能。

（二）标准夹腿

1. 动作名称

坐姿弹力带夹腿。

2. 动作规格

① 起始姿势：坐在有椅背的椅子上，双手在身体两侧，上身贴近椅背，目光直视前方，保持身体稳定，双腿屈曲分开落于地面，将弹力带绕过大腿下 1/3 处与大腿外侧重物固定用于施加内收时的阻力；② 双腿用力向内夹紧，直到相互接触并保持 2 秒；③ 双腿自然缓慢外展，恢复至起始位。此过程要在慢速和充分的控制下进行，否则内收肌受到过度抻拉而受伤的风险会明显增加。

3. 适合人群

力量一般的所有年龄人群，男女皆可。

4. 锻炼方法

在有椅背的椅子上实施锻炼；一组8~10个，休息1分30秒；每次3~5组；每周3次（或隔天进行）。

5. 注意事项

① 发力应该相对和缓一些，完成一次动作大约用时3秒；② 双腿外展打开后不要停顿，立即开始并拢双腿，进行下一次动作；③ 在双腿分开的时候呼气，合上的时候吸气，确保呼吸顺畅。

6. 锻炼功效

增强大腿内侧肌肉力量。

7. 临床功效

对大腿有减脂塑形的作用；提高心肺机能。

（三）难度夹腿

1. 动作名称

坐姿大重量器械夹腿。

2. 动作规格

① 起始姿势：在大腿内收肌训练机上就座，脚踏踏板，调整大腿挡板的位置，使之紧靠大腿内侧膝盖的部位，利用重量释放装置慢慢将重量加在大腿内侧，双手握住座椅两侧的手柄，背部靠紧靠背，以保持身体稳定；② 双腿用力向内夹紧，直到相互接触并保持2秒；③ 双腿自然缓慢外展，恢复至起始位。此过程要在慢速和充分的控制下进行，否则内收肌受到过度抻拉而受伤的风险会明显增加。

3. 适合人群

力量较强的中青年人群，男女皆可。

4. 锻炼方法

在内收肌训练机上实施锻炼；一组8~10个，休息1分30秒；每次3~5组；每周3次（或隔天进行）。

5. 注意事项

① 发力应该相对和缓一些，完成一次动作大约用时3秒；② 双腿外展打开后不要停顿，立即开始并拢双腿，进行下一次动作；③ 在双腿分开的时候呼气，合上的时候吸气，确保呼吸顺畅；④ 不适合有高血压、冠心病等慢性病的老年人，不适合髋关节受伤人群。

6. 锻炼功效

增强大腿内侧肌肉力量。

7. 临床功效

对大腿有减脂塑形的作用；提高心肺机能。

十五、内摆腿（内收肌群）

（一）简易内摆腿

1. 动作名称

站姿内摆腿。

2. 动作规格

① 起始姿势：双腿开立，与肩同宽，上身挺直，目光直视前方，手扶身边固定物；② 将其中一条腿在另一条腿后侧向身体内侧缓缓摆动，感受大腿内侧肌肉发力；③ 动作到达顶端后维持 2 秒，缓缓将腿向外侧移动，恢复到起始位置。

3. 适合人群

力量较弱的所有年龄人群，男女皆可。

4. 锻炼方法

在平坦地面且有可用于手扶的固定物的地方皆可实施锻炼；一组 8~10 个，休息 1 分 30 秒；每次左右腿各 3~5 组；每周 3 次（或隔天进行）。

5. 注意事项

① 上半身不要有多余移动，挺胸拔背；② 平衡感不好的人一定要手扶固定物，防止跌倒；③ 因为需要单腿站立，不适合下肢关节损伤人群。

6. 锻炼功效

增强大腿内侧肌肉力量。

7. 临床功效

增强身体平衡能力，对下肢减脂塑形有一定作用；提高膝关节与踝关节的稳定性；促进下肢血液循环。

（二）标准内摆腿

1. 动作名称

站姿弹力带内摆腿。

2. 动作规格

① 起始姿势：双腿开立，与肩同宽，上身挺直，目光直视前方，手扶身边固定物，将弹力带绕过大腿下 1/3 处与大腿外侧重物固定用于

施加内收时的阻力；② 将其中一条腿在另一条腿后侧向身体内侧缓缓摆动，感受大腿内侧肌肉发力；③ 动作到达顶端后维持 2 秒，缓缓将腿向外侧移动，恢复到起始位置。

3. 适合人群

力量一般的所有年龄人群，男女皆可。

4. 锻炼方法

在平坦地面且有可用于手扶的固定物的地方皆可实施锻炼；一组 8~10 个，休息 1 分 30 秒；每次左右腿各 3~5 组；每周 3 次（或隔天进行）。

5. 注意事项

① 上半身不要有多余移动，挺胸拔背；② 平衡感不好的人一定要手扶固定物，防止跌倒；③ 因为需要单腿站立，不适合下肢关节损伤人群。

6. 锻炼功效

增强大腿内侧肌肉力量。

7. 临床功效

增强身体平衡能力，对下肢减脂塑形有一定作用；提高膝关节与踝关节的稳定性；促进下肢血液循环。

（三）难度内摆腿

1. 动作名称

站姿器械大重量抗阻内摆腿。

2. 动作规格

① 起始姿势：单腿站立，另一条腿位于内摆腿训练仪的挡板外，上身挺直，目光直视前方，手扶训练仪的手柄，使用重量释放装置慢慢将重量加在大腿内侧；② 将位于挡板上的腿向身体内侧缓缓摆动，感受大腿内侧肌肉发力；③ 动作到达顶端后维持 2 秒，缓缓将腿向外侧移动，恢复到起始位置。

3. 适合人群

力量较强的中青年人群，男女皆可。

4. 锻炼方法

在内摆腿训练仪上实施锻炼；一组 8~10 个，休息 1 分 30 秒；每次左右腿各 3~5 组；每周 3 次（或隔天进行）。

5. 注意事项

① 上半身不要有多余移动，挺胸拔背；② 平衡感不好的人一定要

扶好手柄，防止跌倒；③ 因为需要单腿站立，不适合下肢关节损伤人群以及老年人。

6. 锻炼功效

增强大腿内侧肌肉力量。

7. 临床功效

增强身体平衡能力，对下肢减脂塑形有一定作用；提高膝关节与踝关节的稳定性；促进下肢血液循环。

十六、仰卧举腿（髂腰肌）

（一）简易仰卧举腿

1. 动作名称

仰卧小幅度举腿。

2. 动作规格

① 起始姿势：平躺在垫子上，双腿并拢伸直平放（如果刚开始训练，可以微屈，难度会减小），双臂伸直，掌心朝下放于垫子上；② 下腹部用力，使双腿抬起；③ 抬到与地面呈 45°~60°时停顿 2 秒，随后缓缓将腿下落，下落到双腿离地面两拳的距离后再次抬起。

3. 适合人群

力量较弱的所有年龄人群，男女皆可。

4. 锻炼方法

在床上或柔软的瑜伽垫、地毯等可以躺下的地方均可实施锻炼；一组 10~15 个，休息 1 分 30 秒；每次 3~5 组；每周 3 次（或隔天进行）。

5. 注意事项

① 切勿用力蹬腿带起臀部；② 不要用手掌用力撑起臀部；③ 落腿的动作要慢，双脚始终离开地面。

6. 锻炼功效

增强腰、骨盆深层肌肉力量。

7. 临床功效

促进下肢血液回流，提高身体末端血液循环能力；提高骨盆的稳定性，对下肢与腹部的减脂塑形也有一定作用。

（二）标准仰卧举腿

1. 动作名称

仰卧直角举腿。

2. 动作规格

① 起始姿势：平躺在垫子上，双腿并拢伸直平放（如果刚开始训

练，可以微屈，难度会减小），双臂伸直，掌心朝下放于垫子上；② 下腹部用力，使双腿抬起；③ 抬到与地面呈直角左右时停顿 2 秒，随后缓缓将腿下落，下落到双腿离地面两拳的距离后再次抬起。

3. 适合人群

力量一般的所有年龄人群，男女皆可。

4. 锻炼方法

在床上或柔软的瑜伽垫、地毯等可以躺下的地方均可实施锻炼；一组 10~15 个，休息 1 分 30 秒；每次 3~5 组；每周 3 次（或隔天进行）。

5. 注意事项

① 切勿用力蹬腿带起臀部；② 不要用手掌用力撑起臀部；③ 落腿的动作要慢，双脚始终离开地面。

6. 锻炼功效

增强腰、骨盆深层肌肉力量。

7. 临床功效

促进下肢血液回流，提高身体末端血液循环能力；提高骨盆的稳定性，对下肢与腹部的减脂塑形也有一定作用。

（三）难度仰卧举腿

1. 动作名称

仰卧负重直角举腿。

2. 动作规格

① 起始姿势：平躺在垫子上，双腿并拢伸直平放（如果刚开始训练，可以微屈，难度会减小），双臂伸直，掌心朝下放于垫子上，使用沙袋或弹力带给小腿施加阻力；② 下腹部用力，使双腿抬起；③ 抬到与地面呈直角左右时停顿 2 秒，随后缓缓将腿下落，下落到双腿离地面两拳的距离后再次抬起。

3. 适合人群

力量较强的所有年龄人群，男女皆可。

4. 锻炼方法

在床上或柔软的瑜伽垫、地毯等可以躺下的地方均可实施锻炼；一组 10~15 个，休息 1 分 30 秒；每次 3~5 组；每周 3 次（或隔天进行）。

5. 注意事项

① 切勿用力蹬腿带起臀部；② 不要用手掌用力撑起臀部；③ 落腿的动作要慢，双脚始终离开地面。

6. 锻炼功效

增强腰、骨盆深层肌肉力量。

7. 临床功效

促进下肢血液回流，提高身体末端血液循环能力；提高骨盆的稳定性，对下肢与腹部的减脂塑形也有一定作用。

十七、内外障碍侧跨步（髂腰肌）

（一）简易内外障碍侧跨步

1. 动作名称

坐姿内外障碍侧跨步。

2. 动作规格

① 起始姿势：坐在床边或椅子上，两脚与肩同宽，挺胸收腹，双手叉腰，双脚前外侧地面放置一高物（不要高于床或椅子的高度）作为障碍；② 一侧腿勾起脚尖抬高下肢，从障碍物外侧向内侧跨过；③ 随后从内侧向外侧勾起脚尖抬高跨过障碍物。

3. 适合人群

力量较弱的所有年龄人群，男女皆可。

4. 锻炼方法

在有床或椅子等可以坐下的场所均可实施锻炼；一组 8~10 个，休息 1 分 30 秒；每次左右腿各 3~5 组；每周 3 次（或隔天进行）。

5. 注意事项

① 障碍物需要有一定高度，不要过宽；② 跨过障碍物时需要勾起脚尖，感受腰与骨盆深层肌肉发力；③ 上半身不要左右摇晃。

6. 锻炼功效

增强腰、骨盆深层肌肉力量。

7. 临床功效

提高跨越障碍物的能力，对平衡能力的提高也有一定作用；预防下肢肌力减退，提高下肢关节灵活性；促进血液循环，提高心肺功能。

（二）标准内外障碍侧跨步

1. 动作名称

站姿内外障碍侧跨步。

2. 动作规格

① 起始姿势：两脚与肩同宽站立，挺胸收腹，双手叉腰，身前地面放置一高物作为障碍；② 一侧腿勾起脚尖从外侧向内侧抬高侧跨过障碍物；③ 随后从内侧向外侧勾起脚尖抬高侧跨过障碍物。

3. 适合人群

力量一般的所有年龄人群，男女皆可。

4. 锻炼方法

在家、运动场等有平坦地面的场所均可实施锻炼；一组 8~10 个，休息 1 分 30 秒；每次左右腿各 3~5 组；每周 3 次（或隔天进行）。

5. 注意事项

① 障碍物需要有一定高度，不要过宽；② 跨过障碍物时需要勾起脚尖，感受腰与骨盆深层肌肉发力；③ 上半身不要左右摇晃；④ 不适合平衡能力不好的人群进行锻炼。

6. 锻炼功效

增强腰、骨盆深层肌肉力量。

7. 临床功效

提高跨越障碍物的能力，对平衡能力的提高也有一定作用；预防下肢肌力减退，提高下肢关节灵活性；促进血液循环，提高心肺功能。

（三）难度内外障碍侧跨步

1. 动作名称

站姿负重内外障碍侧跨步。

2. 动作规格

① 起始姿势：两脚与肩同宽站立，挺胸收腹，双手叉腰，身前地面放置一高物作为障碍，使用弹力带或沙袋对大腿施加阻力；② 一侧腿勾起脚尖从外侧向内侧抬高侧跨过障碍物；③ 随后从内侧向外侧勾起脚尖抬高侧跨过障碍物。

3. 适合人群

力量较强的中青年人群，男女皆可。

4. 锻炼方法

在家、运动场等有平坦地面的场所均可实施锻炼；一组 8~10 个，休息 1 分 30 秒；每次左右腿各 3~5 组；每周 3 次（或隔天进行）。

5. 注意事项

① 障碍物需要有一定高度，不要过宽；② 跨过障碍物时需要勾起脚尖，感受腰与骨盆深层肌肉发力；③ 上半身不要左右摇晃；④ 不适合平衡能力不好的人群进行锻炼。

6. 锻炼功效

增强腰、骨盆深层肌肉力量。

7. 临床功效

提高跨越障碍物的能力，对平衡能力的提高也有一定作用；预防下肢肌力减退，提高下肢关节灵活性；促进血液循环，提高心肺功能。

第三节 躯干力量锻炼

一、平板支撑（综合性）

（一）简易平板支撑

1. 动作名称

跪姿平板支撑。

2. 动作规格

① 起始姿势：俯身以双手和双膝支撑在瑜伽垫上，双臂位于肩部正下方并伸直；② 手肘微曲，保持身体稳定，背部挺直，核心收紧，全身绷紧；③ 身体从头到背部到臀部、膝关节呈一条直线。

3. 适合人群

力量较弱的中老年人群或刚开始练习的人群，男女皆可。

4. 锻炼方法

在平坦柔软的地毯或瑜伽垫上均可实施锻炼；坚持 30～45 秒为一组，组间休息 30 秒；每次训练 2～3 组；每周训练 3～4 次。

5. 注意事项

① 动作要标准，不要过分抬高臀部；② 手肘不要完全锁死，避免肘关节超伸；③ 不要塌腰；④ 如一开始完成难度大，可将直臂改为屈肘，并将训练时间由每组 30～45 秒降低为 20～35 秒；⑤ 不要憋气，保持自然呼吸。

6. 锻炼功效

增强人体腹部核心肌群的力量；对增强平衡能力有一定效果。

7. 临床功效

提高平衡控制能力；对维持体态有一定效果。

（二）标准平板支撑

1. 动作名称

标准平板支撑。

2. 动作规格

① 起始姿势：俯身支撑在瑜伽垫上；② 双臂屈肘位于肩部正下方支撑身体，双腿向后并拢伸直，双脚脚尖踩地；③ 保持身体稳定不要晃动，保持背部挺直，核心肌群收紧。

3. 适合人群

力量正常的男性，力量较强的女性。

4. 锻炼方法

在平坦柔软的地毯或瑜伽垫上均可实施锻炼；坚持 30～45 秒为一组，组间休息 30 秒；每次训练 2～3 组；每周训练 3～4 次。

5. 注意事项

① 动作要标准，不要过分抬高臀部；② 不要塌腰；③ 如一开始完成难度大，可将屈肘改成直臂，并将训练时间由每组 30～45 秒降低为 20～35 秒；④ 高血压、心脏病以及腰部不适的人群需要经过医生的同意并且在家属的监护下完成练习；⑤ 不要憋气，保持自然呼吸。

6. 锻炼功效

增强人体腹部核心肌群的力量；对增强平衡能力有一定效果。

7. 临床功效

提高平衡控制能力；减缓核心肌力衰退；对减轻体重有一定效果。

（三）难度平板支撑 1

1. 动作名称

平板支撑摸肩。

2. 动作规格

① 起始姿势：俯身支撑在瑜伽垫上，双臂位于肩部正下方并伸直，支撑身体；② 双腿向后并拢伸直，双脚脚尖踩地；③ 保持身体稳定不要晃动，保持背部挺直，核心肌群收紧；④ 双手分别依次触摸对侧的肩膀。

3. 适合人群

力量较强的男性和女性。

4. 锻炼方法

在平坦柔软的地毯或瑜伽垫上均可实施锻炼；做好起始姿势之后，双手依次触摸对侧的肩膀，左右为一次；一组 15 次，组间休息 30 秒；每次训练 3～4 组；一周训练 3～4 次。

5. 注意事项

① 动作要标准，不要过分抬高臀部，从侧面看身体呈一条直线；② 手肘不要完全锁死，避免肘关节超伸；③ 不要塌腰；④ 高血压、心脏病以及腰部不适人群不建议进行此练习；⑤ 不要憋气，保持自然呼吸。

6. 锻炼功效

增强人体腹部核心肌群的力量；增强人体手臂肌群肌肉力量；对增强人体肩部肌肉力量有一定效果；增强平衡能力。

7. 临床功效

对减轻体重有一定效果；提高平衡控制能力；减缓核心肌力衰退。

（四）难度平板支撑 2

1. 动作名称

平板支撑交替摆腿。

2. 动作规格

① 起始姿势：俯身支撑在瑜伽垫上，双臂屈肘位于肩部正下方支撑身体；② 双腿向后并拢伸直，双脚脚尖踩地；③ 保持身体稳定不要晃动，保持背部挺直，核心肌群收紧；④ 臀部发力带动双腿依次向两侧摆动，至双脚落地后再反方向摆回还原。

3. 适合人群

力量较强的男性和女性。

4. 锻炼方法

在平坦柔软的地毯或瑜伽垫上均可实施锻炼；左右脚分别点地为一次，一组 15 次，组间休息 30 秒；每次训练 3～4 组；一周训练 3～4 次。

5. 注意事项

① 动作要标准，不要过分抬高臀部；② 不要塌腰；③ 左右脚依次摆动点地；④ 高血压、心脏病以及腰部不适人群不建议进行此练习；⑤ 不要憋气，保持自然呼吸。

6. 锻炼功效

增强人体腰部、腹部核心肌群的力量；对增强人体手臂肌群肌肉力量有一定效果；增强平衡能力。

7. 临床功效

对减轻体重有一定效果；提高平衡控制能力；减缓核心肌力的衰退。

二、侧支撑（综合性）

（一）简易侧支撑

1. 动作名称

触地侧支撑。

2. 动作规格

① 起始姿势：侧撑在瑜伽垫上，下侧手臂屈肘支撑身体，上侧手

叉腰；② 双腿并拢，膝关节弯曲支撑在瑜伽垫上；③ 保持身体稳定。

3. 适合人群

力量较弱的中老年人群或刚开始练习的人群，男女皆可。

4. 锻炼方法

在平坦柔软的地毯或瑜伽垫上均可实施锻炼；30~45秒为一组，组间休息30秒；每次训练3~4组；一周训练3~4次。

5. 注意事项

① 支撑手臂与躯干的夹角约为90°；② 身体从侧面看呈一条直线，大腿和臀部不接触瑜伽垫；③ 不要憋气，保持自然呼吸。

6. 锻炼功效

增强人体腰部、腹部核心肌群的力量；增强平衡能力。

7. 临床功效

对减轻体重有一定效果；提高平衡控制能力；减缓核心肌力的衰退。

（二）标准侧支撑

1. 动作名称

标准侧支撑。

2. 动作规格

① 起始姿势：下侧手臂屈肘支撑在瑜伽垫上，上侧手叉腰；② 双腿并拢伸直，下侧脚支撑身体。

3. 适合人群

力量正常的男性，力量较强的女性。

4. 锻炼方法

在平坦柔软的地毯或瑜伽垫上均可实施锻炼；30~45秒为一组，组间休息30秒；每次训练3~4组；一周训练3~4次。

5. 注意事项

① 支撑手臂与躯干的夹角约为90°；② 身体从侧面看呈一条直线；③ 大腿和臀部不接触瑜伽垫；④ 高血压、心脏病以及腰部不适人群需要经过医生同意以及在家属监护下完成练习；⑤ 不要憋气，保持自然呼吸。

6. 锻炼功效

增强人体腹部核心肌群的力量；增强人体手臂肌群的肌肉力量；有效增强人体肩部肌肉力量；增强平衡能力。

7. 临床功效

对减轻体重有一定效果；提高平衡控制能力；减缓核心肌力的衰退。

（三）难度侧支撑 1

1. 动作名称

侧支撑抬腿。

2. 动作规格

① 起始姿势：侧撑在瑜伽垫上，下侧手臂屈肘支撑身体，上侧手叉腰；② 双腿并拢伸直，下侧脚支撑身体；③ 非支撑腿向上抬起，随后落下。

3. 适合人群

力量较强的男性和女性。

4. 锻炼方法

在平坦柔软的地毯或瑜伽垫上均可实施锻炼；非支撑腿抬起、落下为一次，完成 15 次为一组，组间休息 30 秒；每次训练 3~4 组；一周训练 3~4 次。

5. 注意事项

① 支撑手臂与躯干的夹角约为 90°；② 身体从侧面看呈一条直线；③ 大腿和臀部不接触瑜伽垫；④ 高血压、心脏病以及腰部不适的人群不建议进行此练习；⑤ 不要憋气，保持自然呼吸。

6. 锻炼功效

增强人体腹部核心肌群的力量；对增强人体手臂肌肉力量有一定效果；对增强人体腿部肌肉力量有一定效果；增强平衡能力。

7. 临床功效

对减轻体重有一定效果；提高平衡控制能力；减缓核心肌力的衰退。

（四）难度侧支撑 2

1. 动作名称

侧支撑抬臀。

2. 动作规格

① 起始姿势：侧撑在瑜伽垫上，下侧手臂屈肘支撑身体，上侧手叉腰；② 双腿并拢伸直，下侧脚支撑身体；③ 保持身体稳定，臀部下压至瑜伽垫，然后再向上抬起。

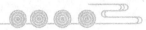
3. 适合人群

力量较强的男性和女性。

4. 锻炼方法

在平坦柔软的地毯或瑜伽垫上均可实施锻炼；臀部下压、抬起为一次，完成 15 次为一组，组间休息 30 秒；每次训练 3~4 组；一周训练 3~4 次。

5. 注意事项

① 支撑手臂与躯干的夹角约为 90°；② 身体从侧面看呈一条直线；③ 起始时大腿和臀部不接触瑜伽垫；④ 高血压、心脏病以及腰部不适人群不建议进行此练习；⑤ 不要憋气，保持自然呼吸。

6. 锻炼功效

增强人体腹部肌群的肌肉力量；对增强人体手臂肌群肌肉力量有一定效果；增强人体臀部肌肉力量；增强平衡能力。

7. 临床功效

对减轻体重有一定效果；提高平衡控制能力；减缓核心肌力的衰退。

（五）难度侧支撑 3

1. 动作名称

侧支撑提膝触肘。

2. 动作规格

① 起始姿势：侧撑在瑜伽垫上，下侧手臂屈肘支撑身体，上侧手向上举过头顶；② 双腿并拢伸直，下侧脚支撑身体；③ 非支撑腿伸直，非支撑手与非支撑腿同时靠拢触碰。

3. 适合人群

力量较强的男性和女性。

4. 锻炼方法

在平坦柔软的地毯或瑜伽垫上均可实施锻炼；手肘与膝盖触碰并还原为一次，完成 15 次为一组，组间休息 30 秒；每次训练 3~4 组；一周训练 3~4 次。

5. 注意事项

① 支撑手臂与躯干的夹角约为 90°；② 身体从侧面看呈一条直线；③ 大腿和臀部不接触瑜伽垫；④ 如有难度，可将支撑腿屈膝着地再进行练习；⑤ 高血压、心脏病以及腰部不适人群不建议进行此练习；⑥ 不要憋气，保持自然呼吸。

6. 锻炼功效

增强人体腹部肌群的肌肉力量；对增强人体手臂肌群肌肉力量有一定效果；对增强人体腿部肌群肌肉力量有一定效果；增强平衡能力。

7. 临床功效

对减轻体重有一定效果；提高平衡控制能力；减缓核心肌力的衰退。

三、四点支撑（综合性）

（一）简易四点支撑

1. 动作名称

触地四点支撑。

2. 动作规格

① 起始姿势：俯身以双手和双膝支撑在瑜伽垫上，双臂位于肩部下方，手肘微曲；② 背部挺直，核心肌群收紧，双腿屈膝并微微分开约与肩同宽；③ 双脚脚尖踩地，双膝触地跪在瑜伽垫上。

3. 适合人群

力量较弱的中老年人群或刚开始练习的人群，男女皆可。

4. 锻炼方法

在平坦柔软的地毯或瑜伽垫上均可实施锻炼；一组 30～45 秒，组间休息 30 秒；每次训练 3～4 组；一周训练 3～4 次。

5. 注意事项

① 肘关节保持微曲，不要完全伸直；② 背部保持挺直，不要向上拱起，从侧面看，头、背部与臀部呈一条直线；③ 不要憋气，保持自然呼吸；④ 高血压、心脏病患者需要经过医生同意并且在家属监护下练习。

6. 锻炼功效

增强人体腰部、腹部核心肌群的力量；增强平衡能力。

7. 临床功效

对减轻体重有一定效果；提高平衡控制能力；减缓核心肌力的衰退。

（二）标准四点支撑

1. 动作名称

标准四点支撑。

2. 动作规格

① 起始姿势：俯身以双手支撑在瑜伽垫上，双臂位于肩部下方，

手肘微曲；② 背部挺直，核心肌群收紧，双腿屈膝并微微分开约与肩同宽；③ 双脚脚尖踩地，双膝离地一拳左右距离即可。

3. 适合人群

力量正常的男性，力量较强的女性。

4. 锻炼方法

在平坦柔软的地毯或瑜伽垫上均可实施锻炼；一组 30～45 秒，组间休息 30 秒；每次训练 3～4 组；一周训练 3～4 次。

5. 注意事项

① 肘关节保持微曲，不要完全伸直；② 背部保持挺直，不要向上拱起，从侧面看，头、背部与臀部呈一条直线；③ 不要憋气，保持自然呼吸；④ 膝盖离地距离不要过大，以免造成背部过分拱起；⑤ 高血压、心脏病和腰部不适的患者不建议进行此练习。

6. 锻炼功效

增强人体腰部、腹部核心肌群的力量；增强平衡能力。

7. 临床功效

对减轻体重有一定效果；提高平衡控制能力；减缓核心肌力的衰退。

(三) 难度四点支撑

1. 动作名称

弹力带阻力四点支撑。

2. 动作规格

① 起始姿势：俯身以双手支撑在瑜伽垫上，双臂位于肩部下方，手肘微曲；② 背部挺直，核心肌群收紧，双腿屈膝并微微分开约与肩同宽；③ 双脚脚尖踩地，双膝离地一拳左右距离即可；④ 弹力带放置在双脚脚踝处撑开，保持张力。

3. 适合人群

力量较强的男性和女性。

4. 锻炼方法

在平坦柔软的地毯或瑜伽垫上均可实施锻炼；一组 30～45 秒，组间休息 30 秒；每次训练 3～4 组；一周训练 3～4 次。

5. 注意事项

① 肘关节保持微曲，不要完全伸直；② 背部保持挺直，不要向上拱起，从侧面看，头、背部与臀部呈一条直线；③ 不要憋气，保持自然呼吸；④ 膝盖离地距离不要过大，以免造成背部过分拱起；⑤ 高血

压、心脏病和腰部不适的患者不建议进行此练习。

6. 锻炼功效

增强人体腰部、腹部核心肌群的力量；增强平衡能力。

7. 临床功效

对减轻体重有一定效果；提高平衡控制能力；减缓核心肌力的衰退。

四、登山者（综合性）

（一）简易登山者

1. 动作名称

手扶墙登山者。

2. 动作规格

① 起始姿势：以直立姿势面向墙壁站好，离墙一臂距离，向前俯身；② 双手放于墙上支撑身体；③ 右腿膝关节向上、向前抬起，并短暂保持 1 秒，然后右腿向下蹬地，同上左腿膝关节向上、向前抬起。

3. 适合人群

力量较弱的中老年人群或刚开始练习的人群，男女皆可。

4. 锻炼方法

训练场地不固定，有平坦的地面和墙面即可练习；一组 30～45 秒，组间休息 30 秒；每次训练 3～4 组；一周训练 3～4 次。

5. 注意事项

① 身体要保持一条直线；② 不要屈髋；③ 不要憋气，保持自然呼吸；④ 向上、向前抬腿的同时，勾脚尖。

6. 锻炼功效

增强人体腰部、腹部核心肌群的力量；增强平衡能力；增强腿部肌群的肌肉力量。

7. 临床功效

对减轻体重有一定效果；提高平衡控制能力；减缓核心肌力的衰退。

（二）标准登山者

1. 动作名称

标准登山者。

2. 动作规格

① 起始姿势：俯身以双手支撑在瑜伽垫上，双手距离约与肩同宽；② 双腿伸直，双脚自然分开，不要并拢，脚尖踩地；③ 腰腹收紧并将

背部弓起；④ 匀速提膝，膝关节向胸部方向靠拢。

3. 适合人群

力量正常的男性，力量较强的女性。

4. 锻炼方法

在平坦柔软的地毯或瑜伽垫上均可实施锻炼；一组 30~45 秒，组间休息 30 秒；每次训练 3~4 组；一周训练 3~4 次。

5. 注意事项

① 身体不要保持一条直线，背部要向上弓起，从侧面看呈"C"字形；② 不要憋气，保持自然呼吸；③ 提膝的同时，勾脚尖；④ 高血压、心脏病患者不建议进行此练习。

6. 锻炼功效

增强人体腰部、腹部核心肌群的力量；增强平衡能力；增强腿部肌群的肌肉力量。

7. 临床功效

对减轻体重有一定效果；提高平衡控制能力；减缓核心肌力的衰退。

（三）难度登山者

1. 动作名称

弹力带阻力登山者。

2. 动作规格

① 起始姿势：俯身以双手支撑在瑜伽垫上，双手距离约与肩同宽；② 双腿伸直，双脚自然分开，不要并拢，脚尖踩地；③ 将两根阻力一样的弹力带一端系在桌子腿上，另一端系在脚踝位置；④ 腰腹收紧并将背部弓起；⑤ 匀速提膝，膝关节向胸部方向靠拢。

3. 适合人群

力量较强的男性和女性。

4. 锻炼方法

在平坦柔软的地毯或瑜伽垫上均可实施锻炼；一组 30~45 秒，组间休息 30 秒；每次训练 3~4 组；一周训练 3~4 次。

5. 注意事项

① 身体不要保持一条直线，背部要向上弓起，从侧面看呈"C"字形；② 不要憋气，保持自然呼吸；③ 提膝的同时，勾脚尖；④ 高血压、心脏病患者不建议进行此练习。

6. 锻炼功效

增强人体腰部、腹部核心肌群的力量；增强平衡能力；增强腿部肌群的肌肉力量。

7. 临床功效

对减轻体重有一定效果；提高平衡控制能力；减缓核心肌力的衰退。

五、卷腹（腹肌）

（一）简易卷腹

1. 动作名称

弹力带辅助卷腹。

2. 动作规格

① 起始姿势：平躺在瑜伽垫上，双膝并拢弯曲，双脚踩实地面，下巴微微含住；② 将一根弹力带一端固定在足侧桌子腿上，另一端用双手握住，并放于胸口处；③ 用上腹和弹力带的拉力使躯干向大腿方向靠拢；④ 当躯干的肩胛骨离开瑜伽垫时即可松开弹力带慢慢躺向瑜伽垫。

3. 适合人群

力量较弱的中老年人群或刚开始练习的人群，男女皆可。

4. 锻炼方法

在平坦柔软的地毯或瑜伽垫上均可实施锻炼；一组 15 个，组间休息 30 秒；每次训练 3~4 组；一周训练 3~4 次。

5. 注意事项

① 双手放置于胸前，不要抱住颈部；② 向上时肩胛骨离开地面即可，幅度不用过大；③ 不要憋气，保持自然呼吸；④ 腰部不要反弓。

6. 锻炼功效

增强人体腹横肌的肌肉力量与肌肉耐力；增强人体腰腹核心肌群的肌肉力量。

7. 临床功效

对减轻体重有一定效果；减缓核心肌力的衰退。

（二）标准卷腹

1. 动作名称

标准卷腹。

2. 动作规格

① 起始姿势：平躺在瑜伽垫上，双膝并拢弯曲，双脚踩实地面；

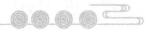
② 双手交叉放于胸口处；③ 下巴微微含住，腹部发力将躯干拉起，至肩胛骨离开瑜伽垫时即可，幅度不宜过大。

3. 适合人群

力量正常的男性，力量较强的女性。

4. 锻炼方法

在平坦柔软的地毯或瑜伽垫上均可实施锻炼；一组 20 个，组间休息 30 秒；每次训练 3~4 组；一周训练 3~4 次。

5. 注意事项

① 双手放置于胸前，不要抱住颈部；② 向上时肩胛骨离开地面即可，幅度不用过大；③ 不要憋气，保持自然呼吸；④ 注意腰部不要过分反弓；⑤ 高血压、心脏病患者不建议进行此练习。

6. 锻炼功效

增强人体腹横肌的肌肉力量与肌肉耐力；增强人体腰腹核心肌群的肌肉力量。

7. 临床功效

对减轻体重有一定效果；减缓核心肌力的衰退。

（三）难度卷腹 1

1. 动作名称

弹力带阻力卷腹。

2. 动作规格

① 起始姿势：平躺在瑜伽垫上，双膝并拢弯曲，双脚踩实地面；② 将弹力带一端固定于头侧桌子腿，另一端双手握住放置于胸口位置；③ 下巴微微含住，腹部发力将躯干拉起，至肩胛骨离开瑜伽垫时即可，幅度不宜过大。

3. 适合人群

力量较强的男性和女性。

4. 锻炼方法

在平坦柔软的地毯或瑜伽垫上均可实施锻炼；一组 20 个，组间休息 30 秒；每次训练 3~4 组；一周训练 3~4 次。

5. 注意事项

① 向上时肩胛骨离开地面即可，幅度不用过大；② 不要憋气，保持自然呼吸；③ 注意腰部不要过分反弓；④ 高血压、心脏病患者不建议进行此练习。

6. 锻炼功效

增强人体腹横肌的肌肉力量与肌肉耐力；增强人体腰腹核心肌群的肌肉力量。

7. 临床功效

对减轻体重有一定效果；减缓核心肌力的衰退。

（四）难度卷腹2

1. 动作名称

卷腹摸踝。

2. 动作规格

① 起始姿势：平躺在瑜伽垫上，双膝并拢弯曲，双脚踩实地面，双手放于身体两侧；② 下巴微微含住，腹部发力将躯干拉起；③ 当肩胛骨离开瑜伽垫时，保持这个动作，同时用右手触摸右侧脚踝，左手触摸左侧脚踝，依次交替进行；④ 一左一右记作一次练习。

3. 适合人群

力量较强的男性和女性。

4. 锻炼方法

在平坦柔软的地毯或瑜伽垫上均可实施锻炼；一组 20 个，组间休息 30 秒；每次训练 3~4 组；一周训练 3~4 次。

5. 注意事项

① 向上时肩胛骨离开地面即可，幅度不用过大；② 不要憋气，保持自然呼吸；③ 注意腰部不要过分反弓；④ 高血压、心脏病患者不建议进行此练习。

6. 锻炼功效

增强人体腹横肌、腹外斜肌的肌肉力量与肌肉耐力；增强人体腰腹核心肌群的肌肉力量。

7. 临床功效

对减轻体重有一定效果；减缓核心肌力的衰退。

六、船式支撑（腹肌）

（一）简易船式支撑

1. 动作名称

双手触地船式支撑。

2. 动作规格

① 起始姿势：仰卧在瑜伽垫上，下背部、臀部靠在瑜伽垫上；② 双手放在身体两侧的地面上，双腿向前并拢伸直；③ 双脚离地，保

持身体稳定，腹部用力向上卷起，直到肩胛骨离开瑜伽垫；④ 保持动作，感受腹部肌肉的收缩。

3. 适合人群

力量较弱的中老年人群或刚开始练习的人群，男女皆可。

4. 锻炼方法

在平坦柔软的地毯或瑜伽垫上均可实施锻炼；一组 15 秒，组间休息 30 秒；每次训练 3~4 组；一周训练 3~4 次。

5. 注意事项

① 下背部和臀部紧贴瑜伽垫，不要形成腰部的反弓；② 向上发力直到肩胛骨离开地面即可；③ 不要憋气，保持自然呼吸；④ 下巴微收。

6. 锻炼功效

增强人体腹横肌的肌肉力量与肌肉耐力；增强人体腰腹核心肌群的肌肉力量。

7. 临床功效

对减轻体重有一定效果；减缓核心肌力的衰退。

（二）标准船式支撑

1. 动作名称

标准船式支撑。

2. 动作规格

① 起始姿势：仰卧在瑜伽垫上，下背部、臀部靠在瑜伽垫上；② 双臂向上举起，双腿向前并拢伸直；③ 双脚离地，保持身体稳定，腹部用力向上卷起，直到肩胛骨离开瑜伽垫；④ 保持动作，感受腹部肌肉的收缩。

3. 适合人群

力量正常的男性，力量较强的女性。

4. 锻炼方法

在平坦柔软的地毯或瑜伽垫上均可实施锻炼；一组 20 秒，组间休息 30 秒；每次训练 3~4 组；一周训练 3~4 次。

5. 注意事项

① 下背部和臀部紧贴瑜伽垫，不要形成腰部的反弓；② 向上发力直到肩胛骨离开地面即可；③ 不要憋气，保持自然呼吸；④ 下巴微收；⑤ 高血压、心脏病患者不建议进行此练习。

6. 锻炼功效

增强人体腹横肌的肌肉力量与肌肉耐力；增强人体腰腹核心肌群的

肌肉力量。

7. 临床功效

对减轻体重有一定效果；减缓核心肌力的衰退。

（三）难度船式支撑

1. 动作名称

船式支撑收腿。

2. 动作规格

① 起始姿势：仰卧在瑜伽垫上，下背部、臀部靠在瑜伽垫上；② 双臂向上举起，双腿向前并拢伸直；③ 双脚离地，保持身体稳定，腹部用力向上卷起，直到肩胛骨离开瑜伽垫；④ 保持动作，同时将双膝向胸部方向靠拢。

3. 适合人群

力量较强的男性和女性。

4. 锻炼方法

在平坦柔软的地毯或瑜伽垫上均可实施锻炼；一组训练收腿 15 次，组间休息 30 秒；每次训练 3~4 组；一周训练 3~4 次。

5. 注意事项

① 下背部和臀部紧贴瑜伽垫，不要形成腰部的反弓；② 向上发力直到肩胛骨离开地面即可；③ 不要憋气，保持自然呼吸；④ 下巴微收；⑤ 高血压、心脏病以及腰部不适的患者不建议进行此练习。

6. 锻炼功效

增强人体腹横肌的肌肉力量与肌肉耐力；增强人体腰腹核心肌群的肌肉力量；增强人体的平衡控制能力。

7. 临床功效

对减轻体重有一定效果；减缓核心肌力的衰退。

七、俄罗斯转体（腹肌）

（一）简易俄罗斯转体

1. 动作名称

足触地俄罗斯转体。

2. 动作规格

① 起始姿势：屈膝坐在瑜伽垫上，双膝并拢弯曲，双脚踩实地面；② 抬头挺胸，双臂伸直，双手交叉握住；③ 双臂和头同时向左右两侧摆动；④ 转动幅度不要太大；⑤ 保持呼吸，不要憋气；⑥ 一左一右记为一个动作。

3. 适合人群

力量较弱的中老年人群或刚开始练习的人群，男女皆可。

4. 锻炼方法

在平坦柔软的地毯或瑜伽垫上均可实施锻炼；一组 14 个动作，组间休息 30 秒；每次训练 3~4 组；一周训练 3~4 次。

5. 注意事项

① 注意身体姿态，要抬头挺胸；② 双臂和头要同时转动；③ 不要憋气，保持自然呼吸；④ 下巴微收。

6. 锻炼功效

增强人体腹外斜肌的肌肉力量与肌肉耐力；增强人体腰腹核心肌群的肌肉力量。

7. 临床功效

对减轻体重有一定效果；减缓核心肌力的衰退。

（二）标准俄罗斯转体

1. 动作名称

标准俄罗斯转体。

2. 动作规格

① 起始姿势：屈膝坐在瑜伽垫上，双膝并拢弯曲向前抬起，双脚离开地面；② 抬头挺胸，双臂伸直，双手交叉握住；③ 双臂和头同时向左右两侧摆动；④ 转动幅度不要太大；⑤ 保持呼吸，不要憋气；⑥ 一左一右记为一个动作。

3. 适合人群

力量正常的男性，力量较强的女性。

4. 锻炼方法

在平坦柔软的地毯或瑜伽垫上均可实施锻炼；一组 14 个动作，组间休息 30 秒；每次训练 3~4 组；一周训练 3~4 次。

5. 注意事项

① 注意身体姿态，要抬头挺胸；② 双臂和头要同时转动；③ 不要憋气，保持自然呼吸；④ 下巴微收；⑤ 高血压、心脏病患者须经过医生同意并在家属的监督下进行练习。

6. 锻炼功效

增强人体腹外斜肌的肌肉力量与肌肉耐力；增强人体腰腹核心肌群的肌肉力量；增强人体的平衡控制能力。

7. 临床功效

对减轻体重有一定效果；减缓核心肌力的衰退。

（三）难度俄罗斯转体

1. 动作名称

负重俄罗斯转体。

2. 动作规格

① 起始姿势：屈膝坐在瑜伽垫上，双膝并拢弯曲向前抬起，双脚离开地面；② 抬头挺胸，双臂伸直，双手握住重物（可为矿泉水、书本等物品）；③ 双臂和头同时向左右两侧摆动；④ 转动幅度不要太大；⑤ 保持呼吸，不要憋气；⑥ 一左一右记为一个动作。

3. 适合人群

力量较强的男性和女性。

4. 锻炼方法

重物可选择不同质量的矿泉水、书本等常见物品；在平坦柔软的地毯或瑜伽垫上均可实施锻炼；一组 14 个动作，组间休息 30 秒；每次训练 3~4 组；一周训练 3~4 次。

5. 注意事项

① 注意身体姿态，要抬头挺胸；② 双臂和头要同时转动；③ 不要憋气，保持自然呼吸；④ 下巴微收；⑤ 高血压、心脏病和腰部不适的患者不建议进行此练习。

6. 锻炼功效

增强人体腹外斜肌的肌肉力量与肌肉耐力；增强人体腰腹核心肌群的肌肉力量；增强人体的平衡控制能力。

7. 临床功效

对减轻体重有一定效果；减缓核心肌力的衰退。

八、健腹轮（腹肌）

（一）简易健腹轮

1. 动作名称

身体拉锯。

2. 动作规格

① 起始姿势：俯身以双臂支撑在瑜伽垫上，背部挺直，核心肌肉收紧；② 双腿自然分开，双膝跪在瑜伽垫上，双脚脚尖踩地；③ 双手依次向前伸，达到最远距离后，再慢慢依次收回双手；④ 一来一回算一次练习。

3. 适合人群

力量较弱的中老年人群或刚开始练习的人群，男女皆可。

4. 锻炼方法

在平坦柔软的地毯或瑜伽垫上均可实施锻炼；一组 10 次，组间休息 30 秒；每次训练 3~4 组；一周训练 3~4 次。

5. 注意事项

① 一开始双手前伸的距离不宜过远；② 背部挺直，核心肌肉收紧，不要塌腰；③ 不要憋气，保持自然呼吸。

6. 锻炼功效

增强人体腹部肌群的肌肉力量与肌肉耐力；增强人体腰腹核心肌群的肌肉力量。

7. 临床功效

对减轻体重有一定效果；减缓核心肌力的衰退。

（二）标准健腹轮

1. 动作名称

跪姿健腹轮。

2. 动作规格

① 起始姿势：俯身以双臂支撑在瑜伽垫上，背部微微拱起，核心肌肉收紧；② 双腿自然分开，双膝跪在瑜伽垫上，双脚脚尖踩地；③ 双手握住健腹轮并向前滚动，距离不宜过长，感受到腹肌发力后缓慢向回滚动；④ 一来一回算一次练习。

3. 适合人群

力量正常的男性，力量较强的女性。

4. 锻炼方法

准备健身器械健腹轮；在平坦柔软的地毯或瑜伽垫上均可实施锻炼；一组 10 次，组间休息 30 秒；每次训练 3~4 组；一周训练 3~4 次。

5. 注意事项

① 背部微微拱起；② 手腕保持中立位；③ 不要憋气，保持自然呼吸；④ 注意始终保持腹部发力；⑤ 注意根据自身能力去选择滚动的距离；⑥ 高血压、心脏病以及腰部不适的人群不建议进行此练习。

6. 锻炼功效

增强人体腹部肌群的肌肉力量与肌肉耐力；增强人体腰腹核心肌群的肌肉力量。

7. 临床功效

对减轻体重有一定效果；减缓核心肌力的衰退。

（三）难度健腹轮

1. 动作名称

站姿健腹轮。

2. 动作规格

① 起始姿势：俯身以双臂支撑在瑜伽垫上，背部微微拱起，核心肌肉收紧；② 双腿自然分开并伸直，双脚踩实地面；③ 双手握住健腹轮并向前滚动，距离不宜过长，感受到腹肌发力后缓慢向回滚动；④ 一来一回算一次练习。

3. 适合人群

力量较强的男性和女性。

4. 锻炼方法

准备健身器械健腹轮；在平坦柔软的地毯或瑜伽垫上均可实施锻炼；一组 10 次，组间休息 30 秒；每次训练 3~4 组；一周训练 3~4 次。

5. 注意事项

① 背部微微拱起；② 手腕保持中立位；③ 不要憋气，保持自然呼吸；④ 注意始终保持腹部发力；⑤ 注意根据自身能力去选择滚动的距离；⑥ 高血压、心脏病以及腰部不适的人群不建议进行此练习。

6. 锻炼功效

增强人体腹部肌群的肌肉力量与肌肉耐力；增强人体腰腹核心肌群的肌肉力量；增强人体手臂肌群的肌肉力量。

7. 临床功效

对减轻体重有一定效果；减缓核心肌力的衰退。

九、"V"字卷腹（腹肌）

（一）简易"V"字卷腹

1. 动作名称

屈膝"V"字卷腹。

2. 动作规格

① 起始姿势：仰卧在瑜伽垫上，双膝弯曲并拢，双脚踩实地面；② 双臂在耳朵两侧打开并伸直呈"V"字形；③ 腰部和臀部贴近瑜伽垫；④ 腹部发力向上卷起至肩胛骨离开地面即可；⑤ 同时，膝盖向胸部靠拢至臀部离开瑜伽垫即可。

3. 适合人群

力量较弱的中老年人群或刚开始练习的人群，男女皆可。

4. 锻炼方法

在平坦柔软的地毯或瑜伽垫上均可实施锻炼；一组 10 个，组间休息 30 秒；每次训练 3~4 组；一周训练 3~4 次。

5. 注意事项

① 保持身体稳定；② 下背部不要离开瑜伽垫；③ 不要憋气，保持自然呼吸。

6. 锻炼功效

增强人体腹部肌群的肌肉力量与肌肉耐力；增强人体腰腹核心肌群的肌肉力量。

7. 临床功效

对减轻体重有一定效果；减缓核心肌力的衰退。

（二）标准"V"字卷腹

1. 动作名称

标准"V"字卷腹。

2. 动作规格

① 起始姿势：仰卧在瑜伽垫上，上半身贴地，双臂向上举起伸直；② 双腿分开向上抬起至快要与地面垂直；③ 保持下背部不要离开地面，腹部用力使上背部向上卷起至动作顶点即可缓慢下放。

3. 适合人群

力量正常的男性，力量较强的女性。

4. 锻炼方法

在平坦柔软的地毯或瑜伽垫上均可实施锻炼；一组 10 个，组间休息 30 秒；每次训练 3~4 组；一周训练 3~4 次。

5. 注意事项

① 保持身体稳定；② 下背部不要离开瑜伽垫；③ 不要憋气，保持自然呼吸；④ 高血压、心脏病以及腰部不适人群不建议进行此练习。

6. 锻炼功效

增强人体腹部肌群的肌肉力量与肌肉耐力；增强人体腰腹核心肌群的肌肉力量。

7. 临床功效

对减轻体重有一定效果；减缓核心肌力的衰退。

（三）难度 "V" 字卷腹

1. 动作名称

"V" 字卷腹支撑。

2. 动作规格

① 起始姿势：仰卧在瑜伽垫上，上半身贴地，双臂向上举起伸直；② 双腿分开向上抬起至快要与地面垂直；③ 保持下背部不要离开地面，腹部用力使上背部向上卷起至动作顶点；④ 保持这个动作，双臂向双腿中间伸展。

3. 适合人群

力量较强的男性和女性。

4. 锻炼方法

在平坦柔软的地毯或瑜伽垫上均可实施锻炼；一组 20 秒，组间休息 30 秒；每次训练 3~4 组；一周训练 3~4 次。

5. 注意事项

① 保持身体稳定；② 下背部不要离开瑜伽垫；③ 不要憋气，保持自然呼吸；④ 高血压、心脏病以及腰部不适人群不建议进行此练习。

6. 锻炼功效

增强人体腹部肌群的肌肉力量与肌肉耐力；增强人体腰腹核心肌群的肌肉力量。

7. 临床功效

对减轻体重有一定效果；减缓核心肌力的衰退。

十、奥式引体（背阔肌）

（一）简易奥式引体

1. 动作名称

站立式奥式引体。

2. 动作规格

① 起始姿势：双脚分开与肩同宽，屈膝下蹲；② 脚尖外展，膝盖方向与脚尖方向一致；③ 双臂在耳侧伸直，双手全握，握紧双杠的一边；④ 借助蹬地的推力，辅助手臂上拉身体，至大臂与地面平行即可缓慢下放身体至准备姿势；⑤ 腰背挺直，核心肌肉收紧，下巴微收，保持正确的身体姿势。

3. 适合人群

力量较弱的中老年人群或刚开始练习的人群，男女皆可。

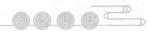

4. 锻炼方法

需要借助双杠进行训练；一组 10 个，组间休息 30 秒；每次训练 3~4 组；一周训练 3~4 次。

5. 注意事项

① 上拉身体时始终保持上半身挺直；② 注意动作轨迹竖直上下；③ 不要憋气，保持自然呼吸；④ 注意体会上臂往下压的感觉。

6. 锻炼功效

增强人体背部肌群的肌肉力量与肌肉耐力；增强人体手臂肌群的肌肉力量。

7. 临床功效

有助于脊柱健康；改善轻度的脊柱侧弯、驼背、含胸等不良体态。

（二）标准奥式引体

1. 动作名称

标准奥式引体。

2. 动作规格

① 起始姿势：双手握住双杠的一边，身体站直，距离双杠一臂距离；② 双脚向前移动至身体与地面倾斜 45°左右即可；③ 保持背部挺直，核心肌肉收紧，不要塌腰；④ 手臂和背部发力拉起身体，使胸部向双杠靠拢；⑤ 当胸部贴近双杠后缓慢下放身体。

3. 适合人群

力量正常的男性，力量较强的女性。

4. 锻炼方法

需要借助双杠进行训练；一组 10 个，组间休息 30 秒；每次训练 3~4 组；一周训练 3~4 次。

5. 注意事项

① 上拉身体时始终保持上半身挺直；② 在动作起始和结束时，都要收紧肩胛骨，即随时保持挺胸的状态；③ 不要憋气，保持自然呼吸。

6. 锻炼功效

增强人体背部肌群的肌肉力量与肌肉耐力；增强人体手臂肌群的肌肉力量。

7. 临床功效

有助于脊柱健康；改善轻度的脊柱侧弯、驼背、含胸等不良体态。

（三）难度奥式引体

1. 动作名称

平行奥式引体。

2. 动作规格

① 起始姿势：双手握住双杠的一边，握距与肩同宽；② 双脚放置于板凳上，双腿并拢伸直；③ 身体与双杠保持平行，收紧肩胛骨，抬头挺胸，背部挺直，核心肌肉收紧；④ 手臂和背部发力拉起身体，使胸部向双杠靠拢；⑤ 当胸部贴近双杠后缓慢下放身体。

3. 适合人群

力量较强的男性和女性。

4. 锻炼方法

需要借助双杠进行训练，并准备板凳一个；一组 10 个，组间休息30 秒；每次训练 3~4 组；一周训练 3~4 次。

5. 注意事项

① 上拉身体时始终保持上半身挺直；② 在动作起始和结束时，都要收紧肩胛骨，即随时保持挺胸的状态；③ 不要憋气，保持自然呼吸。

6. 锻炼功效

增强人体背部肌群的肌肉力量与肌肉耐力；增强人体手臂肌群的肌肉力量。

7. 临床功效

有助于脊柱健康；改善轻度的脊柱侧弯、驼背、含胸等不良体态。

十一、俯身单臂划船（背阔肌）

（一）简易俯身单臂划船

1. 动作名称

无负重俯身单臂划船。

2. 动作规格

① 起始姿势：两脚分开略比肩宽，左手支撑在板凳上，使身体躯干与地面平行；② 背部挺直，核心肌肉收紧，下巴微收；③ 右手自然垂直于地面；④ 背部发力带动手臂向上拉，当肘关节夹角约为 90° 时，慢慢下放手臂至与地面垂直。

3. 适合人群

力量较弱的中老年人群或刚开始练习的人群，男女皆可。

4. 锻炼方法

在平坦的地面上借助板凳训练；一组 10 个，组间休息 30 秒；每次训练 3~4 组；一周训练 3~4 次。

5. 注意事项

① 上拉手臂时始终保持上半身挺直；② 手臂上拉至肘关节夹角约为 90°；③ 不要憋气，保持自然呼吸；④ 肩胛骨不要突出，保持背部挺直；⑤ 上拉手臂过程中躯干不要旋转；⑥ 整个动作过程中手臂不要发力，依靠背部发力将手臂上拉。

6. 锻炼功效

增强人体背部肌群的肌肉力量与肌肉耐力；增强人体手臂肌群的肌肉力量。

7. 临床功效

有助于脊柱健康；改善轻度的脊柱侧弯、驼背、含胸等不良体态。

（二）标准俯身单臂划船

1. 动作名称

弹力带阻力俯身单臂划船。

2. 动作规格

① 起始姿势：两脚分开略比肩宽，左手支撑在板凳上，使身体躯干与地面平行；② 背部挺直，核心肌肉收紧，下巴微收；③ 将弹力带一端固定在板凳上；④ 右手自然垂直于地面并握紧弹力带；⑤ 背部发力带动手臂向上拉，当肘关节夹角约为 90°时，慢慢下放手臂至与地面垂直。

3. 适合人群

力量正常的男性，力量较强的女性。

4. 锻炼方法

在平坦的地面上借助板凳训练；一组 10 个，组间休息 30 秒；每次训练 3~4 组；一周训练 3~4 次。

5. 注意事项

① 上拉手臂时始终保持上半身挺直；② 手臂上拉至肘关节夹角约为 90°；③ 不要憋气，保持自然呼吸；④ 肩胛骨不要突出，保持背部挺直；⑤ 上拉手臂过程中躯干不要旋转；⑥ 整个动作过程中手臂不要发力，依靠背部发力将手臂上拉。

6. 锻炼功效

增强人体背部肌群的肌肉力量与肌肉耐力；增强人体手臂肌群的肌肉力量。

7. 临床功效

有助于脊柱健康；改善轻度的脊柱侧弯、驼背、含胸等不良体态。

（三）难度俯身单臂划船

1. 动作名称

负重俯身单臂划船。

2. 动作规格

① 起始姿势：两脚分开略比肩宽，左手支撑在板凳上，使身体躯干与地面平行；② 背部挺直，核心肌肉收紧，下巴微收；③ 右手自然垂直于地面并握紧重物（可为矿泉水、书本等有一定质量的物品）；④ 背部发力带动手臂向上拉，当肘关节夹角约为 90° 时，慢慢下放手臂至与地面垂直。

3. 适合人群

力量较强的男性和女性。

4. 锻炼方法

在平坦的地面上借助板凳训练；一组 20 个，组间休息 30 秒；每次训练 3~4 组；一周训练 3~4 次。

5. 注意事项

① 上拉手臂时始终保持上半身挺直；② 手臂上拉至肘关节夹角约为 90°；③ 不要憋气，保持自然呼吸；④ 肩胛骨不要突出，保持背部挺直；⑤ 上拉手臂过程中躯干不要旋转；⑥ 整个动作过程中手臂不要发力，依靠背部发力将手臂上拉。

6. 锻炼功效

增强人体背部肌群的肌肉力量与肌肉耐力；增强人体手臂肌群的肌肉力量。

7. 临床功效

有助于脊柱健康；改善轻度的脊柱侧弯、驼背、含胸等不良体态。

十二、俯身 "T" 形伸展（背阔肌）

（一）简易俯身 "T" 形伸展

1. 动作名称

头顶墙俯身 "T" 形伸展。

2. 动作规格

① 起始姿势：两脚分开略比肩宽，向前屈膝俯身，背部挺直；② 核心肌肉收紧，下巴微收，上半身从侧面看呈一条直线；③ 躯干与大腿在髋关节夹角约呈 60°；④ 额头顶住墙面，维持身体稳定；⑤ 双臂垂直于地面，掌心朝前握拳，拇指外转伸直；⑥ 背部发力，控制手臂向上抬起至收缩顶点后慢慢下放。

3. 适合人群

力量较弱的中老年人群或刚开始练习的人群，男女皆可。

4. 锻炼方法

对训练场地无特殊要求，有一面墙即可开始训练；一组 15 个，组间休息 30 秒；每次训练 3~4 组；一周训练 3~4 次。

5. 注意事项

① 腰背挺直，不要弯腰驼背；② 肩胛骨保持收缩，时刻保持挺胸动作；③ 不要憋气，保持自然呼吸；④ 向上抬起手臂时，手臂保持微曲；⑤ 整个动作过程中手臂不要发力，依靠背部发力将手臂提拉。

6. 锻炼功效

增强人体背部肌群的肌肉力量与肌肉耐力。

7. 临床功效

有助于脊柱健康；改善轻度的脊柱侧弯、驼背、含胸等不良体态；改善肩颈酸痛。

（二）标准俯身"T"形伸展

1. 动作名称

标准俯身"T"形伸展。

2. 动作规格

① 起始姿势：两脚分开略比肩宽，向前屈膝俯身，背部挺直；② 核心肌肉收紧，下巴微收，上半身从侧面看呈一条直线；③ 躯干与大腿在髋关节夹角约呈 90°；④ 维持身体稳定；⑤ 双臂垂直于地面，掌心朝前握拳，拇指外转伸直；⑥ 背部发力，控制手臂向上抬起至收缩顶点后慢慢下放。

3. 适合人群

力量正常的男性，力量较强的女性。

4. 锻炼方法

在平坦的地面上即可开始训练；一组 15 个，组间休息 30 秒；每次训练 3~4 组；一周训练 3~4 次。

5. 注意事项

① 腰背挺直，不要弯腰驼背；② 肩胛骨保持收缩，时刻保持挺胸动作；③ 不要憋气，保持自然呼吸；④ 向上抬起手臂时，手臂保持微曲；⑤ 整个动作过程中手臂不要发力，依靠背部发力将手臂提拉。

6. 锻炼功效

增强人体背部肌群的肌肉力量与肌肉耐力。

7. 临床功效

有助于脊柱健康；改善轻度的脊柱侧弯、驼背、含胸等不良体态；改善肩颈酸痛。

(三) 难度俯身 "T" 形伸展

1. 动作名称

负重俯身 "T" 形伸展。

2. 动作规格

① 起始姿势：两脚分开略比肩宽，向前屈膝俯身，背部挺直；② 核心肌肉收紧，下巴微收，上半身从侧面看呈一条直线；③ 躯干与大腿在髋关节夹角约呈 90°；④ 维持身体稳定；⑤ 双臂垂直于地面，掌心朝前握住重物（如矿泉水），拇指外转伸直；⑥ 背部发力，控制手臂向上抬起至收缩顶点后慢慢下放。

3. 适合人群

力量较强的男性和女性。

4. 锻炼方法

在平坦的地面上即可开始训练；一组 15 个，组间休息 30 秒；每次训练 3~4 组；一周训练 3~4 次。

5. 注意事项

① 腰背挺直，不要弯腰驼背；② 肩胛骨保持收缩，时刻保持挺胸动作；③ 不要憋气，保持自然呼吸；④ 向上抬起手臂时，手臂保持微曲；⑤ 整个动作过程中手臂不要发力，依靠背部发力将手臂提拉。

6. 锻炼功效

增强人体背部肌群的肌肉力量与肌肉耐力。

7. 临床功效

有助于脊柱健康；改善轻度的脊柱侧弯、驼背、含胸等不良体态；改善肩颈酸痛。

十三、俯身 "YW" 收缩（背阔肌）

(一) 简易俯身 "YW" 收缩

1. 动作名称

站立 "YW" 收缩。

2. 动作规格

① 起始姿势：两脚分开略比肩宽，身体保持站立姿势，背部挺直；② 核心肌肉收紧，下巴微收；③ 双臂垂直于地面，手掌伸直，掌心朝内；④ 背部发力，控制手臂向上抬起至耳朵；⑤ 背部发力，控制大臂

向身体靠拢，当大臂与地面平行时即可。

3. 适合人群

力量较弱的中老年人群或刚开始练习的人群，男女皆可。

4. 锻炼方法

在平坦的地面上即可开始训练；一组 15 个，组间休息 30 秒；每次训练 3~4 组；一周训练 3~4 次。

5. 注意事项

① 腰背挺直，不要弯腰驼背；② 肩胛骨保持收缩，时刻保持挺胸动作；③ 不要憋气，保持自然呼吸；④ 向上抬起手臂时，手臂伸直。

6. 锻炼功效

增强人体背部肌群的肌肉力量与肌肉耐力。

7. 临床功效

有助于脊柱健康；改善轻度的脊柱侧弯、驼背、含胸等不良体态；改善肩颈酸痛。

（二）标准俯身 "YW" 收缩

1. 动作名称

标准俯身 "YW" 收缩。

2. 动作规格

① 起始姿势：两脚分开略比肩宽，向前屈膝俯身，背部挺直；② 核心肌肉收紧，下巴微收，上半身从侧面看呈一条直线；③ 躯干与大腿在髋关节夹角约呈 90°；④ 维持身体稳定；⑤ 双臂垂直于地面，手掌朝内伸直；⑥ 背部发力，控制手臂向上抬起至耳朵；⑦ 背部发力，控制大臂向躯干靠拢，当大臂与躯干夹角为 90° 时即可。

3. 适合人群

力量正常的男性，力量较强的女性。

4. 锻炼方法

在平坦的地面上即可开始训练；一组 15 个，组间休息 30 秒；每次训练 3~4 组；一周训练 3~4 次。

5. 注意事项

① 腰背挺直，不要弯腰驼背；② 肩胛骨保持收缩，时刻保持挺胸动作；③ 不要憋气，保持自然呼吸；④ 向上抬起手臂时，手臂保持伸直。

6. 锻炼功效

增强人体背部肌群的肌肉力量与肌肉耐力。

7. 临床功效

有助于脊柱健康；改善轻度的脊柱侧弯、驼背、含胸等不良体态；改善肩颈酸痛。

（三）难度俯身"YW"收缩

1. 动作名称

负重俯身"YW"收缩。

2. 动作规格

① 起始姿势：两脚分开略比肩宽，向前屈膝俯身，背部挺直；② 核心肌肉收紧，下巴微收，上半身从侧面看呈一条直线；③ 躯干与大腿在髋关节夹角约呈90°；④ 维持身体稳定；⑤ 双臂垂直于地面，双手握住重物（如矿泉水）；⑥ 背部发力，控制手臂向上抬起至耳朵；⑦ 背部发力，控制大臂向躯干靠拢，当大臂与躯干夹角为90°时即可。

3. 适合人群

力量较强的男性和女性。

4. 锻炼方法

在平坦的地面上即可开始训练；一组15个，组间休息30秒；每次训练3~4组；一周训练3~4次。

5. 注意事项

① 腰背挺直，不要弯腰驼背；② 肩胛骨保持收缩，时刻保持挺胸动作；③ 不要憋气，保持自然呼吸；④ 向上抬起手臂时，手臂保持伸直。

6. 锻炼功效

增强人体背部肌群的肌肉力量与肌肉耐力；增强人体手臂肌群的肌肉力量。

7. 临床功效

有助于脊柱健康；改善轻度的脊柱侧弯、驼背、含胸等不良体态；改善肩颈酸痛。

十四、背起（背阔肌）

（一）简易背起

1. 动作名称

双手支撑背起。

2. 动作规格

① 起始姿势：俯卧在瑜伽垫上，双手放于瑜伽垫两侧；② 双腿并拢伸直；③ 吸气时，双手支撑发力，推动胸部离开瑜伽垫，头、颈和

胸部同时抬高，但腰部要时刻紧贴瑜伽垫，保持 5 秒；④ 呼气时，恢复至起始姿势。

3. 适合人群

力量较弱的中老年人群或刚开始练习的人群，男女皆可。

4. 锻炼方法

在平坦柔软的地毯或瑜伽垫上均可开始训练；一组 5 秒，组间休息 30 秒；每次训练 5~6 组；一周训练 3~4 次。

5. 注意事项

① 头部不要抬得过高，稍微抬起即可；② 不要憋气，保持自然呼吸；③ 注意不要快速做，而是要静态保持；④ 腰背部急性疼痛期不建议进行此练习。

6. 锻炼功效

增强人体背阔肌的肌肉力量与肌肉耐力。

7. 临床功效

有助于脊柱健康；改善轻度驼背、含胸等不良体态；改善肩颈酸痛；有助于改善腰椎病，缓解腰背疼痛。

（二）标准背起

1. 动作名称

标准背起。

2. 动作规格

① 起始姿势：俯卧在瑜伽垫上，双手放于身体两侧；② 双腿并拢伸直；③ 吸气时，头、颈、胸部同时抬高；④ 双手分别放于耳朵两侧，腰部紧贴瑜伽垫，保持 10 秒；⑤ 呼气时，恢复至起始姿势。

3. 适合人群

力量正常的男性，力量较强的女性。

4. 锻炼方法

在平坦柔软的地毯或瑜伽垫上均可开始训练；一组 10 秒，组间休息 30 秒；每次训练 5~6 组；一周训练 3~4 次。

5. 注意事项

① 头部不要抬得过高，稍微抬起即可；② 不要憋气，保持自然呼吸；③ 注意不要快速做，而是要静态保持；④ 腰背部急性疼痛期不建议进行此练习。

6. 锻炼功效

增强人体背阔肌的肌肉力量与肌肉耐力。

7. 临床功效

有助于脊柱健康；改善轻度驼背、含胸等不良体态；改善肩颈酸痛；有助于改善腰椎病，缓解腰背疼痛。

（三）难度背起

1. 动作名称

负重背起。

2. 动作规格

① 起始姿势：俯卧在瑜伽垫上，双上肢伸直握住负重物品；② 双腿并拢伸直；③ 吸气时，头、颈、胸部和手臂同时抬起，腰部紧贴瑜伽垫，保持 10 秒；④ 呼气时，恢复至起始姿势。

3. 适合人群

力量较强的男性和女性。

4. 锻炼方法

在平坦柔软的地毯或瑜伽垫上均可开始训练；一组 10 秒，组间休息 30 秒；每次训练 5~6 组；一周训练 3~4 次。

5. 注意事项

① 头部不要抬得过高，稍微抬起即可；② 不要憋气，保持自然呼吸；③ 注意不要快速做，而是要静态保持；④ 腰背部急性疼痛期不建议进行此练习。

6. 锻炼功效

增强人体背阔肌的肌肉力量与肌肉耐力。

7. 临床功效

有助于脊柱健康；改善轻度驼背、含胸等不良体态；改善肩颈酸痛；有助于改善腰椎病，缓解腰背疼痛。

十五、小燕飞（背阔肌）

（一）简易小燕飞

1. 动作名称

站立小燕飞。

2. 动作规格

① 起始姿势：站立在平坦的地面上，双手放于身体两侧；② 吸气时，左腿支撑，头、颈和右腿同时向后伸，双手向后伸展，躯干保持平直，保持 5 秒；③ 呼气时慢慢恢复至起始姿势。

3. 适合人群

力量较弱的中老年人群或刚开始练习的人群，男女皆可。

4. 锻炼方法

在平坦的地面上即可开始训练；一组 5 秒，组间休息 30 秒；每次训练 5~6 组；一周训练 3~4 次。

5. 注意事项

① 头部不要后伸过度，稍微抬起即可；② 不要憋气，保持自然呼吸；③ 注意不要快速做，而是要静态保持；④ 腰背部急性疼痛期不建议进行此练习。

6. 锻炼功效

增强人体背阔肌的肌肉力量与肌肉耐力。

7. 临床功效

有助于脊柱健康；改善轻度驼背、含胸等不良体态；改善肩颈酸痛；有助于改善腰椎病，缓解腰背疼痛。

（二）标准小燕飞

1. 动作名称

标准小燕飞。

2. 动作规格

① 起始姿势：俯卧在瑜伽垫上，双手放于身体两侧；② 双腿并拢伸直；③ 吸气时，头、颈、胸部和腿同时抬高；④ 双臂向后伸展，腰部紧贴瑜伽垫，身体呈反弓状，保持 10 秒；⑤ 呼气时恢复至起始姿势。

3. 适合人群

力量正常的男性，力量较强的女性。

4. 锻炼方法

在平坦柔软的地毯或瑜伽垫上均可开始训练；一组 10 秒，组间休息 30 秒；每次训练 5~6 组；一周训练 3~4 次。

5. 注意事项

① 头部不要抬得过高，稍微抬起即可；② 不要憋气，保持自然呼吸；③ 注意不要快速做动作，而是要静态保持；④ 腰背部急性疼痛期不建议进行此练习。

6. 锻炼功效

增强人体背阔肌的肌肉力量与肌肉耐力。

7. 临床功效

有助于脊柱健康；改善轻度驼背、含胸等不良体态；改善肩颈酸痛；有助于改善腰椎病，缓解腰背疼痛。

（三）难度小燕飞

1. 动作名称

负重小燕飞。

2. 动作规格

① 起始姿势：俯卧在瑜伽垫上，双臂和双脚各夹住一个负重物品；② 双腿并拢伸直；③ 吸气时，头、颈、胸部、双臂和双腿同时抬起，腰部紧贴瑜伽垫，保持10秒；④ 呼气时恢复至起始姿势。

3. 适合人群

力量较强的男性和女性。

4. 锻炼方法

在平坦柔软的地毯或瑜伽垫上均可开始训练；一组10秒，组间休息30秒；每次训练3~4组；一周训练3~4次。

5. 注意事项

① 头部不要抬得过高，稍微抬起即可；② 不要憋气，保持自然呼吸；③ 负重量可根据自己的能力进行调整，确保完成时能静态保持；④ 腰背部急性疼痛期不建议进行此练习。

6. 锻炼功效

增强人体背阔肌的肌肉力量与肌肉耐力。

7. 临床功效

有助于脊柱健康；改善轻度驼背、含胸等不良体态；改善肩颈酸痛；有助于改善腰椎病，缓解腰背疼痛。

十六、耸肩（斜方肌）

（一）简易耸肩

1. 动作名称

站立"YW"收缩。

2. 动作规格

① 起始姿势：两脚分开与肩同宽，身体保持直立；② 背部挺直，核心肌肉收紧，从侧面看身体呈一条直线；③ 双手自然下垂于身体两侧；④ 斜方肌发力带动肩胛骨后缩，背部收紧。

3. 适合人群

力量较弱的中老年人群或刚开始练习的人群，男女皆可。

4. 锻炼方法

在平坦的地面上即可开始训练；一组15个，组间休息30秒；每次训练3~4组；一周训练3~4次。

5. 注意事项

① 腰背挺直，不要弯腰驼背；② 不要憋气，保持自然呼吸。

6. 锻炼功效

增强人体斜方肌的肌肉力量与肌肉耐力。

7. 临床功效

有助于脊柱健康；改善轻度驼背、含胸等不良体态；改善肩颈酸痛。

（二）标准耸肩

1. 动作名称

弹力带负重耸肩。

2. 动作规格

① 起始姿势：两脚分开与肩同宽，身体保持直立；② 背部挺直，核心肌肉收紧，从侧面看身体呈一条直线；③ 将两根弹力带一端踩在脚下，另一端握在手中；④ 斜方肌发力带动肩胛骨后缩，背部收紧。

3. 适合人群

力量正常的男性，力量较强的女性。

4. 锻炼方法

在平坦的地面上即可开始训练；一组 15 个，组间休息 30 秒；每次训练 3~4 组；一周训练 3~4 次。

5. 注意事项

① 腰背挺直，不要弯腰驼背；② 不要憋气，保持自然呼吸。

6. 锻炼功效

增强人体斜方肌的肌肉力量与肌肉耐力。

7. 临床功效

有助于脊柱健康；改善轻度驼背、含胸等不良体态；改善肩颈酸痛。

（三）难度耸肩

1. 动作名称

哑铃负重耸肩。

2. 动作规格

① 起始姿势：两脚分开与肩同宽，身体保持直立；② 背部挺直，核心肌肉收紧，从侧面看身体呈一条直线；③ 双手握住哑铃（可用矿泉水等常见重物替代），放于身体两侧；④ 斜方肌发力带动肩胛骨后缩，背部收紧。

3. 适合人群

力量较强的男性和女性。

4. 锻炼方法

在平坦的地面上即可开始训练；一组 15 个，组间休息 30 秒；每次训练 3~4 组；一周训练 3~4 次。

5. 注意事项

① 腰背挺直，不要弯腰驼背；② 不要憋气，保持自然呼吸。

6. 锻炼功效

增强人体斜方肌的肌肉力量与肌肉耐力。

7. 临床功效

有助于脊柱健康；改善轻度驼背、含胸等不良体态；改善肩颈酸痛。

十七、颈部抗阻（斜方肌）

（一）标准颈部抗阻

1. 动作名称

无负重站立颈部抗阻。

2. 动作规格

① 起始姿势：两脚分开与肩同宽，身体保持直立；② 背部挺直，核心肌肉收紧，从侧面看身体呈一条直线；③ 双手交叉，放于颈部；④ 双手向前发力，颈部向后发力对抗。

3. 适合人群

力量正常的男性，力量较强的女性。

4. 锻炼方法

在平坦的地面上即可开始训练；一组 10 个，组间休息 30 秒；每次训练 3~4 组；一周训练 3~4 次。

5. 注意事项

① 腰背挺直，不要弯腰驼背；② 不要憋气，保持自然呼吸。

6. 锻炼功效

增强人体斜方肌的肌肉力量与肌肉耐力。

7. 临床功效

有助于脊柱健康；改善轻度驼背、含胸等不良体态；改善肩颈酸痛。

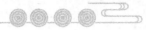

（二）难度颈部抗阻

1. 动作名称

俯卧负重颈部抗阻。

2. 动作规格

① 起始姿势：俯卧在瑜伽垫、凳子或床上；② 颈部悬空，头部自然下垂，背部挺直，核心肌肉收紧，从侧面看身体呈一条直线；③ 将负重物品放于颈部，双手放于颈部，稳定负重物品；④ 颈部发力向上抬起，当颈部与身体呈一条直线时即可缓慢恢复至起始姿势。

3. 适合人群

力量较强的男性和女性。

4. 锻炼方法

在瑜伽垫、凳子或床上等地方均可开始训练；一组 15 个，组间休息 30 秒；每次训练 3~4 组；一周训练 3~4 次。

5. 注意事项

① 腰背挺直，不要弯腰驼背；② 不要憋气，保持自然呼吸；③ 颈部向上抬起到与身体呈一条直线即可。

6. 锻炼功效

增强人体斜方肌的肌肉力量与肌肉耐力。

7. 临床功效

有助于脊柱健康；改善轻度驼背、含胸等不良体态；改善肩颈酸痛。

第四节　全身力量锻炼

一、波比跳（综合性）

（一）简易波比跳

1. 动作名称

简易波比跳。

2. 动作规格

① 起始姿势：俯身，弯曲双膝，双手支撑在板凳上；② 将并拢的双脚往后踢，大约一只脚的距离，随后拉回至起始位置；③ 站直身体。

3. 适合人群

力量较弱的中老年人群或刚开始练习的人群，男女皆可。

4. 锻炼方法

在平坦的地面上，用一个板凳即可完成训练；10 个为一组，组间休息 30 秒；每次训练 2~3 组；每周训练 3~4 次。

5. 注意事项

① 双脚后踢的距离不宜过远；② 双手在支撑时手臂伸直；③ 如一开始双脚后踢比较困难，可改为双脚依次向后迈一步距离；④ 不要憋气，保持自然呼吸。

6. 锻炼功效

增强人体核心肌群、手臂肌群、背部肌群等的肌肉力量与肌肉耐力；提高人体的心肺功能。

7. 临床功效

提高心肺功能；促进血液循环；加速脂肪"燃烧"。

（二）标准波比跳

1. 动作名称

标准波比跳。

2. 动作规格

① 起始姿势：双腿并拢下蹲，双手支撑在瑜伽垫上；② 将并拢的双腿向后踢，成为俯卧撑姿势；③ 手臂伸直，双腿伸直，背部挺直，核心肌肉收紧，从侧面看身体呈一条直线；④ 双腿伸直后立即收回，形成下蹲姿势；⑤ 身体站直。

3. 适合人群

力量正常的男性，力量较强的女性。

4. 锻炼方法

在平坦柔软的地毯或瑜伽垫上均可进行训练；10 个为一组，组间休息 30 秒；每次训练 2~3 组；每周训练 3~4 次。

5. 注意事项

① 形成俯卧撑姿势时，注意保持身体姿势，从侧面看身体呈一条直线；② 双手在支撑时手臂伸直；③ 不要塌腰，在双脚向后踢时注意身体不要起伏过大，尽量保持身体的稳定；④ 不要憋气，保持自然呼吸；⑤ 高血压、心脏病等疾病患者不建议进行此练习。

6. 锻炼功效

增强人体核心肌群、手臂肌群、背部肌群等的肌肉力量与肌肉耐力；提高人体的心肺功能。

7. 临床功效

提高心肺功能；促进血液循环；加速脂肪"燃烧"。

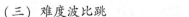

（三）难度波比跳

1. 动作名称

波比跳俯卧撑。

2. 动作规格

① 起始姿势：双腿并拢下蹲，双手支撑在瑜伽垫上；② 将并拢的双腿向后踢，成为俯卧撑姿势；③ 手臂伸直，双腿伸直，背部挺直，核心肌肉收紧，从侧面看身体呈一条直线；④ 在形成俯卧撑姿势后，完成一个俯卧撑动作；⑤ 双腿收回，形成下蹲姿势；⑥ 身体站直。

3. 适合人群

力量较强的男性和女性。

4. 锻炼方法

在平坦柔软的地毯或瑜伽垫上均可进行训练；10 个为一组，组间休息 30 秒；每次训练 2~3 组；每周训练 3~4 次。

5. 注意事项

① 形成俯卧撑姿势时，注意保持身体姿势，从侧面看身体呈一条直线；② 双手在支撑时手臂伸直；③ 不要塌腰，在双脚向后踢时注意身体不要起伏过大，尽量保持身体的稳定；④ 不要憋气，保持自然呼吸；⑤ 高血压、心脏病等疾病患者不建议进行此练习。

6. 锻炼功效

增强人体核心肌群、手臂肌群、背部肌群等的肌肉力量与肌肉耐力；提高人体的心肺功能。

7. 临床功效

提高心肺功能；促进血液循环；加速脂肪"燃烧"。

二、深蹲跳（综合性）

（一）简易深蹲跳

1. 动作名称

徒手深蹲跳。

2. 动作规格

① 起始姿势：身体站直，双脚分开略比肩宽，双臂交叉抱在胸口；② 腰背挺直，核心肌肉收紧，臀部发力向后坐；③ 屈膝至大腿与地面平行，脚尖方向与膝盖方向一致；④ 臀部和大腿发力原地向上跳起；⑤ 屈膝、屈髋落地缓冲；⑥ 身体站直。

3. 适合人群

力量较弱的中老年人群或刚开始练习的人群，男女皆可。

4. 锻炼方法

在平坦柔软的地毯或地面上均可开始练习；10 个为一组，组间休息 30 秒；每次训练 2~3 组；每周训练 3~4 次。

5. 注意事项

① 向下蹲时注意臀部先启动，想象坐凳子的感觉；② 上半身保持稳定，腰背挺直，核心肌肉收紧；③ 脚尖的方向与膝盖的方向一致；④ 不要憋气，保持自然呼吸。

6. 锻炼功效

增强人体核心肌群、臀部肌群、腿部肌群等的肌肉力量与肌肉耐力；提高人体的心肺功能。

7. 临床功效

提高心肺功能；促进血液循环；加速脂肪"燃烧"。

（二）标准深蹲跳

1. 动作名称

弹力带阻力深蹲跳。

2. 动作规格

① 起始姿势：身体站直，双脚分开略比肩宽，双臂交叉抱在胸口；② 将弹力带一端固定在桌子上，双手握住弹力带置于胸前；③ 腰背挺直，核心肌肉收紧，臀部发力向后坐；④ 屈膝至大腿与地面平行，脚尖方向与膝盖方向一致；⑤ 臀部和大腿发力原地向上跳起；⑥ 屈膝、屈髋落地缓冲；⑦ 身体站直。

3. 适合人群

力量正常的男性，力量较强的女性。

4. 锻炼方法

在平坦柔软的地毯或地面上均可开始练习；10 个为一组，组间休息 30 秒；每次训练 2~3 组；每周训练 3~4 次。

5. 注意事项

① 向下蹲时注意臀部先启动，想象坐凳子的感觉；② 上半身保持稳定，腰背挺直，核心肌肉收紧；③ 脚尖的方向与膝盖的方向一致；④ 不要憋气，保持自然呼吸；⑤ 高血压、心脏病等疾病患者不建议进行此练习。

6. 锻炼功效

增强人体核心肌群、臀部肌群、腿部肌群等的肌肉力量与肌肉耐力；提高人体的心肺功能。

7. 临床功效

提高心肺功能；促进血液循环；加速脂肪"燃烧"。

（三）难度深蹲跳

1. 动作名称

负重深蹲跳推肩。

2. 动作规格

① 起始姿势：身体站直，双脚分开略比肩宽，双臂交叉抱在胸口；② 双手分别持重物（矿泉水、书本、洗衣液等物品）放于大腿两侧；③ 腰背挺直，核心肌肉收紧，臀部发力向后坐；④ 屈膝至大腿与地面平行，脚尖方向与膝盖方向一致；⑤ 臀部和大腿发力原地向上跳起；⑥ 屈膝、屈髋落地缓冲；⑦ 身体站直的同时将重物举过头顶后立即还原。

3. 适合人群

力量较强的男性和女性。

4. 锻炼方法

在平坦柔软的地毯或地面上均可开始练习；10 个为一组，组间休息 30 秒；每次训练 2~3 组；每周训练 3~4 次。

5. 注意事项

① 向下蹲时注意臀部先启动，想象坐凳子的感觉；② 上半身保持稳定，腰背挺直，核心肌肉收紧；③ 脚尖的方向与膝盖的方向一致；④ 不要憋气，保持自然呼吸；⑤ 高血压、心脏病等疾病患者不建议进行此练习。

6. 锻炼功效

增强人体核心肌群、臀部肌群、腿部肌群等的肌肉力量与肌肉耐力；提高人体的心肺功能。

7. 临床功效

提高心肺功能；促进血液循环；加速脂肪"燃烧"。

三、收腹团身跳（综合性）

（一）简易收腹团身跳

1. 动作名称

收腿跳。

2. 动作规格

① 起始姿势：身体站直，双脚并拢，双臂自然下垂；② 腰背挺直，核心肌肉收紧；③ 屈膝至大腿与地面平行，脚尖方向与膝盖方向一致；

④ 臀部和大腿发力原地向上跳起，双臂同时发力向上摆臂；⑤ 腹部发力，带动大腿向胸部靠拢，体会大腿向胸部靠拢的感觉；⑥ 落地缓冲，站直身体。

3. 适合人群

力量较弱的中老年人群或刚开始练习的人群，男女皆可。

4. 锻炼方法

在平坦柔软的地毯或地面上均可开始练习；10 个为一组，组间休息 30 秒；每次训练 2~3 组；每周训练 3~4 次。

5. 注意事项

① 向下蹲时注意臀部先启动；② 上半身保持稳定，腰背挺直，核心肌肉收紧；③ 脚尖的方向与膝盖的方向一致；④ 不要憋气，保持自然呼吸；⑤ 摆臂的方向向上；⑥ 体会腹部发力带动大腿向胸部靠拢；⑦ 高血压、心脏病患者不建议进行此练习。

6. 锻炼功效

增强人体核心肌群、臀部肌群、腿部肌群等的肌肉力量与肌肉耐力；提高人体的心肺功能。

7. 临床功效

提高心肺功能；促进血液循环；加速脂肪"燃烧"。

（二）标准收腹团身跳

1. 动作名称

标准腹团身腿跳。

2. 动作规格

① 起始姿势：身体站直，双脚并拢，双臂自然下垂；② 腰背挺直，核心肌肉收紧；③ 屈膝至大腿与地面平行，脚尖方向与膝盖方向一致；④ 臀部和大腿发力原地向上跳起，双臂同时发力向上摆臂；⑤ 腹部发力，在起跳过程中带动大腿向胸部靠拢；⑥ 落地缓冲，站直身体。

3. 适合人群

力量正常的男性，力量较强的女性。

4. 锻炼方法

在平坦柔软的地毯或地面上均可开始练习；10 个为一组，组间休息 30 秒；每次训练 2~3 组；每周训练 3~4 次。

5. 注意事项

① 向下蹲时注意臀部先启动；② 上半身保持稳定，腰背挺直，核心肌肉收紧；③ 脚尖的方向与膝盖的方向一致；④ 不要憋气，保持自

然呼吸；⑤ 摆臂的方向向上；⑥ 高血压、心脏病患者不建议进行此练习。

6. 锻炼功效

增强人体核心肌群、臀部肌群、腿部肌群等的肌肉力量与肌肉耐力；提高人体的心肺功能。

7. 临床功效

提高心肺功能；促进血液循环；加速脂肪"燃烧"。

（三）难度收腹团身跳

1. 动作名称

深蹲腹团身腿跳。

2. 动作规格

① 起始姿势：身体站直，双脚分开略比肩宽，双臂自然下垂；② 腰背挺直，核心肌肉收紧；③ 屈膝至大腿与地面平行，脚尖方向与膝盖方向一致；④ 臀部和大腿发力原地向上跳起；⑤ 在起跳过程中迅速同步屈膝、屈髋，腹部发力带动大腿向胸部靠拢；⑥ 双臂向上摆臂；⑦ 落地缓冲，身体站直。

3. 适合人群

力量较强的男性和女性。

4. 锻炼方法

在平坦柔软的地毯或地面上均可开始练习；10 个为一组，组间休息 30 秒；每次训练 2~3 组；每周训练 3~4 次。

5. 注意事项

① 向下蹲时注意臀部先启动；② 上半身保持稳定，腰背挺直，核心肌肉收紧；③ 脚尖的方向与膝盖的方向一致；④ 不要憋气，保持自然呼吸；⑤ 摆臂的方向向上；⑥ 高血压、心脏病患者不建议进行此练习。

6. 锻炼功效

增强人体核心肌群、臀部肌群、腿部肌群等的肌肉力量与肌肉耐力；提高人体的心肺功能。

7. 临床功效

提高心肺功能；促进血液循环；加速脂肪"燃烧"。

四、弓箭步推肩（综合性）

（一）简易弓箭步推肩

1. 动作名称

无负重弓箭步推肩。

2. 动作规格

① 起始姿势：身体站直，右脚向前迈一步，屈膝下蹲；② 右小腿与地面垂直，大腿与地面平行；③ 左腿膝盖点地，脚尖着地支撑；④ 躯干保持正直，腰背挺直，抬头挺胸；⑤ 当左腿膝盖点地时，双臂上举，大臂与地面平行；⑥ 肩部发力将手臂伸直完成推肩；⑦ 左腿发力站起，向前迈一步与右脚并拢；⑧ 左右脚依次进行。

3. 适合人群

力量较弱的中老年人群或刚开始练习的人群，男女皆可。

4. 锻炼方法

在平坦柔软的地毯或地面上均可开始练习；10 个为一组，组间休息 30 秒；每次训练 2~3 组；每周训练 3~4 次。

5. 注意事项

① 向上发力的腿是后腿；② 上半身保持稳定，腰背挺直，核心肌肉收紧；③ 前腿膝盖不要前移，小腿与地面垂直；④ 不要憋气，保持自然呼吸；⑤ 后腿大腿尽量与地面垂直。

6. 锻炼功效

增强人体核心肌群、臀部肌群、腿部肌群等的肌肉力量与肌肉耐力；提高人体的心肺功能。

7. 临床功效

提高心肺功能；促进血液循环；加速脂肪"燃烧"。

（二）标准弓箭步推肩

1. 动作名称

负重原地交换腿弓箭步推肩。

2. 动作规格

① 起始姿势：身体站直，右脚向前迈一步，屈膝下蹲；② 右腿小腿与地面垂直，大腿与地面平行；③ 左腿膝盖点地，脚尖着地支撑；④ 躯干保持正直，腰背挺直，抬头挺胸；⑤ 双手分别持重物（矿泉水、书本等物品）自然下垂放于身体两侧；⑥ 当左腿膝盖点地时，双臂上举，大臂与地面平行；⑦ 肩部发力将手臂伸直完成推肩；⑧ 左腿发力站起，收回右脚与左脚并拢；⑨ 站稳后换左腿向前迈步，右腿支撑。

3. 适合人群

力量正常的男性，力量较强的女性。

4. 锻炼方法

在平坦柔软的地毯或地面上均可开始练习；10 个为一组，组间休息 30 秒；每次训练 2~3 组；每周训练 3~4 次。

5. 注意事项

① 向上发力的腿是后腿；② 上半身保持稳定，腰背挺直，核心肌肉收紧；③ 前腿膝盖不要前移，小腿与地面垂直；④ 不要憋气，保持自然呼吸；⑤ 后腿大腿尽量与地面垂直。

6. 锻炼功效

增强人体核心肌群、臀部肌群、腿部肌群等的肌肉力量与肌肉耐力；提高人体的心肺功能。

7. 临床功效

提高心肺功能；促进血液循环；加速脂肪"燃烧"。

（三）难度弓箭步推肩

1. 动作名称

负重原地换腿跳弓箭步推肩。

2. 动作规格

① 起始姿势：身体站直，右脚向前迈一步，屈膝下蹲；② 右小腿与地面垂直，大腿与地面平行；③ 左腿膝盖点地，脚尖着地支撑；④ 躯干保持正直，腰背挺直，抬头挺胸；⑤ 左腿发力跳起，在空中完成换腿；⑥ 双手分别拿起重物（矿泉水、书本等物品），将大臂抬起与地面平行，肩部发力将手臂伸直完成推肩；⑦ 落地站稳后换左腿在前，右腿支撑。

3. 适合人群

力量较强的男性和女性。

4. 锻炼方法

在平坦柔软的地毯或地面上均可开始练习；10 个为一组，组间休息 30 秒；每次训练 2~3 组；每周训练 3~4 次。

5. 注意事项

① 向上发力的腿是后腿；② 上半身保持稳定，腰背挺直，核心肌肉收紧；③ 前腿膝盖不要前移，小腿与地面垂直；④ 不要憋气，保持自然呼吸；⑤ 后腿大腿尽量与地面垂直；⑥ 高血压、心脏病患者不建议进行此练习；⑦ 不要跳跃过高。

6. 锻炼功效

增强人体核心肌群、臀部肌群、腿部肌群等的肌肉力量与肌肉耐力；提高人体的心肺功能。

7. 临床功效

提高心肺功能；促进血液循环；加速脂肪"燃烧"。

五、硬拉（综合性）

（一）简易硬拉

1. 动作名称

无负重硬拉。

2. 动作规格

①起始姿势：身体站直，双脚分开与肩同宽，脚尖微微向外展；②屈髋、屈膝下蹲，双手手臂自然下垂，双手应位于小腿外侧；③挺胸，背部收紧，下巴微收；④双腿蹬地，当手移动到大腿位置时，将髋部前顶，抬头挺胸，完成动作。

3. 适合人群

力量较弱的中老年人群或刚开始练习的人群，男女皆可。

4. 锻炼方法

在平坦柔软的地毯或地面上均可开始练习；10 个为一组，组间休息 30 秒；每次训练 2~3 组；每周训练 3~4 次。

5. 注意事项

①背部不要弯曲；②上半身保持稳定，腰背挺直，核心肌肉收紧；③不要蹲得过低；④不要憋气，保持自然呼吸；⑤肩胛骨位置应在双手的正上方。

6. 锻炼功效

增强人体核心肌群、臀部肌群、腿部肌群等的肌肉力量与肌肉耐力；提高人体的心肺功能。

7. 临床功效

提高心肺功能；促进血液循环；加速脂肪"燃烧"。

（二）标准硬拉

1. 动作名称

弹力带阻力硬拉。

2. 动作规格

①起始姿势：身体站直，双脚分开与肩同宽，脚尖微微向外展；②屈髋、屈膝下蹲，双手手臂自然下垂，双手应位于小腿外侧；③将

弹力带踩在脚下，双手握住弹力带两端；④ 挺胸，背部收紧，下巴微收；⑤ 双腿蹬地，当手移动到大腿位置时，将髋部前顶，抬头挺胸，完成动作。

3. 适合人群

力量正常的男性，力量较强的女性。

4. 锻炼方法

在平坦柔软的地毯或地面上均可开始练习；10 个为一组，组间休息 30 秒；每次训练 2~3 组；每周训练 3~4 次。

5. 注意事项

① 背部不要弯曲；② 上半身保持稳定，腰背挺直，核心肌肉收紧；③ 不要蹲得过低；④ 不要憋气，保持自然呼吸；⑤ 肩胛骨位置应在双手的正上方；⑥ 高血压、心脏病患者须经过医生同意以及在监护人指导下完成练习。

6. 锻炼功效

增强人体核心肌群、臀部肌群、腿部肌群等的肌肉力量与肌肉耐力；提高人体的心肺功能。

7. 临床功效

提高心肺功能；促进血液循环；加速脂肪"燃烧"。

（三）难度硬拉

1. 动作名称

弹力带阻力单腿硬拉。

2. 动作规格

① 起始姿势：右腿单腿站立，左腿弯曲放在凳子上，脚尖微微向外展；② 屈髋、屈膝下蹲，双手手臂自然下垂，双手应位于小腿外侧；③ 将弹力带踩在脚下，双手握住弹力带两端；④ 挺胸，背部收紧，下巴微收；⑤ 右腿蹬地，当手移动到大腿位置时，将髋部前顶，抬头挺胸，完成动作；⑥ 右腿完成一个动作后换左腿站立，双腿交替进行，一右一左为一个动作。

3. 适合人群

力量较强的男性和女性。

4. 锻炼方法

在平坦柔软的地毯或地面上均可开始练习；10 个为一组，组间休息 30 秒；每次训练 2~3 组；每周训练 3~4 次。

5. 注意事项

① 背部不要弯曲；② 上半身保持稳定，腰背挺直，核心肌肉收紧；③ 不要蹲得过低；④ 不要憋气，保持自然呼吸；⑤ 肩胛骨位置应在双手的正上方；⑥ 高血压、心脏病患者不建议进行此练习。

6. 锻炼功效

增强人体核心肌群、臀部肌群、腿部肌群等的肌肉力量与肌肉耐力；提高人体的心肺功能。

7. 临床功效

提高心肺功能；促进血液循环；加速脂肪"燃烧"。

六、相扑跳（综合性）

（一）简易相扑跳

1. 动作名称

原地无负重相扑跳。

2. 动作规格

① 起始姿势：身体站直，双脚分开宽于肩膀，脚尖外展；② 屈髋、屈膝下蹲，双臂自然下垂；③ 挺胸，背部收紧，下巴微收；④ 当双手触摸到地时，起跳站立。

3. 适合人群

力量较弱的中老年人群或刚开始练习的人群，男女皆可。

4. 锻炼方法

在平坦柔软的地毯或地面上均可开始练习；10 个为一组，组间休息 30 秒；每次训练 2~3 组；每周训练 3~4 次。

5. 注意事项

① 双脚的间距要比肩宽；② 上半身保持稳定，腰背挺直，核心肌肉收紧；③ 脚尖方向要和膝盖方向一致，外展；④ 不要憋气，保持自然呼吸。

6. 锻炼功效

增强人体核心肌群、臀部肌群、腿部肌群等的肌肉力量与肌肉耐力；提高人体的心肺功能。

7. 临床功效

提高心肺功能；促进血液循环；加速脂肪"燃烧"。

（二）标准相扑跳

1. 动作名称

胸前负重相扑跳。

2. 动作规格

① 起始姿势：身体站直，双脚分开宽于肩膀，脚尖外展；② 屈髋、屈膝下蹲；③ 挺胸，背部收紧，下巴微收；④ 双手握住重物（矿泉水等物品）放于胸口位置；⑤ 下蹲到大腿与地面平行时，起跳站立。

3. 适合人群

力量正常的男性，力量较强的女性。

4. 锻炼方法

在平坦柔软的地毯或地面上均可开始练习；10 个为一组，组间休息 30 秒；每次训练 2~3 组；每周训练 3~4 次。

5. 注意事项

① 双脚的间距要比肩宽；② 上半身保持稳定，腰背挺直，核心肌肉收紧；③ 脚尖方向要和膝盖方向一致，外展；④ 不要憋气，保持自然呼吸；⑤ 高血压、心脏病等患者不建议进行此练习；⑥ 不要求跳跃的高度。

6. 锻炼功效

增强人体核心肌群、臀部肌群、腿部肌群等的肌肉力量与肌肉耐力；提高人体的心肺功能。

7. 临床功效

提高心肺功能；促进血液循环；加速脂肪"燃烧"。

（三）难度相扑跳

1. 动作名称

负重相扑跳过顶推。

2. 动作规格

① 起始姿势：身体站直，双脚分开宽于肩膀，脚尖外展；② 屈髋、屈膝下蹲；③ 挺胸，背部收紧，下巴微收；④ 双手握住重物（矿泉水等物品）放于胸口位置；⑤ 下蹲到大腿与地面平行时，双臂将重物推举过头顶，然后站立。

3. 适合人群

力量较强的男性和女性。

4. 锻炼方法

在平坦柔软的地毯或地面上均可开始练习；10 个为一组，组间休息 30 秒；每次训练 2~3 组；每周训练 3~4 次。

5. 注意事项

① 双脚的间距要比肩宽；② 上半身保持稳定，腰背挺直，核心肌

肉收紧；③脚尖方向要和膝盖方向一致，外展；④不要憋气，保持自然呼吸；⑤高血压、心脏病等患者不建议进行此练习；⑥不要求跳跃。

6. 锻炼功效

增强人体核心肌群、臀部肌群、腿部肌群等的肌肉力量与肌肉耐力；提高人体的心肺功能。

7. 临床功效

提高心肺功能；促进血液循环；加速脂肪"燃烧"。

第五章　拉伸锻炼元素

人体的柔韧性是指关节的伸展性或关节活动幅度的大小，柔韧性与日常生活活动能力有密切关系。拉伸运动有动力性和静力性之分，前者在动态中完成拉伸，后者在静态中完成拉伸。从身体部位来说，拉伸运动主要是人体六大关节（髋、膝、踝、肩、肘、腕），以及躯干的拉伸。拉伸运动需要注意循序渐进，切不可操之过急，避免拉伤韧带和其他软组织。拉伸运动可以在耐力（有氧）运动、力量运动前后作为准备活动、放松运动进行，也可单独进行。

第一节　上肢拉伸运动

一、拉伸腕屈肌（综合性）

（一）简易拉伸腕屈肌

1. 动作名称

主动站姿腕屈肌拉伸。

2. 动作规格

① 起始姿势：两脚开立约与肩等宽，以右侧为例，右臂伸直向前抬起约与肩高，伸腕使掌心向外，五指朝上，旋转肩关节，至五指向下，而后左手持右掌；② 左手向身体方向缓慢匀速用力，至腕屈肌具有明显牵拉感；③ 保持10~30秒，然后放松，拉伸期间保持自然呼吸。

3. 适合人群

腕屈肌较紧张、弹性较弱的人群，针对腕屈肌锻炼后的人群，柔韧性一般的男女皆可完成。

4. 锻炼方法

站在平坦地面，方可实施拉伸；保持10~30秒为一组；每次拉伸2~3组；每周拉伸3~4次。

5. 注意事项

① 注意拉伸幅度，拉伸时不要用力太猛，以免造成肌肉拉伤；② 动作要标准，不要耸肩；③ 拉伸时不要憋气；④ 拉伸过程中胳膊尽量伸直。

6. 锻炼功效

缓解腕屈肌的紧张状态；增加腕屈肌肌肉弹性；改善肌肉线条。

7. 临床功效

缓解肌肉僵硬及酸痛感；加快肌肉中乳酸的代谢。

（二）标准拉伸腕屈肌

1. 动作名称

主动跪式腕屈肌拉伸。

2. 动作规格

① 起始姿势：背部挺直跪在瑜伽垫上，双臂撑地，肘部伸直，约与肩等宽，手指指向膝，双腕弯曲掌心向下；② 向后缓慢匀速屈身（由臀部至脚跟）用力，至腕屈肌具有明显牵拉感；③ 保持 10~30 秒，然后放松，拉伸期间保持自然呼吸。

3. 适合人群

腕屈肌较紧张、弹性较弱的人群，针对腕屈肌锻炼后的人群，柔韧性一般的男女皆可完成。

4. 锻炼方法

跪在放置于平坦地面上的瑜伽垫上，方可实施拉伸；保持 10~30 秒为一组；每次拉伸 2~3 组；每周拉伸 3~4 次。

5. 注意事项

① 注意拉伸幅度，拉伸时不要用力太猛，以免造成肌肉拉伤；② 动作要标准，不要耸肩；③ 拉伸时不要憋气。

6. 锻炼功效

缓解腕屈肌的紧张状态；增加腕屈肌肌肉弹性；改善肌肉线条。

7. 临床功效

缓解肌肉僵硬及酸痛感；加快肌肉中乳酸的代谢。

二、拉伸腕伸肌（综合性）

（一）简易拉伸腕伸肌

1. 动作名称

主动站式腕伸肌拉伸。

2. 动作规格

① 起始姿势：两脚开立约与肩等宽，以右侧为例，右臂伸直向前抬起约与肩高，向下屈腕，使掌心向内，五指朝下，而后左手扣住右手；② 使右腕向身体方向缓慢匀速用力，至腕伸肌具有明显牵拉感；③ 保持 10~30 秒，然后放松，拉伸期间保持自然呼吸。

3. 适合人群

腕伸肌较紧张、弹性较弱的人群，针对腕伸肌锻炼后的人群，柔韧性一般的男女皆可完成。

4. 锻炼方法

站在平坦地面，方可实施拉伸；保持 10~30 秒为一组；每次拉伸 2~3 组；每周拉伸 3~4 次。

5. 注意事项

① 注意拉伸幅度，拉伸时不要用力太猛，以免造成肌肉拉伤；② 动作要标准，不要耸肩；③ 拉伸时不要憋气；④ 拉伸过程中胳膊尽量伸直。

6. 锻炼功效

缓解腕伸肌的紧张状态；增加腕伸肌肌肉弹性；改善肌肉线条。

7. 临床功效

缓解肌肉僵硬及酸痛感；加快肌肉中乳酸的代谢。

（二）标准拉伸腕伸肌

1. 动作名称

主动跪式腕伸肌拉伸。

2. 动作规格

① 起始姿势：背部挺直跪在瑜伽垫上，双臂撑地，肘部伸直，约与肩等宽，手指指向膝，双腕弯曲掌心向上；② 向后缓慢匀速屈身（由臀部至脚跟）用力，至腕伸肌具有明显牵拉感；③ 保持 10~30 秒，然后放松，拉伸期间保持自然呼吸。

3. 适合人群

腕伸肌较紧张、弹性较弱的人群，针对腕伸肌锻炼后的人群，柔韧性一般的男女皆可完成。

4. 锻炼方法

跪在放置于平坦地面上的瑜伽垫上，方可实施拉伸；保持 10~30 秒为一组；每次拉伸 2~3 组；每周拉伸 3~4 次。

5. 注意事项

① 注意拉伸幅度，拉伸时不要用力太猛，以免造成肌肉拉伤；② 动作要标准，不要耸肩；③ 拉伸时不要憋气。

6. 锻炼功效

缓解腕伸肌的紧张状态；增加腕伸肌肌肉弹性；改善肌肉线条。

7. 临床功效

缓解肌肉僵硬及酸痛感；加快肌肉中乳酸的代谢。

三、站姿压肩（综合性）

（一）简易站姿压肩

1. 动作名称

主动站姿压肩。

2. 动作规格

① 起始姿势：找一个与胸或肩高度约齐平的固定物，两脚开立，约与肩等宽，两掌心向前，而后小臂向大臂折叠后保持，双侧大臂间距约与肩等宽，抬起双侧大臂至固定物上，调整好身体与固定物的距离；② 向下压肩，背部挺直，双腿自然伸直不超伸，至肱三头肌、背阔肌、腘绳肌等相关肌肉具有明显牵拉感时停止；③ 保持 10～30 秒，然后放松，其间保持自然呼吸。

3. 适合人群

后背、大腿后侧、肱三头肌等较紧张、弹性较弱的人群，进行上肢锻炼后的人群，柔韧性一般的男女皆可完成。

4. 锻炼方法

找一个与胸或肩高度约齐平的固定物方可实施拉伸；保持 10～30 秒为一组；每次拉伸 2～3 组；每周拉伸 3～4 次。

5. 注意事项

① 注意拉伸幅度，拉伸时不要用力太猛，以免造成肌肉拉伤；② 动作要标准，背部挺直，不要耸肩；③ 拉伸时不要憋气。

6. 锻炼功效

缓解上肢及后背的紧张状态；增加相关肌肉的肌肉弹性；改善肌肉线条。

7. 临床功效

缓解肌肉僵硬及酸痛感；加快肌肉中乳酸的代谢。

（二）难度站姿压肩

1. 动作名称

主动加强站姿压肩。

2. 动作规格

① 起始姿势：找一个与胸或肩高度约齐平的固定物，两脚开立，约与肩等宽，两掌心向前，而后小臂向大臂折叠后保持，双侧大臂间距约与肩等宽，抬起双侧大臂至固定物上，调整好身体与固定物的距离；② 向下压肩，背部挺直，双腿自然伸直不超伸，至肱三头肌、背阔肌、腘绳肌等相关肌肉具有明显牵拉感时放松；③ 重复上述动作 2～4 个八

拍，其间保持自然呼吸。

3. 适合人群

后背、大腿后侧、肱三头肌等较紧张、弹性较弱的人群，进行上肢锻炼后的人群，柔韧性一般的男女皆可完成。

4. 锻炼方法

找一个与胸或肩高度约齐平的固定物方可实施拉伸；进行 2~4 个八拍为一组；每次拉伸 2~3 组；每周拉伸 3~4 次。

5. 注意事项

① 注意拉伸幅度，拉伸时不要用力太猛，以免造成肌肉拉伤；② 动作要标准，不要耸肩；③ 拉伸时不要憋气。

6. 锻炼功效

缓解上肢及后背的紧张状态；增加相关肌肉的肌肉弹性；改善肌肉线条。

7. 临床功效

缓解肌肉僵硬及酸痛感；加快肌肉中乳酸的代谢。

四、悬吊（综合性）

（一）简易悬吊

1. 动作名称

弹力带悬吊。

2. 动作规格

① 起始姿势：找一个高度合适的单杠，或购置一个家用引体向上杆，保证有足够的悬吊高度，将一条弹性适当的弹力带绑定在杆上，双膝跪于弹力带上；② 双手握住单杠或引体向上杆，宽握距，悬吊于杆上；③ 保持静止状态 30 秒，其间保持自然呼吸。

3. 适合人群

后背、上肢等相关肌肉较紧张、弹性较弱的人群，进行上肢或后背锻炼后的人群，柔韧性一般的男女皆可完成。

4. 锻炼方法

找一个高度合适的单杠或家用引体向上杆方可实施拉伸；保持静止10~30 秒为一组；每次拉伸 2~3 组；每周拉伸 3~4 次。

5. 注意事项

① 注意拉伸幅度，拉伸时不要用力太猛，以免造成肌肉拉伤；② 动作要标准，不要耸肩；③ 拉伸时不要憋气。

6. 锻炼功效

缓解上肢及后背的紧张状态；增加相关肌肉的肌肉弹性；改善肌肉线条。

7. 临床功效

缓解肌肉僵硬及酸痛感；加快肌肉中乳酸的代谢。

（二）标准主动悬吊

1. 动作名称

自重悬吊。

2. 动作规格

①起始姿势：找一个高度合适的单杠，或购置一个家用引体向上杆，保证有足够的悬吊高度；②双手握住单杠或引体向上杆，宽握距，悬吊于杆上；③保持静止状态30秒，其间保持自然呼吸。

3. 适合人群

后背、上肢等相关肌肉较紧张、弹性较弱的人群，进行上肢或后背锻炼后的人群，柔韧性一般的男女皆可完成。

4. 锻炼方法

找一个高度合适的单杠或家用引体向上杆方可实施拉伸；保持静止10~30秒为一组；每次拉伸2~3组；每周拉伸3~4次。

5. 注意事项

①注意拉伸幅度，拉伸时不要用力太猛，以免造成肌肉拉伤；②动作要标准，不要摇晃身体；③拉伸时不要憋气。

6. 锻炼功效

缓解上肢及后背的紧张状态；增加相关肌肉的肌肉弹性；改善肌肉线条。

7. 临床功效

缓解肌肉僵硬及酸痛感；加快肌肉中乳酸的代谢。

（三）难度悬吊

1. 动作名称

加重悬吊。

2. 动作规格

①起始姿势：找一个高度合适的单杠，或购置一个家用引体向上杆，保证有足够的悬吊高度，将适当质量的沙袋绑定于双腿上；②双手握住单杠或引体向上杆，宽握距，悬吊于杆上；③保持静止状态30秒，其间保持自然呼吸。

3. 适合人群

后背、上肢等相关肌肉较紧张、弹性较弱的人群，进行上肢或后背锻炼后的人群，柔韧性一般的男女皆可完成。

4. 锻炼方法

找一个高度合适的单杠或家用引体向上杆方可实施拉伸；保持静止10~30 秒为一组；每次拉伸 2~3 组；每周拉伸 3~4 次。

5. 注意事项

① 注意拉伸幅度，拉伸时不要用力太猛，以免造成肌肉拉伤；② 动作要标准，不要耸肩；③ 拉伸时不要憋气；④ 沙袋不宜过重。

6. 锻炼功效

缓解上肢及后背的紧张状态；增加相关肌肉的肌肉弹性；改善肌肉线条。

7. 临床功效

缓解肌肉僵硬及酸痛感；加快肌肉中乳酸的代谢。

五、弓步扶墙拉伸（胸肌）

（一）简易弓步扶墙拉伸

1. 动作名称

主动扶墙拉伸胸部。

2. 动作规格

① 起始姿势：选择好一个墙面或比肩高的固定物，以左侧胸肌为例，两脚打开，左脚在前，成左弓步，右手叉腰，左手打开扶住墙面，肘关节约与肩高，手臂弯曲约 90°，保持头、背、臀处于自然中立位；② 身体慢慢向前推动，充分拉伸胸肌；③ 直至胸肌有明显牵拉感，保持 10~30 秒，其间保持自然呼吸，然后放松。

3. 适合人群

柔韧性较弱的人群；前侧胸肌较紧张、弹性较弱的人群；也适用于网球等持拍类运动后的胸部肌肉的放松拉伸；也适合柔韧性一般的男女。

4. 锻炼方法

找一墙面或足够高的直立固定物，便可实施拉伸；坚持 10~30 秒，然后换另一侧拉伸，一左一右为一组；每次拉伸 2~3 组；每周拉伸 3~4 次。

5. 注意事项

① 动作要标准，不要耸肩；② 不要塌腰、弯腰、驼背；③ 拉伸时

不要憋气；④ 如一开始进行拉伸时肩关节有压迫疼痛感，则应停止拉伸或适当降低手臂抬起的高度；⑤ 不要过度拉伸，否则可能造成肌肉损伤。

6. 锻炼功效

缓解胸肌的紧张状态，增加胸肌肌肉弹性；对增加肩关节的灵活性有一定作用。

7. 临床功效

缓解上交叉综合征症状、圆肩体态；预防肌肉僵硬；增强肩关节活动度、灵活性。

（二）标准弓步扶墙拉伸

1. 动作名称

主动扶墙充分拉伸胸部。

2. 动作规格

① 起始姿势：选择好一个墙面或比肩高的固定物，以左侧胸肌为例，两脚打开，左脚在前，成左弓步，右手叉腰，目视前方，左手打开扶住墙面，肘关节约与肩高，大小臂成 $60°\sim90°$，保持头、背、臀处于自然中立位；② 缓慢向前推，同时身体向对侧旋，充分拉伸胸肌；③ 直至胸肌有较强牵拉感，保持 $10\sim30$ 秒，然后放松，换另一侧拉伸并放松，其间保持自然呼吸。

3. 适合人群

柔韧性较弱的人群；前侧胸肌较紧张、弹性较弱的人群；也适用于网球等持拍类运动后的胸部肌肉的放松拉伸；也适合柔韧性一般的男女。

4. 锻炼方法

找一墙面或足够高的直立固定物，便可实施拉伸；坚持 $10\sim30$ 秒，然后换另一侧拉伸，一左一右为一组；每次拉伸 $2\sim3$ 组；每周拉伸 $3\sim4$ 次。

5. 注意事项

① 身体向对侧旋时不要左右摇晃，大臂不要超过肩关节；② 拉伸时不要憋气；③ 动作要标准；④ 如一开始进行拉伸时肩关节有压迫疼痛感，则应停止拉伸或适当降低大臂抬起的高度；⑤ 不要过度拉伸，否则可能造成肌肉损伤。

6. 锻炼功效

缓解胸肌的紧张状态，增强胸肌肌肉弹性；缓解锻炼后的肌肉酸痛感。

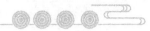

7. 临床功效

缓解上交叉综合征症状、圆肩体态；预防肌肉僵硬；增强肩关节活动度、灵活性。

（三）难度弓步扶墙拉伸

1. 动作名称

弓步扶墙拉伸本体感受神经肌肉伸展法（PNF）拉伸胸部。

2. 动作规格

① 起始姿势：选择好一个墙面或比肩高的固定物，以右侧胸肌为例，右手扶墙站立，左手叉腰，大小臂约呈 90°，保持头、背、臀、腿处于自然中立位，大臂约与地面平行；② 身体慢慢向前推动，拉伸至胸肌最大承受能力，保持约 10 秒；③ 然后使大臂与墙面做对抗 6 秒，用力为最大收缩能力的 60%～70%，并且此期间身体依然保持静止；④ 再次静态拉伸胸肌 30 秒。

3. 适合人群

前侧胸肌较紧张、弹性较弱的人群；柔韧性较弱的人群；也适用于网球等持拍类运动后的胸部肌肉的放松拉伸；也适合柔韧性一般的男女。

4. 锻炼方法

找一墙面或足够高的直立固定物，便可实施拉伸；最大程度拉伸 10 秒，而后以最大收缩能力的 60%～70%对抗 6 秒，最后坚持静态拉伸 30 秒，然后换另一侧拉伸，一左一右为一组；每次拉伸 2～3 组；每周拉伸 3～4 次。

5. 注意事项

① 注意拉伸的时间节奏，动作要标准；② 拉伸前要进行充分热身；③ 拉伸时不要憋气；④ 如一开始进行拉伸时肩关节有压迫疼痛感，则应停止拉伸或适当降低大臂抬起的高度；⑤ 不要过度拉伸，否则可能造成肌肉损伤。

6. 锻炼功效

可以增强被拉伸胸肌的弹性和柔韧性；缓解胸肌的紧张状态；加快运动后肌肉中所堆积乳酸的代谢。

7. 临床功效

缓解上交叉综合征症状、圆肩体态；预防肌肉僵硬；增强肩关节活动度、灵活性。

六、拉伸双侧胸肌（胸肌）

（一）简易拉伸双侧胸肌

1. 动作名称

坐姿双手抱头式拉胸。

2. 动作规格

① 起始姿势：找一个直角凳，被拉伸者坐于凳上，保持头、背、臀处于自然中立位，背部紧贴后靠，双臂抬起约与地面平行，置于双耳侧，两脚打开约与肩等宽；② 拉伸者站于被拉伸者后侧且双手放置在被拉伸者左右侧大小臂折叠处，拉伸者水平缓慢、匀速地向后用力，直至被告知有明显牵拉感；③ 保持 10~30 秒，其间被拉伸者保持自然呼吸。

3. 适合人群

前侧胸肌较紧张、弹性较弱的人群；柔韧性较弱的人群；也适用于网球等持拍类运动后的胸部肌肉的放松拉伸；也适合柔韧性一般的男女。

4. 锻炼方法

找一个稳定的直角凳便可实施拉伸；坚持 10~30 秒为一组；每次拉伸 2~3 组；每周拉伸 3~4 次。

5. 注意事项

① 不要憋气；② 拉伸过程中不要产生对抗性用力；③ 不要摇晃自己的身体；④ 负责拉伸的人注意控制好水平向后的用力方向；⑤ 不要过度拉伸，否则可能造成肌肉损伤。

6. 锻炼功效

对缓解胸肌的肌肉酸痛、紧张状态，以及增加胸肌肌肉弹性有一定作用。

7. 临床功效

预防肌肉僵硬；缓解上交叉综合征症状、圆肩体态；增强肩关节活动度、灵活性。

（二）标准拉伸双侧胸肌

1. 动作名称

主动双臂扶直角墙拉胸。

2. 动作规格

① 起始姿势：找一个直角形墙角，双臂抬起约与地面平行，分别扶住两侧墙面；② 缓慢、匀速地用力，直至胸肌有明显牵拉感；③ 保持 10~30 秒，拉伸期间保持自然呼吸。

3. 适合人群

前侧胸肌较紧张、弹性较弱的人群；柔韧性较弱的人群；也适用于网球等持拍类运动后的胸部肌肉的放松拉伸；也适合柔韧性一般的男女。

4. 锻炼方法

找一个合适的直角形墙角便可实施拉伸；坚持 10～30 秒为一组；每次拉伸 2～3 组；每周拉伸 3～4 次。

5. 注意事项

① 不要憋气；② 拉伸过程中不要产生对抗性用力；③ 不要摇晃自己的身体；④ 拉伸时注意控制好用力方向和节奏；⑤ 不要过度拉伸，否则可能造成肌肉损伤。

6. 锻炼功效

对缓解胸肌的肌肉酸痛、紧张状态，以及增加胸肌肌肉弹性有一定作用。

7. 临床功效

预防肌肉僵硬；缓解上交叉综合征症状、圆肩体态；增强肩关节活动度、灵活性。

（三）难度拉伸双侧胸肌

1. 动作名称

坐姿加强 PNF 拉伸双侧胸肌。

2. 动作规格

① 起始姿势：被拉伸者坐于直角凳上，背部靠实，保持头、背、臀处于自然中立位，双臂抬起约与地面平行，双手置于双耳侧，两脚打开约与肩等宽；② 拉伸者站于被拉伸者后侧且双手放置在被拉伸者左右侧大小臂折叠处，拉伸者水平缓慢、匀速地向后用力，拉伸至被拉伸者胸肌最大承受能力，保持约 10 秒；③ 然后被拉伸者大臂与拉伸者的双手做静力性对抗 6 秒，用力为最大收缩能力的 60%～70%；④ 再次静态拉伸胸肌 30 秒。

3. 适合人群

前侧胸肌较紧张、弹性较弱的人群；柔韧性较弱的人群；也适用于网球等持拍类运动后的胸部肌肉的放松拉伸；也适合柔韧性一般的男女。

4. 锻炼方法

找一个稳定的直角凳便可实施拉伸；最大程度静态拉伸 10 秒，而后以最大收缩能力的 60%~70% 对抗 6 秒，最后坚持静态拉伸 30 秒，为一组；每次拉伸 2~3 组；每周拉伸 3~4 次。

5. 注意事项

① 注意控制拉伸幅度及拉伸节奏；② 拉伸过程中不要产生对抗性用力；③ 被拉伸者的用力程度不宜过小也不宜过大；④ 负责拉伸的人注意控制好水平向后的用力方向和节奏；⑤ 不要过度拉伸，否则可能造成肌肉损伤。

6. 锻炼功效

对缓解胸肌的肌肉酸痛、紧张状态，以及增加胸肌肌肉弹性有一定作用。

7. 临床功效

预防肌肉僵硬；缓解上交叉综合征症状、圆肩体态；增强肩关节活动度、灵活性。

七、拉伸双侧胸锁乳突肌（双侧胸锁乳突肌）

（一）简易后仰拉伸

1. 动作名称

站姿头后仰拉伸。

2. 动作规格

① 起始姿势：两脚打开约与肩等宽，目视前方，双手叉腰，保持身体稳定；② 头慢慢向后仰，充分拉伸胸锁乳突肌；③ 直至有明显牵拉感，保持 10~30 秒，然后放松，其间保持自然呼吸。

3. 适合人群

胸锁乳突肌较紧张、弹性较弱的人群，长期伏案工作的人群，柔韧性一般的男女皆可完成。

4. 锻炼方法

站在平坦地面便可实施拉伸；坚持 10~30 秒为一组；每次拉伸 2~3 组；每周拉伸 3~4 次。

5. 注意事项

① 动作要标准，不要耸肩；② 拉伸时不要用力太猛，以免造成肌肉拉伤；③ 拉伸时不要憋气；④ 有落枕症状发生时严禁拉伸。

6. 锻炼功效

对缓解胸锁乳突肌的肌肉酸痛、紧张状态，以及增加胸锁乳突肌肌肉弹性有一定作用。

7. 临床功效

预防颈椎病；缓解肌肉僵硬；改善肌肉的紧张感。

（二）难度后仰拉伸

1. 动作名称

站姿后仰头侧旋拉伸。

2. 动作规格

① 起始姿势：两脚打开约与肩等宽，目视前方，双手叉腰，保持身体稳定；② 头慢慢向后仰，并向一侧旋转，充分拉伸胸锁乳突肌；③ 直至有明显牵拉感，保持 10~30 秒，然后放松，其间保持自然呼吸。

3. 适合人群

胸锁乳突肌较紧张、弹性较弱的人群，长期伏案工作的人群，柔韧性一般的男女皆可完成。

4. 锻炼方法

站在平坦地面便可实施拉伸；坚持 10~30 秒，然后换另一侧拉伸，一左一右为一组；每次拉伸 2~3 组；每周拉伸 3~4 次。

5. 注意事项

① 动作要标准，不要耸肩；② 拉伸时不要用力太猛，以免造成肌肉拉伤；③ 拉伸时不要憋气；④ 有落枕症状发生时严禁拉伸。

6. 锻炼功效

对缓解胸锁乳突肌的紧张状态，增加胸锁乳突肌肌肉弹性，改善身体姿态有一定作用。

7. 临床功效

预防颈椎病；缓解肌肉僵硬；改善肌肉的紧张感。

八、拉伸单侧胸锁乳突肌（单侧胸锁乳突肌）

1. 动作名称

叠掌沉肩后仰头拉伸。

2. 动作规格

① 起始姿势：两脚打开约与肩等宽，目视前方，双手叠掌置于头后；② 头慢慢向后仰，并向对侧旋转，至胸锁乳突肌有拉伸感后放松；③ 重复上述动作 2~4 个八拍；④ 换另一侧交替进行。

3. 适合人群

胸锁乳突肌较紧张、弹性较弱的人群，长期伏案工作的人群，柔韧性一般的男女皆可完成。

4. 锻炼方法

站在平坦地面便可实施拉伸；做 2~4 个八拍，一左一右为一组；每次拉伸 2~3 组；每周拉伸 3~4 次。

5. 注意事项

① 动作要标准，不要耸肩；② 拉伸时不要用力太猛，以免造成肌肉拉伤；③ 拉伸时不要憋气；④ 有落枕症状发生时严禁拉伸。

6. 锻炼功效

缓解胸锁乳突肌的紧张状态；增加胸锁乳突肌肌肉弹性；改善身体姿态。

7. 临床功效

预防颈椎病；缓解肌肉僵硬；改善肌肉的紧张感。

九、头向对侧屈（斜方肌上部）

（一）简易头向对侧屈

1. 动作名称

主动头向对侧屈拉伸。

2. 动作规格

① 起始姿势：以右侧斜方肌上部为例，两脚打开约与肩等宽，身体站直，目视前方；② 双手自然下垂，头缓慢向左侧屈，至右侧斜方肌上部有明显牵拉感；③ 保持 10~30 秒，然后换另一侧。

3. 适合人群

斜方肌上部较紧张、弹性较弱的人群，柔韧性一般的男女皆可完成。

4. 锻炼方法

站在平坦地面便可实施拉伸；保持 10~30 秒，然后换另一侧拉伸，一左一右为一组；每次拉伸 2~3 组；每周拉伸 3~4 次。

5. 注意事项

① 动作要标准，不要耸肩；② 拉伸时不要用力太猛，以免造成肌肉拉伤；③ 拉伸时不要憋气；④ 有落枕症状发生时严禁拉伸。

6. 锻炼功效

缓解斜方肌上部的紧张状态；增加斜方肌上部肌肉弹性；改善身体姿态。

7. 临床功效

缓解肌肉僵硬及酸痛感；改善肩颈部姿态，缓解肩部酸累感。

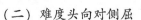
（二）难度头向对侧屈

1. 动作名称

主动加强头向对侧屈拉伸。

2. 动作规格

① 起始姿势：以右侧斜方肌上部为例，两脚打开约与肩等宽，目视前方，背部挺直坐于凳上，右手压于右臀下固定，左手由头后侧绕到右耳上方扶住头部位置；② 左手缓慢向左用力，至右侧斜方肌有明显牵拉感；③ 保持 10~30 秒，然后换另一侧。

3. 适合人群

斜方肌上部较紧张、弹性较弱的人群，柔韧性一般的男女皆可完成。

4. 锻炼方法

站在平坦地面便可实施拉伸；保持 10~30 秒，然后换另一侧拉伸，一左一右为一组；每次拉伸 2~3 组；每周拉伸 3~4 次。

5. 注意事项

① 动作要标准，不要耸肩；② 拉伸时不要用力太猛，以免造成肌肉拉伤；③ 拉伸时不要憋气；④ 有落枕症状发生时严禁拉伸。

6. 锻炼功效

缓解斜方肌上部的紧张状态；增加斜方肌上部肌肉弹性；改善身体姿态。

7. 临床功效

缓解肌肉僵硬及酸痛感；改善肩颈部姿态，缓解肩部酸累感。

十、直臂肩胛骨前伸（斜方肌中下部）

（一）简易直臂肩胛骨前伸

1. 动作名称

坐姿直臂肩胛骨前伸。

2. 动作规格

① 起始姿势：以右侧斜方肌中下部为例，坐于凳子上，两脚打开约与肩等宽，背部挺直，目视前方，右臂抬起约与肩高，而后向左侧主动折叠至最大幅度，左臂由下环绕至右臂大臂位置；② 左臂水平向左缓慢、匀速用力，至右侧斜方肌中下部有明显牵拉感；③ 保持 10~30 秒，其间正常呼吸。

3. 适合人群

斜方肌中下部较紧张、弹性较弱的人群，长期伏案工作的人群，进行后背锻炼的人群，柔韧性一般的男女皆可完成。

4. 锻炼方法

坐在稳定的直角凳上，方可实施拉伸；保持 10~30 秒，然后换另一侧拉伸，一左一右为一组；每次拉伸 2~3 组；每周拉伸 3~4 次。

5. 注意事项

① 动作要标准，不要耸肩；② 拉伸时不要用力太猛，以免造成肌肉拉伤；③ 拉伸时不要憋气。

6. 锻炼功效

缓解斜方肌中下部的紧张状态；增加斜方肌中下部肌肉弹性；改善身体姿态。

7. 临床功效

缓解肌肉僵硬及酸痛感，加快肌肉中乳酸的代谢；改善背部姿态。

（二）标准直臂肩胛骨前伸

1. 动作名称

主动站姿直臂肩胛骨前伸。

2. 动作规格

① 起始姿势：两脚打开约与肩等宽，背部挺直，目视前方，找一个直立且两手可以握住的固定物，双臂抬起约与肩高，稳定住双臂，同时身体水平向后缓慢用力，至双侧斜方肌中下部有明显牵拉感；② 保持 10~30 秒，其间正常呼吸。

3. 适合人群

斜方肌中下部较紧张、弹性较弱的人群，长期伏案工作的人群，进行过后背力量训练的人群，柔韧性一般的男女皆可完成。

4. 锻炼方法

找一个直立且两手可以握住的固定物，方可实施拉伸；保持 10~30 秒为一组；每次拉伸 2~3 组；每周拉伸 3~4 次。

5. 注意事项

① 动作要标准，不要耸肩；② 拉伸时不要用力太猛，以免造成肌肉拉伤；③ 拉伸时不要憋气。

6. 锻炼功效

缓解斜方肌中下部的紧张状态；增加斜方肌中下部肌肉弹性；改善身体姿态。

7. 临床功效

缓解肌肉僵硬及酸痛感，加快肌肉中乳酸的代谢；改善背部姿态。

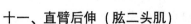

十一、直臂后伸（肱二头肌）

（一）简易直臂后伸

1. 动作名称

坐姿直臂后伸。

2. 动作规格

①起始姿势：被拉伸者坐在一个直角凳上，背部挺直，沉肩，而后双臂伸直向后伸至最大幅度，拉伸者在后方分别握住被拉伸者双侧手腕上方；②拉伸者向上缓慢、匀速用力，至被拉伸者双侧肱二头肌有明显牵拉感；③保持10~30秒，其间正常呼吸。

3. 适合人群

肱二头肌较紧张、弹性较弱的人群，针对肱二头肌锻炼后的人群，柔韧性一般的男女皆可完成。

4. 锻炼方法

坐在一个稳定的直角凳上，方可实施拉伸；保持10~30秒为一组；每次拉伸2~3组；每周拉伸3~4次。

5. 注意事项

①注意拉伸幅度，拉伸者在拉伸时不要用力太猛，以免造成肌肉拉伤；②动作要标准，不要耸肩；③拉伸时不要憋气；④肩关节有损伤者不建议拉伸。

6. 锻炼功效

缓解肱二头肌的紧张状态；增加肱二头肌肌肉弹性；改善肌肉线条。

7. 临床功效

缓解肌肉僵硬及酸痛感；加快肌肉中乳酸的代谢。

（二）标准直臂后伸

1. 动作名称

主动站姿直臂后伸。

2. 动作规格

①起始姿势：两脚开立约与肩等宽，背部挺直，沉肩，而后双臂伸直向后上方；②向上缓慢、匀速用力，至双侧肱二头肌有明显牵拉感；③保持10~30秒，其间正常呼吸。

3. 适合人群

肱二头肌较紧张、弹性较弱的人群，针对肱二头肌锻炼后的人群，柔韧性一般的男女皆可完成。

4. 锻炼方法

站在平坦地面方可实施拉伸；保持 10~30 秒为一组；每次拉伸 2~3 组；每周拉伸 3~4 次。

5. 注意事项

① 注意拉伸幅度，拉伸者在拉伸时不要用力太猛，以免造成肌肉拉伤；② 动作要标准，不要耸肩；③ 拉伸时不要憋气。

6. 锻炼功效

缓解肱二头肌的紧张状态；增加肱二头肌肌肉弹性；改善肌肉的线条。

7. 临床功效

缓解肌肉僵硬及酸痛感；加快肌肉中乳酸的代谢。

（三）难度直臂后伸

1. 动作名称

主动坐姿直臂后撑。

2. 动作规格

① 起始姿势：找一张合适大小的瑜伽垫，坐在瑜伽垫上，双臂向后伸直撑地后固定；② 不断加大臀部到掌根的距离，至双侧肱二头肌有明显牵拉感时停止，并保持；③ 维持 10~30 秒，其间正常呼吸。

3. 适合人群

肱二头肌较紧张、弹性较弱的人群，针对肱二头肌锻炼后的人群，柔韧性一般的男女皆可完成。

4. 锻炼方法

将瑜伽垫放置于平坦地面上方可实施拉伸；保持 10~30 秒为一组；每次拉伸 2~3 组；每周拉伸 3~4 次。

5. 注意事项

① 注意拉伸幅度，拉伸者在拉伸时不要用力太猛，以免造成肌肉拉伤；② 动作要标准，不要耸肩；③ 拉伸时不要憋气。

6. 锻炼功效

缓解肱二头肌的紧张状态；增加肱二头肌肌肉弹性。

7. 临床功效

缓解肌肉僵硬及酸痛感；加快肌肉中乳酸的代谢。

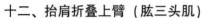

十二、抬肩折叠上臂（肱三头肌）

（一）简易抬肩折叠上臂

1. 动作名称

抬肩折叠上臂。

2. 动作规格

① 起始姿势：被拉伸者找一个直角凳，坐于凳上，保持头、背、臀处于自然中立位，背部紧贴后靠，双臂抬起约与地面平行，置于双耳侧，两脚打开约与肩等宽，右手掌心向上，右臂抬起至最大幅度后小臂向大臂折叠，拉伸者右手扶被拉伸者大臂靠近肩关节处，左手扶住被拉伸者小臂腕关节上方，使其固定；② 拉伸者右手向后缓慢匀速用力，至被拉伸者右侧肱三头肌有明显的牵拉感后停止；③ 保持 10~30 秒，其间被拉伸者保持自然呼吸。

3. 适合人群

肱三头肌较紧张、弹性较弱的人群，针对肱三头肌锻炼后的人群，柔韧性一般的男女皆可完成。

4. 锻炼方法

坐于一个稳定的直角凳上，方可实施拉伸；保持 10~30 秒，然后换另一侧，一左一右为一组；每次拉伸 2~3 组；每周拉伸 3~4 次。

5. 注意事项

① 注意拉伸幅度，拉伸者在拉伸时不要用力太猛，以免造成肌肉拉伤；② 动作要标准，不要耸肩；③ 拉伸时不要憋气；④ 若牵拉感不强，可同时向内用力，加大胳膊的折叠程度。

6. 锻炼功效

缓解肱三头肌的紧张状态；增加肱三头肌肌肉弹性；改善肌肉线条。

7. 临床功效

缓解肌肉僵硬及酸痛感；加快肌肉中乳酸的代谢。

（二）标准抬肩折叠上臂

1. 动作名称

主动抬肩折叠上臂。

2. 动作规格

① 起始姿势：找一个直角凳，坐于凳上，保持头、背、臀处于自然中立位，背部紧贴后靠，双臂抬起约与地面平行，置于双耳侧，两脚打开约与肩等宽，右手掌心向上，右臂抬起至最大幅度后小臂向大臂折

叠，左手经脑后绕至右臂，扶于右肘处方便发力；② 左臂缓慢、匀速用力拉，至右侧肱三头肌有明显的牵拉感后停止；③ 保持 10~30 秒，其间保持自然呼吸。

3. 适合人群

肱三头肌较紧张、弹性较弱的人群，针对肱三头肌锻炼后的人群，柔韧性一般的男女皆可完成。

4. 锻炼方法

坐于一个稳定的直角凳上，方可实施拉伸；保持 10~30 秒，然后换另一侧，一左一右为一组；每次拉伸 2~3 组；每周拉伸 3~4 次。

5. 注意事项

① 注意拉伸幅度，拉伸者在拉伸时不要用力太猛，以免造成肌肉拉伤；② 动作要标准，不要耸肩；③ 拉伸时不要憋气。

6. 锻炼功效

缓解肱三头肌的紧张状态；增加肱三头肌肌肉弹性；改善肌肉线条。

7. 临床功效

缓解肌肉僵硬及酸痛感；加快肌肉中乳酸的代谢。

（三）难度抬肩折叠上臂

1. 动作名称

抬肩折叠上臂 PNF 拉伸肱三头肌。

2. 动作规格

① 起始姿势：被拉伸者找一个直角凳，坐于凳上，保持头、背、臀处于自然中立位，背部紧贴后靠，双臂抬起约与地面平行，置于双耳侧，两脚打开约与肩等宽，右手掌心向上，右臂抬起至最大幅度后小臂向大臂折叠，拉伸者右手扶被拉伸者大臂靠近肩关节处，左手扶住被拉伸者小臂腕关节上方，使其固定；② 拉伸者右手向后缓慢、匀速用力，至被拉伸者右侧肱三头肌最大承受能力拉伸，保持约 10 秒；③ 被拉伸者的小臂向外伸（此时其小臂被拉伸者的左手固定），做静力性对抗 6 秒，用力为最大收缩能力的 60%~70%；④ 再次静态拉伸 10~30 秒。

3. 适合人群

肱三头肌较紧张、弹性较弱的人群，针对肱三头肌锻炼后的人群，柔韧性一般的男女皆可完成。

4. 锻炼方法

坐于一个稳定的直角凳上，方可实施拉伸；最大程度拉伸 10 秒，而后以最大收缩能力的 60%~70%对抗 6 秒，最后坚持静态拉伸 10~30秒，然后换另一侧拉伸，一左一右为一组；每次拉伸 2~3 组；每周拉伸 3~4 次。

5. 注意事项

① 注意控制好节奏和拉伸幅度，拉伸者在拉伸时不要用力太猛，以免造成肌肉拉伤；② 动作要标准，不要耸肩；③ 拉伸时不要憋气；④ 若牵拉感不强，可同时向内用力，加大胳膊的折叠程度。

6. 锻炼功效

缓解肱三头肌的紧张状态；增加肱三头肌肌肉弹性；改善肌肉线条。

7. 临床功效

缓解肌肉僵硬及酸痛感；加快肌肉中乳酸的代谢。

第二节　下肢拉伸运动

一、站姿腿部牵伸（下肢综合性）

（一）标准站姿腿部牵伸

1. 动作名称

主动站姿腿部牵伸。

2. 动作规格

① 起始姿势：双腿分开站立，与肩同宽；② 弯腰，身体前倾，双手环抱住双膝，使头部尽量向双膝靠近；③ 腿部后侧肌群感受到柔和的拉伸感，保持 15~20 秒。

3. 适合人群

中青年人群与具有正常步行功能且平衡能力较强的老年人群，也适用于跑步等运动后人群腿部肌群的放松，男女皆可。

4. 锻炼方法

不需要特定练习场地；拉伸 15~20 秒为一组，组间休息 15 秒；每次训练 3~5 组；每周训练 3 次（或隔天进行）。

5. 注意事项

① 拉伸运动之前应做好充分热身运动；② 弯腰拉伸时应注意保持身体平衡，以防摔倒；③ 拉伸时注意保持呼吸顺畅，尽量避免长时间憋气；④ 平衡功能或前庭功能障碍、心脑血管疾病老年人群慎用此拉伸动作。

6. 锻炼功效

增加腿部肌群的柔韧性和弹性；改善运动后腿部后侧的酸胀感。

7. 临床功效

缓解运动后腿部肌群、韧带的酸胀、痉挛与疲劳；加强关节稳定性。

（二）难度站姿腿部牵伸

1. 动作名称

主动加强站姿腿部牵伸。

2. 动作规格

① 起始姿势：双腿分开站立，与肩同宽；② 弯腰，身体前倾，右腿轻微屈膝，左脚脚尖抬起，左手抓住左脚脚尖，躯干尽量向腿部靠近；③ 小腿前侧与腿部后侧肌群感受到较强的拉伸感，保持 15～20 秒；④ 换右侧进行拉伸。

3. 适合人群

中青年人群与具有正常步行功能且平衡能力较强的老年人群，也适用于跑步等运动后人群腿部肌群的放松，男女皆可。

4. 锻炼方法

不需要特定练习场地；每侧腿拉伸 15～20 秒，左右腿各拉伸 1 次为一组，组间休息 15 秒；每次训练 3～5 组；每周 3 次（或隔天进行）。

5. 注意事项

① 拉伸运动之前应做好充分热身运动；② 弯腰拉伸时应注意保持身体平衡，以防摔倒；③ 拉伸时注意保持呼吸顺畅，尽量避免长时间憋气；④ 平衡功能或前庭功能障碍、心脑血管疾病老年人群慎用此拉伸动作。

6. 锻炼功效

增加腿部肌群的柔韧性和弹性；改善运动后腿部的酸胀感。

7. 临床功效

缓解运动后腿部肌群、韧带的酸胀、痉挛与疲劳；加强关节稳定性。

二、扶墙小腿三头肌拉伸（小腿后侧肌群）

（一）简易扶墙小腿三头肌拉伸

1. 动作名称

单脚扶墙拉伸。

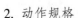

2. 动作规格

① 起始姿势：面对墙站立，离墙 30~40 厘米的距离，双脚分开比肩略窄；② 左脚往前踩地，保持双脚平行；③ 双手支撑墙壁，手臂稍弯曲，将左脚脚掌抵墙，膝盖尽量伸直，身体靠近墙壁，让左小腿后侧有温和的拉伸感，保持 20~30 秒；④ 换右腿进行拉伸。

3. 适合人群

能平稳站立的小腿肌肉柔韧性较差的人群，尤其是老年人群；也适用于跑步等运动后人群小腿肌群的放松，男女皆可。

4. 锻炼方法

手扶牢固墙壁或固定支撑物，借助身体重心前倾进行小腿三头肌拉伸；每侧腿拉伸 20~30 秒，左右腿各拉伸 1 次为一组，组间休息 15 秒；每次训练 3~5 组；每周 3 次（或隔天进行）。

5. 注意事项

① 拉伸运动之前应做好充分热身运动；② 穿防滑运动鞋，避免滑倒；③ 无墙壁，选择固定支撑物进行拉伸时应确保支撑物牢固不动，以免发生跌倒损伤；④ 拉伸时注意保持呼吸顺畅，尽量避免长时间憋气。

6. 锻炼功效

增加小腿后部肌群的柔韧性，对大腿后侧肌群的柔韧性也有一定效果；改善运动后小腿肌群的酸胀感，预防运动后腿部肌肉形成肌肉团，使腿部更具线条美感。

7. 临床功效

缓解运动后的腿后侧肌肉酸胀、痉挛；减轻或预防静脉曲张；提升平衡能力，加强关节稳定性。

（二）标准扶墙小腿三头肌拉伸

1. 动作名称

双脚扶墙拉伸。

2. 动作规格

① 起始姿势：面对墙站立，离墙 60~70 厘米的距离，躯干向前，双手支撑于墙，手臂稍弯曲；② 双脚分开与髋同宽，膝盖尽量伸直；③ 身体重心靠近墙壁，让双小腿后侧有温和的拉伸感，保持 20~30 秒。

3. 适合人群

中青年人群与具有正常步行功能且平衡能力较强的老年人群，也适用于跑步等运动后人群小腿肌群的放松，男女皆可。

4. 锻炼方法

手扶牢固墙壁或固定支撑物，借助身体重心前倾进行小腿三头肌拉伸；双腿拉伸 20~30 秒为一组，组间休息 15 秒；每次训练 3~5 组；每周 3 次（或隔天进行）。

5. 注意事项

① 拉伸运动之前应做好充分热身运动；② 穿防滑运动鞋，避免滑倒；③ 无墙壁，选择固定支撑物进行拉伸时应确保支撑物牢固不动，以免发生跌倒损伤；④ 拉伸时注意保持呼吸顺畅，尽量避免长时间憋气；⑤ 平衡功能或前庭功能有障碍的老年人群进行拉伸时应注意防止摔倒。

6. 锻炼功效

增加小腿后部肌群的柔韧性，对大腿后侧肌群的柔韧性也有一定效果；改善运动后小腿肌群的酸胀感，预防运动后腿部肌肉形成肌肉团，使腿部更具线条美感。

7. 临床功效

缓解运动后的腿后侧肌肉酸胀、痉挛；减轻或预防静脉曲张；提升平衡能力，加强关节稳定性。

（三）难度扶墙小腿三头肌拉伸

1. 动作名称

单腿后撤扶墙拉伸。

2. 动作规格

① 起始姿势：面对墙站立，离墙 60~70 厘米的距离，双脚分开比肩略窄；② 右脚往前踩地，左脚向后伸直，双脚呈弓步状态；③ 双手支撑墙壁，手臂稍弯曲，身体重心靠近墙壁，左脚跟往下踩，让左小腿后侧有温和的拉伸感，保持 20~30 秒；④ 换右腿进行拉伸。

3. 适合人群

中青年人群与具有正常步行功能且平衡能力较强的老年人群，也适用于跑步等运动后人群小腿肌群的放松，男女皆可。

4. 锻炼方法

手扶牢固墙壁或固定支撑物，借助身体重心前倾进行小腿三头肌拉伸；每侧腿拉伸 20~30 秒，左右腿各拉伸 1 次为一组，组间休息 15 秒；每次训练 3~5 组；每周 3 次（或隔天进行）。

5. 注意事项

① 拉伸运动之前应做好充分热身运动；② 穿防滑运动鞋，避免滑

倒；③ 无墙壁，选择固定支撑物进行拉伸时应确保支撑物牢固不动，以免发生跌倒损伤；④ 拉伸时注意保持呼吸顺畅，尽量避免长时间憋气；⑤ 平衡功能或前庭功能有障碍的老年人群进行拉伸时应注意防止摔倒。

6. 锻炼功效

增加小腿后部肌群的柔韧性，对大腿后侧肌群的柔韧性也有一定效果；改善运动后小腿肌群的酸胀感，预防运动后腿部肌肉形成肌肉团，使腿部更具线条美感。

7. 临床功效

缓解运动后的腿后侧肌肉酸胀、痉挛；减轻或预防静脉曲张；提升平衡能力，加强关节稳定性。

三、坐位小腿拉伸（小腿后侧肌群）

（一）简易坐位小腿拉伸

1. 动作名称

主动坐位双腿拉伸。

2. 动作规格

① 起始姿势：舒适地坐在地毯、地板或瑜伽垫上；② 双腿伸直，脚跟压地，双脚脚尖向头顶方向充分延展；③ 躯体与双手向脚尖方向充分靠近，保持20~30秒。

3. 适合人群

中青年人群与具有正常步行功能的老年人群，也适用于跑步等运动后人群小腿肌群的放松，男女皆可。

4. 锻炼方法

不需要特定练习场地与器材；双腿拉伸20~30秒为一组，组间休息15秒；每次训练3~5组；每周3次（或隔天进行）。

5. 注意事项

① 拉伸运动之前应做好充分热身运动；② 拉伸时注意保持呼吸顺畅，尽量避免长时间憋气。

6. 锻炼功效

增加小腿后部肌群的柔韧性，对大腿后侧肌群柔韧性也有一定效果；改善运动后小腿肌群的酸胀感，预防运动后腿部肌肉形成肌肉团，使腿部更具线条美感。

7. 临床功效

缓解运动后的腿后侧肌肉酸胀、痉挛；减轻或预防静脉曲张；提升平衡能力，加强关节稳定性。

（二）标准坐位小腿拉伸

1. 动作名称

主动坐位单腿拉伸。

2. 动作规格

① 起始姿势：舒适地坐在地毯、地板或瑜伽垫上；② 弯曲右膝盖，脚掌踩到左大腿内侧；③ 瑜伽带/弹力带绕过左脚掌，双手抓住瑜伽带/弹力带往头顶方向延展；④ 膝盖保持上提，脚跟压地，保持 20~30 秒；⑤ 换右侧拉伸。

3. 适合人群

中青年人群与具有正常步行功能的老年人群，也适用于跑步等运动后人群小腿肌群的放松，男女皆可。

4. 锻炼方法

准备瑜伽带/弹力带，不需要特定练习场地，借助弹力带拉力与自身重力进行小腿三头肌拉伸；每侧腿拉伸 20~30 秒，左右腿各拉伸 1 次为一组，组间休息 15 秒；每次训练 3~5 组；每周 3 次（或隔天进行）。

5. 注意事项

① 拉伸运动之前应做好充分热身运动；② 拉伸时双手握紧瑜伽带/弹力带，防止脱手引起仰卧跌倒；③ 拉伸时注意保持呼吸顺畅，尽量避免长时间憋气。

6. 锻炼功效

增加小腿后部肌群的柔韧性，对大腿后侧肌群柔韧性也有一定效果；改善运动后小腿肌群的酸胀感，预防运动后腿部肌肉形成肌肉团，使腿部更具线条美感。

7. 临床功效

缓解运动后的腿后侧肌肉酸胀、痉挛；减轻或预防静脉曲张；提升平衡能力，加强关节稳定性。

（三）难度坐位小腿拉伸

1. 动作名称

主动加强坐位单腿拉伸。

2. 动作规格

① 起始姿势：舒适地坐在地毯、地板或瑜伽垫上；② 弯曲右膝盖，脚掌踩到左大腿内侧；③ 瑜伽带/弹力带绕过左脚掌，双手抓住瑜伽带/

弹力带往头顶方向延展；④ 左下肢轻微上提，以加强小腿后侧进一步延展拉伸，保持 20~30 秒；⑤ 换右侧拉伸。

3. 适合人群

中青年人群与具有正常步行功能的老年人群，也适用于跑步等运动后人群小腿肌群的放松，男女皆可。

4. 锻炼方法

准备瑜伽带/弹力带，不需要特定练习场地，借助弹力带拉力与自身重力进行小腿三头肌拉伸；每侧腿拉伸 20~30 秒，左右腿各拉伸 1 次为一组，组间休息 15 秒；每次训练 3~5 组；每周 3 次（或隔天进行）。

5. 注意事项

① 拉伸运动之前应做好充分热身运动；② 拉伸时双手握紧瑜伽带/弹力带，防止脱手引起仰卧跌倒；③ 拉伸时注意保持呼吸顺畅，尽量避免长时间憋气。

6. 锻炼功效

增加小腿后部肌群的柔韧性，对大腿后侧肌群柔韧性也有一定效果；改善运动后小腿肌群的酸胀感，预防运动后腿部肌肉形成肌肉团，使腿部更具线条美感。

7. 临床功效

缓解运动后的腿后侧肌肉酸胀、痉挛；减轻或预防静脉曲张；提升平衡能力，加强关节稳定性。

四、坐姿小腿前侧拉伸（小腿前侧肌群）

（一）简易坐姿小腿前侧拉伸

1. 动作名称

被动坐姿拉伸。

2. 动作规格

① 起始姿势：舒适地坐在椅子或长凳上；② 双腿分开与肩同宽，左腿降低膝盖位置，然后将左脚脚尖放在身后的地面上；③ 左腿略微前倾，用左脚脚尖压向地面使左小腿前外侧肌群有温和的拉伸感，保持 20~30 秒；④ 换右脚进行拉伸。

3. 适合人群

小腿肌肉柔韧性较差人群，尤其是老年人群，也适用于跑步等运动后人群小腿肌群的放松，男女皆可。

4. 锻炼方法

不需要特定练习场地与器材；每侧腿拉伸 20～30 秒，左右腿各拉伸 1 次为一组，组间休息 15 秒；每次训练 3～5 组；每周 3 次（或隔天进行）。

5. 注意事项

① 拉伸运动之前应做好充分热身运动；② 拉伸时注意保持呼吸顺畅，尽量避免长时间憋气。

6. 锻炼功效

增加小腿前侧肌群的柔韧性；改善运动后小腿肌群的酸胀感，预防运动后腿部肌肉形成肌肉团，使腿部更具线条美感。

7. 临床功效

缓解运动后的小腿前侧肌肉酸胀、痉挛；减轻或预防静脉曲张；提升平衡能力，加强关节稳定性。

（二）标准坐姿小腿前侧拉伸

1. 动作名称

主动坐姿拉伸。

2. 动作规格

① 起始姿势：舒适地坐在地毯、地板或瑜伽垫上；② 单手抓住左脚脚踝让脚踝轻度内翻；③ 用力伸直左膝，并且抬腿，这时可感受左小腿前外侧较强烈的拉伸感，保持 20～30 秒；④ 换右侧拉伸。

3. 适合人群

小腿肌肉柔韧性较差人群，尤其是老年人群，也适用于跑步等运动后人群小腿肌群的放松，男女皆可。

4. 锻炼方法

不需要特定练习场地与器材；每侧腿拉伸 20～30 秒，左右腿各拉伸 1 次为一组，组间休息 15 秒；每次训练 3～5 组；每周 3 次（或隔天进行）。

5. 注意事项

① 拉伸运动之前应做好充分热身运动；② 拉伸时注意保持呼吸顺畅，尽量避免长时间憋气。

6. 锻炼功效

增加小腿前侧肌群的柔韧性；改善运动后小腿肌群的酸胀感，预防运动后腿部肌肉形成肌肉团，使腿部更具线条美感。

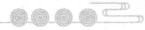

7. 临床功效

缓解运动后的小腿前侧肌肉酸胀、痉挛；减轻或预防静脉曲张；提升平衡能力，加强关节稳定性。

（三）难度坐姿小腿前侧拉伸

1. 动作名称

主动变形坐姿拉伸。

2. 动作规格

① 起始姿势：舒适地跪坐在地毯、地板或瑜伽垫上；② 双手支撑在地毯、地板或瑜伽垫上，脚尖着地，向下施力拉伸双侧小腿外侧，这时可感受双腿前外侧较强烈的拉伸感，保持 20~30 秒。

3. 适合人群

双上肢肌力较好且下肢膝关节活动度正常的年轻与老年人群，也适用于跑步等运动后人群小腿肌群的放松，男女皆可。

4. 锻炼方法

不需要特定练习场地与器材；双腿拉伸 20~30 秒为一组，组间休息 15 秒；每次训练 2~3 组；每周 3 次（或隔天进行）。

5. 注意事项

① 拉伸运动之前应做好充分热身运动；② 拉伸时注意保持呼吸顺畅，尽量避免长时间憋气。

6. 锻炼功效

增加小腿前侧肌群的柔韧性；改善运动后小腿肌群的酸胀感，预防运动后腿部肌肉形成肌肉团，使腿部更具线条美感。

7. 临床功效

缓解运动后的小腿前侧肌肉酸胀、痉挛；减轻或预防静脉曲张；提升平衡能力，加强关节稳定性。

五、仰卧直腿抬高（大腿后侧肌群）

（一）简易仰卧直腿抬高

1. 动作名称

主动仰卧直腿抬高。

2. 动作规格

① 起始姿势：仰卧于地毯、地板或瑜伽垫上；② 左腿缓慢抬高至感到大腿后侧有温和的拉伸感，同时脚尖往面部方向向上尽量伸展，以进一步加强拉伸感，保持 20~30 秒；③ 左腿放下，回到初始状态，双肩后侧靠近地面放松；④ 换右侧拉伸。

3. 适合人群

腿部后侧肌肉柔韧性较差人群，尤其是老年人群，也适用于跑步等运动后人群大腿肌群的放松，男女皆可。

4. 锻炼方法

不需要特定练习场地与器材；每侧腿拉伸 20~30 秒，左右腿各拉伸 1 次为一组，组间休息 15 秒；每次训练 3~5 组；每周 3 次（或隔天进行）。

5. 注意事项

① 拉伸运动之前应做好充分热身运动；② 拉伸时注意保持呼吸顺畅，尽量避免长时间憋气，无特殊禁忌证。

6. 锻炼功效

增加大腿后侧肌群的柔韧性；改善运动后大腿肌群的酸胀感，使腿部更具线条美感。

7. 临床功效

缓解运动后的腿部后侧肌肉酸胀、痉挛；减轻或预防静脉曲张；提升平衡能力，加强关节稳定性。

（二）标准仰卧直腿抬高

1. 动作名称

主动加强仰卧直腿抬高。

2. 动作规格

① 起始姿势：准备一根瑜伽带/弹力带，仰卧于地毯、地板或瑜伽垫上；② 将瑜伽带/弹力带绕过左脚，双手握紧并伸直双臂；③ 吸气时牵拉左腿，脚尖往面部方向向上尽量伸展，保持 20~30 秒；④ 呼气时左脚脚尖回勾，双肩后侧靠近地面放松；⑤ 换右侧拉伸。

3. 适合人群

腿部后侧肌肉柔韧性较差人群，尤其是老年人群，也适用于跑步等运动后人群大腿肌群的放松，男女皆可。

4. 锻炼方法

准备瑜伽带/弹力带，不需要特定练习场地，借助瑜伽带/弹力带拉力进行大腿后侧肌群拉伸；每侧腿拉伸 20~30 秒，左右腿各拉伸 1 次为一组，组间休息 15 秒；每次训练 3~5 组；每周 3 次（或隔天进行）。

5. 注意事项

① 拉伸运动之前应做好充分热身运动；② 拉伸时双手握紧瑜伽带/弹力带，防止脱手引起仰卧跌倒；③ 拉伸时注意保持呼吸顺畅，尽量

避免长时间憋气。

6. 锻炼功效

增加大腿后侧肌群的柔韧性；改善运动后大腿肌群的酸胀感，使腿部更具线条美感。

7. 临床功效

缓解运动后的腿部后侧肌肉酸胀、痉挛；减轻或预防静脉曲张；提升平衡能力，加强关节稳定性。

（三）难度仰卧直腿抬高

1. 动作名称

主动变形仰卧直腿抬高。

2. 动作规格

① 起始姿势：仰卧于地毯、地板或瑜伽垫上；② 左腿缓慢抬高，双手交叉握住左膝关节，辅助左腿进一步抬高至大腿后侧有较强烈的拉伸感，同时脚尖往面部方向向上尽量伸展，以进一步加强拉伸感，保持20~30 秒；③ 左腿放下，回到初始状态，双肩后侧靠近地面放松；④ 换右侧拉伸。

3. 适合人群

中青年人群与下肢柔韧性良好的老年人群，也适用于跑步等运动后人群大腿肌群的放松，男女皆可。

4. 锻炼方法

不需要特定练习场地与器材；每侧腿拉伸 20~30 秒，左右腿各拉伸 1 次为一组，组间休息 15 秒；每次训练 3~5 组；每周 3 次（或隔天进行）。

5. 注意事项

① 拉伸运动之前应做好充分热身运动；② 拉伸腿抬高时，对侧腿应尽量伸直贴于地面，以防减弱拉伸腿拉伸效果；③ 拉伸时注意保持呼吸顺畅，尽量避免长时间憋气。

6. 锻炼功效

增加大腿后侧肌群的柔韧性；改善运动后大腿肌群的酸胀感，使腿部更具线条美感。

7. 临床功效

缓解运动后的腿部后侧肌肉酸胀、痉挛；减轻或预防静脉曲张；提升平衡能力，加强关节稳定性。

六、单腿站立拉伸（大腿前侧肌群）

（一）简易单腿站立拉伸

1. 动作名称

被动单腿站立拉伸。

2. 动作规格

① 起始姿势：站在与自身臀部基本等高的凳子或桌子一侧，双腿并拢，抬头、挺胸、收腹，双手于身体两侧叉腰；② 重心移至右腿，屈左膝，左脚脚尖勾于凳子或桌子上；③ 尽量将左大腿后侧向凳子或桌子的方向贴近，身体向后靠，膝盖垂直于地面，保持 20～30 秒；④ 双手还原放于体侧，左脚还原，抖动放松；⑤ 换右侧拉伸。

3. 适合人群

中青年人群与平衡功能正常的老年人群，也适用于跑步等运动后人群大腿肌群的放松，男女皆可。

4. 锻炼方法

使用凳子或桌子等固定支撑物，借助身体重心后倾进行大腿股四头肌拉伸；每侧腿拉伸 20～30 秒，左右腿各拉伸 1 次为一组，组间休息 15 秒；每次训练 3~5 组；每周 3 次（或隔天进行）。

5. 注意事项

① 拉伸运动之前应做好充分的热身运动；② 穿防滑运动鞋，避免滑倒；③ 固定支撑物应确保牢固，以免发生跌倒损伤；④ 拉伸时注意保持呼吸顺畅，尽量避免长时间憋气；⑤ 平衡功能或前庭功能有障碍的老年人群进行拉伸时应注意防止摔倒。

6. 锻炼功效

增加大腿前侧肌群的柔韧性；改善运动后大腿肌群的酸胀感，预防"肌肉腿"的发生，使腿部更具线条美感。

7. 临床功效

缓解运动后的腿部前侧肌肉酸胀、痉挛；减轻或预防静脉曲张；提升平衡能力，加强关节稳定性。

（二）标准单腿站立拉伸

1. 动作名称

主动单腿站立拉伸。

2. 动作规格

① 起始姿势：双腿并拢，抬头、挺胸、收腹，双手自然垂于身体两侧；② 右手扶墙，重心移至右腿，屈左膝，左手握住左脚踝，尽量

将小腿向大腿方向贴近，膝盖垂直于地面；③ 可以同时用右手握住左脚踝，屈双肘，将左大腿前侧肌肉向后拉伸，到自己的最大极限处，保持20~30秒；④ 双手还原放于体侧，左腿还原，抖动放松；⑤ 换右侧拉伸。

3. 适合人群

中青年人群与平衡功能正常的老年人群，也适用于跑步等运动后人群大腿肌群的放松，男女皆可。

4. 锻炼方法

手扶牢固墙壁或固定支撑物，借助身体重心前倾进行大腿股四头肌拉伸；每侧腿拉伸20~30秒，左右腿各拉伸1次为一组，组间休息15秒；每次训练3~5组；每周3次（或隔天进行）。

5. 注意事项

① 拉伸运动之前应做好充分的热身运动；② 穿防滑运动鞋，避免滑倒；③ 无墙壁，选择固定支撑物进行拉伸时应确保支撑物牢固不动，以免发生跌倒损伤；④ 拉伸时注意保持呼吸顺畅，尽量避免长时间憋气；⑤ 平衡功能或前庭功能有障碍的老年人群进行拉伸时应注意防止摔倒。

6. 锻炼功效

增加大腿前侧肌群的柔韧性；改善运动后大腿肌群的酸胀感，预防"肌肉腿"的发生，使腿部更具线条美感。

7. 临床功效

缓解运动后的腿部前侧肌肉酸胀、痉挛；减轻或预防静脉曲张；提升平衡能力，加强关节稳定性。

七、弓步大腿前侧拉伸（大腿前侧肌群）

（一）简易弓步大腿前侧拉伸

1. 动作名称

主动上刺式弓步拉伸。

2. 动作规格

① 起始姿势：右膝在前方弯曲，膝盖对准脚踝及第二脚趾，左脚向后呈弓步，前脚掌踩地，膝盖伸直；② 吸气时双臂向上伸展，掌心相对；③ 呼气时髋部下沉，双肩后展，仰望天花板；④ 持续8~10个呼吸之后，换右侧拉伸。

3. 适合人群

中青年人群与平衡功能正常的老年人群，也适用于跑步等运动后人群大腿肌群的放松，男女皆可。

4. 锻炼方法

不需要特定练习场地与器材；每侧腿拉伸持续 8～10 个呼吸，左右腿各拉伸 1 次为一组，组间休息 15 秒；每次训练 3～5 组；每周 3 次（或隔天进行）。

5. 注意事项

① 拉伸运动之前应做好充分热身运动；② 穿防滑运动鞋，避免滑倒；③ 拉伸时注意保持呼吸顺畅，尽量避免长时间憋气；④ 平衡功能或前庭功能有障碍的老年人群进行拉伸时应注意防止摔倒。

6. 锻炼功效

增加大腿前侧肌群的柔韧性；改善运动后大腿肌群的酸胀感，预防"肌肉腿"的发生，使腿部更具线条美感。

7. 临床功效

缓解运动后的腿部前侧肌肉酸胀、痉挛；减轻或预防静脉曲张；提升平衡能力，加强关节稳定性。

（二）标准弓步大腿前侧拉伸

1. 动作名称

主动骑马式弓步拉伸。

2. 动作规格

① 起始姿势：左膝在前方弯曲，膝盖对准脚踝及第二脚趾；② 右腿向后伸展，膝盖下方可以垫毛毯或厚毛巾，脚背贴地，吸气时延展脊柱，肋骨内收，颈部尽量拉长；③ 呼气时双肩后展，双手撑住两侧地面或固定支撑物；④ 持续 8～10 个呼吸之后，换右侧进行练习。

3. 适合人群

中青年人群与平衡功能正常的老年人群，也适用于跑步等运动后人群大腿肌群的放松，男女皆可。

4. 锻炼方法

手扶两侧地面或固定支撑物，使用毛毯或厚毛巾垫在膝下；每侧腿拉伸持续 8～10 个呼吸，左右腿各拉伸 1 次为一组，组间休息 15 秒；每次训练 3～5 组；每周 3 次（或隔天进行）。

5. 注意事项

① 拉伸运动之前应做好充分热身运动；② 穿防滑运动鞋，避免滑倒；③ 固定支撑物应确保牢固，以免发生跌倒损伤；④ 拉伸时注意保持呼吸顺畅，尽量避免长时间憋气；⑤ 无特殊禁忌证。

6. 锻炼功效

增加大腿前侧肌群的柔韧性；改善运动后大腿肌群的酸胀感，预防"肌肉腿"的发生，使腿部更具线条美感。

7. 临床功效

缓解运动后的腿部前侧肌肉酸胀、痉挛；减轻或预防静脉曲张；提升平衡能力，加强关节稳定性。

（三）难度弓步大腿前侧拉伸

1. 动作名称

骑马式变体弓步拉伸。

2. 动作规格

① 起始姿势：将椅子靠墙，准备毛毯或厚毛巾垫放在右膝下方；② 右腿向后，跪立在毛毯或厚毛巾上，脚背放在椅子上；③ 左腿在前，左膝对准脚踝，左小腿垂直地面；④ 髋部指向正前方，向下沉，吸气时延展脊柱；⑤ 双手臂向上伸展，肋骨内收；⑥ 呼气，双肩后展后弯，持续 8~10 个呼吸，更换右侧拉伸。

3. 适合人群

中青年人群与具有较好腿部柔韧性的老年人群，也适用于如跑步等运动后人群大腿肌群的放松，男女皆可。

4. 锻炼方法

需要椅子等固定支撑物，使用毛毯或厚毛巾垫在膝下，每侧腿的拉伸持续 8~10 个呼吸，左右腿各拉伸 1 次为一组，组间休息 15 秒；每次训练 3~5 组；每周 3 次（或隔天进行）。

5. 注意事项

① 拉伸运动之前应做好充分热身运动；② 穿防滑运动鞋，避免滑倒；③ 椅子等固定支撑物应确保牢固，以免发生跌倒损伤；④ 拉伸时注意保持呼吸顺畅，尽量避免长时间憋气。

6. 锻炼功效

增加大腿前侧肌群的柔韧性；改善运动后大腿肌群的酸胀感，预防"肌肉腿"的发生，使腿部更具线条美感。

7. 临床功效

缓解运动后的腿部前侧肌肉酸胀、痉挛；减轻或预防静脉曲张；提升平衡能力，加强关节稳定性。

八、仰卧单腿外展拉伸（大腿内收肌群）

（一）简易仰卧单腿外展拉伸

1. 动作名称

主动仰卧单腿外展拉伸。

2. 动作规格

① 起始姿势：仰卧在地毯、地板或瑜伽垫上，双脚并拢，双手外展90°置于躯体两侧；② 左腿缓慢外展，向左手靠近；③ 保持1~2分钟，更换右侧拉伸。

3. 适合人群

大腿肌肉柔韧性较差的人群，尤其是老年人群，也适用于跑步等运动后人群大腿肌群的放松，男女皆可。

4. 锻炼方法

不需要特定练习场地与器材；每侧腿拉伸1~2分钟，左右腿各拉伸1次为一组，组间休息15秒；每次训练3~5组；每周3次（或隔天进行）。

5. 注意事项

① 拉伸运动之前应做好充分热身运动；② 拉伸一侧腿时，另一侧腿部可使用一些固定物如瑜伽砖等防止其随被拉伸腿移动，影响拉伸效果；③ 拉伸时注意保持呼吸顺畅，尽量避免长时间憋气。

6. 锻炼功效

增加大腿内侧肌群的柔韧性；改善运动后大腿肌群的酸胀感，使腿部更具线条美感。

7. 临床功效

缓解运动后的大腿内侧肌肉、肌腱、韧带的酸胀、痉挛与疲劳；减轻或预防静脉曲张；加强关节稳定性。

（二）标准仰卧单腿外展拉伸

1. 动作名称

主动仰卧手抓大脚趾拉伸。

2. 动作规格

① 起始姿势：仰卧在地毯、地板或瑜伽垫上，双脚并拢，双手外展90°置于躯体两侧；② 左腿缓慢外展，向左手靠近；③ 左手抓住左脚大脚趾继续缓慢拉伸，保持1~2分钟；④ 更换右侧拉伸。

3. 适合人群

中青年人群与腿部柔韧性较好的老年人群，也适用于跑步等运动后人群大腿肌群的放松，男女皆可。

4. 锻炼方法

不需要特定练习场地与器材；每侧腿拉伸 1~2 分钟，左右腿各拉伸 1 次为一组，组间休息 15 秒；每次训练 3~5 组；每周 3 次（或隔天进行）。

5. 注意事项

① 拉伸运动之前应做好充分热身运动；② 拉伸一侧腿时，另一侧腿部可使用一些固定物如瑜伽砖等防止其随被拉伸腿移动，影响拉伸效果；③ 拉伸时注意保持呼吸顺畅，尽量避免长时间憋气。

6. 锻炼功效

增加大腿内侧肌群的柔韧性；改善运动后大腿肌群的酸胀感，使腿部更具线条美感。

7. 临床功效

缓解运动后的大腿内侧肌肉、肌腱、韧带的酸胀、痉挛与疲劳；减轻或预防静脉曲张；加强关节稳定性。

（三）难度仰卧单腿外展拉伸

1. 动作名称

主动加强仰卧手抓大脚趾拉伸。

2. 动作规格

① 起始姿势：仰卧在地毯、地板或瑜伽垫上，双脚并拢，双手拉住瑜伽带/弹力带并外展至 90°，置于躯体两侧；② 左腿缓慢外展，向左手靠近；③ 双手拉紧瑜伽带/弹力带的同时，左手抓住左脚大脚趾继续缓慢拉伸，保持 20~30 秒；④ 更换右侧拉伸。

3. 适合人群

中青年人群与腿部柔韧性较好的老年人群，也适用于跑步等运动后人群大腿肌群的放松，男女皆可。

4. 锻炼方法

准备瑜伽带/弹力带，不需要特定练习场地；每侧腿拉伸 20~30 秒，左右腿各拉伸 1 次为一组，组间休息 15 秒；每次训练 3~5 组；每周 3 次（或隔天进行）。

5. 注意事项

① 拉伸运动之前应做好充分热身运动；② 拉伸一侧腿时，另一侧腿部可使用一些固定物如瑜伽砖等防止其随被拉伸腿移动，影响拉伸效果；③ 拉伸时注意保持呼吸顺畅，尽量避免长时间憋气。

6. 锻炼功效

增加大腿内侧肌群的柔韧性；改善运动后大腿肌群的酸胀感，使腿部更具线条美感。

7. 临床功效

缓解运动后的大腿内侧肌肉、肌腱、韧带的酸胀、痉挛与疲劳；减轻或预防静脉曲张；加强关节稳定性。

九、坐卧臀部拉伸（大腿外展肌群）

（一）简易坐卧臀部拉伸

1. 动作名称

主动鞋带式坐卧拉伸。

2. 动作规格

① 起始姿势：双膝弯曲，右腿在上，左腿在下，上下交叠盘坐于地毯、地板或瑜伽垫上；② 双脚位于一条直线上；③ 上身躯干尝试向前弯曲，双臂向前伸展；④ 左右腿各进行 15~20 个呼吸的练习。

3. 适合人群

中青年人群与腿部柔韧性较好的老年人群，也适用于跑步等运动后人群大腿肌群的放松，男女皆可。

4. 锻炼方法

不需要特定练习场地与器材；双腿交替拉伸 1~2 分钟，左右腿各拉伸 1 次为一组，组间休息 15 秒；每次训练 3~5 组；每周 3 次（或隔天进行）。

5. 注意事项

① 拉伸运动之前应做好充分热身运动；② 身体下宜放置瑜伽垫或毯子，以防止底部踝关节摩擦损伤；③ 拉伸时注意保持呼吸顺畅，尽量避免长时间憋气。

6. 锻炼功效

增加大腿外侧肌群的柔韧性；改善运动后大腿肌群的酸胀感，增强大腿肌群的弹性，很好地降低肌肉内的张力和压力，使腿部更具线条美感。

7. 临床功效

缓解运动后的大腿外侧肌肉、肌腱、韧带的酸胀、痉挛与疲劳；减轻或预防静脉曲张；加强关节稳定性。

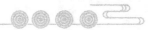

（二）标准坐卧臀部拉伸

1. 动作名称

主动坐姿扭转坐卧拉伸。

2. 动作规格

① 起始姿势：双膝弯曲盘坐于地毯、地板或瑜伽垫上；② 右脚放于左大腿外侧；③ 左脚放于右大腿外侧，脊柱延展向上，手臂上举；④ 呼气、身体向左后方扭转，左手在身体后方撑地；⑤ 右手屈肘，手臂外侧与左膝外侧互相抵抗；⑥ 保持 15 ~ 20 个呼吸的练习，换右侧拉伸。

3. 适合人群

中青年人群与腿部柔韧性较好的老年人群，也适用于跑步等运动后人群大腿肌群的放松，男女皆可。

4. 锻炼方法

不需要特定练习场地与器材；双腿交替拉伸 1 ~ 2 分钟，左右腿各拉伸 1 次为一组，组间休息 15 秒；每次训练 3 ~ 5 组；每周 3 次（或隔天进行）。

5. 注意事项

① 拉伸运动之前应做好充分热身运动；② 身体下宜放置瑜伽垫或毯子，以防止底部踝关节摩擦损伤；③ 拉伸时注意保持呼吸顺畅，尽量避免长时间憋气。

6. 锻炼功效

增加大腿外侧肌群的柔韧性；改善运动后大腿肌群的酸胀感，增强大腿肌群的弹性，很好地降低肌肉内的张力和压力，使腿部更具线条美感。

7. 临床功效

缓解运动后的大腿外侧肌肉、肌腱、韧带的酸胀、痉挛与疲劳；减轻或预防静脉曲张；加强关节稳定性。

十、单脚跨步拉伸（大腿屈髋肌群）

（一）简易单脚跨步拉伸

1. 动作名称

主动单脚跨步拉伸。

2. 动作规格

① 起始姿势：右脚跨步，左脚向后呈弓步，保持骨盆向前；② 双手叉腰置于身体两侧，上身挺直，使身体重心向前倾，保持 20 ~ 30 秒；

③ 换右侧进行拉伸。

3. 适合人群

大腿、髋部肌肉柔韧性较差人群，尤其是老年人群，也适用于跑步等运动后人群大腿与髋关节前侧肌群的放松，男女皆可。

4. 锻炼方法

不需要特定练习场地与器材；每侧腿拉伸 20~30 秒，左右腿各拉伸 1 次为一组，组间休息 15 秒；每次训练 3~5 组；每周 3 次（或隔天进行）。

5. 注意事项

① 拉伸运动之前应做好充分热身运动；② 拉伸时注意保持呼吸顺畅，尽量避免长时间憋气。

6. 锻炼功效

增加大腿屈髋肌群柔韧性；改善运动后髂腰肌的酸胀感，增强大腿屈髋肌群的弹性，很好地降低肌肉内的张力和压力。

7. 临床功效

缓解运动后的大腿屈髋肌群、肌腱、韧带的酸胀、痉挛与疲劳；减轻或预防静脉曲张；加强脊柱稳定性；有利于纠正骨盆倾斜，改善下肢不良姿势。

（二）标准单脚跨步拉伸

1. 动作名称

主动加强单脚跨步拉伸。

2. 动作规格

① 起始姿势：右脚跨步，左脚向后呈弓步，保持骨盆向前；② 双手抬起向后上方伸展，以充分增加拉伸幅度，上身挺直，使身体重心向前倾，保持 20~30 秒；③ 换右侧进行拉伸。

3. 适合人群

中青年人群与平衡功能正常且下肢柔韧性较好的老年人群，也适用于跑步等运动后人群大腿屈髋肌群的放松，男女皆可。

4. 锻炼方法

不需要特定练习场地与器材；每侧腿拉伸 20~30 秒，左右腿各拉伸 1 次为一组，组间休息 15 秒；每次训练 3~5 组；每周 3 次（或隔天进行）。

5. 注意事项

① 拉伸运动之前应做好充分热身运动；② 拉伸时注意保持呼吸顺

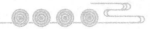

畅，尽量避免长时间憋气。

6. 锻炼功效

增加大腿屈髋肌群柔韧性；改善运动后髂腰肌的酸胀感，增强大腿屈髋肌群的弹性，很好地降低肌肉内的张力和压力。

7. 临床功效

缓解运动后的大腿屈髋肌群、肌腱、韧带的酸胀、痉挛与疲劳；减轻或预防静脉曲张；加强脊柱稳定性；有利于纠正骨盆倾斜，改善下肢不良姿势。

（三）难度单脚跨步拉伸

1. 动作名称

主动变形单脚跨步拉伸。

2. 动作规格

① 起始姿势：右脚跨步，左脚向后呈弓步，保持骨盆向前；② 右手支撑地面，左手举起并充分向后方伸展靠近左腿踝关节，以充分增加拉伸幅度，上身向后呈拱形，保持 15~20 秒；③ 换右侧进行拉伸。

3. 适合人群

平衡能力与柔韧性较好的中青年人群，也适用于跑步等运动后人群大腿屈髋肌群的放松，男女皆可。

4. 锻炼方法

不需要特定练习场地与器材；每侧腿拉伸 15~20 秒，左右腿各拉伸 1 次为一组，组间休息 15 秒；每次训练 3~5 组；每周 3 次（或隔天进行）。

5. 注意事项

① 拉伸运动之前应做好充分热身运动；② 拉伸时支撑地面的手应尽量保持固定，谨防拉伸时摔倒；③ 拉伸时注意保持呼吸顺畅，尽量避免长时间憋气。

6. 锻炼功效

增加大腿屈髋肌群柔韧性；改善运动后髂腰肌的酸胀感，增强大腿屈髋肌群的弹性，很好地降低肌肉内的张力和压力。

7. 临床功效

缓解运动后的大腿屈髋肌群、肌腱、韧带的酸胀、痉挛与疲劳；减轻或预防静脉曲张；加强脊柱稳定性；有利于纠正骨盆倾斜，改善下肢不良姿势。

十一、搁腿坐姿体前屈（大腿后伸肌群）

（一）简易搁腿坐姿体前屈

1. 动作名称

被动搁腿坐姿体前屈。

2. 动作规格

① 起始姿势：坐在凳子上，左腿屈膝将踝关节处置于右侧大腿；② 左手放于左腿膝盖上缓慢向下压；③ 左侧臀部感受到柔和的拉伸感，保持 20~30 秒；④ 换右侧进行拉伸。

3. 适合人群

下肢肌肉柔韧性较差人群，尤其是老年人群，也适用于跑步等运动后人群臀部与大腿后侧肌群的放松，男女皆可。

4. 锻炼方法

不需要特定练习场地；每侧拉伸 20~30 秒，左右两侧各拉伸 1 次为一组，组间休息 15 秒；每次训练 3~5 组；每周 3 次（或隔天进行）。

5. 注意事项

① 拉伸运动之前应做好充分热身运动；② 拉伸时注意保持呼吸顺畅，尽量避免长时间憋气。

6. 锻炼功效

增加臀部与大腿后伸肌群柔韧性；改善运动后臀大肌的酸胀感，增强大腿后伸肌群的弹性。

7. 临床功效

缓解运动后的大腿后伸肌群、肌腱的酸胀、痉挛与疲劳；加强脊柱稳定性；有利于纠正骨盆倾斜，改善下肢不良姿势。

（二）标准搁腿坐姿体前屈

1. 动作名称

主动搁腿坐姿体前屈。

2. 动作规格

① 起始姿势：左腿屈膝盘坐在地毯、地板或瑜伽垫上，右腿后伸；② 双手支撑地面；③ 左侧臀部感受到柔和的拉伸感，保持 20~30 秒；④ 换右侧进行拉伸。

3. 适合人群

中青年人群与下肢柔韧性较好的老年人群，也适用于跑步等运动后人群大腿后伸肌群的放松，男女皆可。

4. 锻炼方法

不需要特定练习场地；每侧拉伸 20～30 秒，左右两侧各拉伸 1 次为一组，组间休息 15 秒；每次训练 3～5 组；每周 3 次（或隔天进行）。

5. 注意事项

① 拉伸运动之前应做好充分热身运动；② 拉伸时注意保持呼吸顺畅，尽量避免长时间憋气。

6. 锻炼功效

增加大腿后伸肌群柔韧性；改善运动后臀大肌的酸胀感，增强大腿后伸肌群的弹性。

7. 临床功效

缓解运动后的大腿后伸肌群、肌腱的酸胀、痉挛与疲劳；加强脊柱稳定性；有利于纠正骨盆倾斜，改善下肢不良姿势。

（三）难度搁腿坐姿体前屈

1. 动作名称

主动加强搁腿坐姿体前屈。

2. 动作规格

① 起始姿势：左腿屈膝置于桌子或凳子上；② 左手放于桌子或凳子上以保持身体平衡，臀部保持不动；③ 使身体重心向前倾，直至臀部感受到较强的拉伸感，保持 20～30 秒；④ 换右侧进行拉伸。

3. 适合人群

中青年人群与平衡功能正常且下肢柔韧性较好的老年人群，也适用于跑步等运动后人群大腿后伸肌群的放松，男女皆可。

4. 锻炼方法

需要桌子或凳子作为单腿支撑固定物；每侧拉伸 20～30 秒，左右两侧各拉伸 1 次为一组，组间休息 15 秒；每次训练 3～5 组；每周 3 次（或隔天进行）。

5. 注意事项

① 拉伸运动之前应做好充分热身运动；② 拉伸时注意保持呼吸顺畅，尽量避免长时间憋气。

6. 锻炼功效

增加大腿后伸肌群柔韧性；改善运动后臀大肌的酸胀感，增强大腿后伸肌群的弹性。

7. 临床功效

缓解运动后的大腿后伸肌群、肌腱的酸胀、痉挛与疲劳；加强脊柱稳定性；有利于纠正骨盆倾斜，改善下肢不良姿势。

第三节　躯干拉伸运动

一、仰卧抱膝拉伸（躯干综合性）

（一）简易仰卧抱膝拉伸

1. 动作名称

主动仰卧抱膝拉伸。

2. 动作规格

① 起始姿势：仰卧在地毯、地板或瑜伽垫上；② 用双手环抱住双膝，使双膝尽量靠近胸口；③ 背部感受到柔和的拉伸感，保持 20～30 秒。

3. 适合人群

躯干肌肉柔韧性较差人群，尤其是老年人群，也适用于跑步等运动后人群背部肌群的放松，男女皆可。

4. 锻炼方法

不需要特定练习场地；拉伸 20～30 秒为一组，组间休息 15 秒；每次训练 3～5 组；每周 3 次（或隔天进行）。

5. 注意事项

① 拉伸运动之前应做好充分热身运动；② 拉伸时注意保持呼吸顺畅，尽量避免长时间憋气。

6. 锻炼功效

增加躯干背部肌群柔韧性；改善运动后背部的酸胀感，增强躯干背部肌群的弹性。

7. 临床功效

缓解运动后的躯干背部肌群、韧带的酸胀、痉挛与疲劳；加强脊柱稳定性；有利于缓解腰部疼痛。

（二）标准仰卧抱膝拉伸

1. 动作名称

主动抱膝翻滚拉伸。

2. 动作规格

① 起始姿势：仰卧在地毯、地板或瑜伽垫上；② 双手放在身体两侧，手心朝下；③ 整个人尽量向上翻滚，保持收腹，使背部感受到较强的拉伸感，保持 20～30 秒。

3. 适合人群

中青年人群与背部柔韧性及伸展性较好的老年人群，也适用于跑步等运动后人群背部肌群的放松，男女皆可。

4. 锻炼方法

不需要特定练习场地；拉伸 20~30 秒为一组，组间休息 15 秒；每次训练 3~5 组；每周 3 次（或隔天进行）。

5. 注意事项

① 拉伸运动之前应做好充分热身运动；② 翻滚时注意安全，不要真让躯体出现翻倒；③ 拉伸时注意保持呼吸顺畅，尽量避免长时间憋气。

6. 锻炼功效

增加躯干背部肌群柔韧性；改善运动后背部的酸胀感，增强躯干背部肌群的弹性。

7. 临床功效

缓解运动后的躯干背部肌群、韧带的酸胀、痉挛与疲劳；加强脊柱稳定性；有利于缓解腰部疼痛。

（三）难度仰卧抱膝拉伸

1. 动作名称

加强蹬地翻滚拉伸。

2. 动作规格

① 起始姿势：仰卧在地毯、地板或瑜伽垫上；② 双手放在身体两侧，手心朝下；③ 双脚脚尖碰到地面，脚尖用力蹬地，整个人尽量向上翻滚，保持收腹，使背部感受到充分的拉伸感，保持 15~20 秒。

3. 适合人群

背部柔韧性与伸展性较好的中青年人群，也适用于跑步等运动后人群背部肌群的放松，男女皆可。

4. 锻炼方法

不需要特定练习场地；拉伸 15~20 秒为一组，组间休息 15 秒；每次训练 3~5 组；每周 3 次（或隔天进行）。

5. 注意事项

① 拉伸运动之前应做好充分热身运动；② 翻滚时注意安全，不要真让躯体出现翻倒；③ 拉伸时注意保持呼吸顺畅，尽量避免长时间憋气。

6. 锻炼功效

增加躯干背部肌群柔韧性；改善运动后背部的酸胀感，增强躯干背部肌群的弹性。

7. 临床功效

缓解运动后的躯干背部肌群、韧带的酸胀、痉挛与疲劳；加强脊柱稳定性；有利于缓解腰部疼痛。

二、坐姿下躯干伸肌牵伸（躯干综合性）

（一）正常坐姿下躯干伸肌牵伸

1. 动作名称

主动坐姿下躯干牵伸。

2. 动作规格

① 起始姿势：在椅子上坐直，两腿分开；② 慢慢屈躯干，身体前倾；③ 继续弯腰，将头和腹部弯至两腿之间、大腿以下，双手轻轻支撑于地面；④ 背部感受到柔和的拉伸感，保持 20~30 秒。

3. 适合人群

中青年人群与腹背部柔韧性及伸展性较好的老年人群，也适用于跑步等运动后背部肌群的放松，男女皆可。

4. 锻炼方法

不需要特定练习场地；拉伸 20~30 秒为一组，组间休息 15 秒；每次训练 3~5 组；每周 3 次（或隔天进行）。

5. 注意事项

① 拉伸运动之前应做好充分热身运动；② 拉伸时注意保持呼吸顺畅，尽量避免长时间憋气。

6. 锻炼功效

增加躯干背部肌群柔韧性；改善运动后背部的酸胀感，增强躯干背部肌群的弹性。

7. 临床功效

缓解运动后的躯干背部肌群、韧带的酸胀、痉挛与疲劳；加强脊柱稳定性；有利于缓解腰部疼痛。

（二）难度坐姿下躯干伸肌牵伸

1. 动作名称

主动加强坐姿下躯干牵伸。

2. 动作规格

① 起始姿势：在椅子上坐直，两腿分开；② 慢慢屈躯干，身体前

倾；③ 继续弯腰，将头和腹部弯至两腿之间、大腿以下；④ 头和腹部朝左侧膝盖下压，双手轻轻支撑于地面；⑤ 背部感受到柔和的拉伸感，保持 20~30 秒；⑥ 换右侧膝盖下压拉伸。

3. 适合人群

中青年人群与腹背部柔韧性及伸展性较好的老年人群，也适用于跑步等运动后人群背部肌群的放松，男女皆可。

4. 锻炼方法

不需要特定练习场地；拉伸 20~30 秒，左右侧各拉伸 1 次为一组，组间休息 15 秒；每次训练 3~5 组；每周 3 次（或隔天进行）。

5. 注意事项

① 拉伸运动之前应做好充分热身运动；② 拉伸时注意保持呼吸顺畅，尽量避免长时间憋气；③ 平衡功能或前庭功能有障碍、有心血管疾病的老年人群慎用此动作进行拉伸。

6. 锻炼功效

增加躯干背部肌群柔韧性；改善运动后背部的酸胀感，增强躯干背部肌群的弹性。

7. 临床功效

缓解运动后的躯干背部肌群、韧带的酸胀、痉挛与疲劳；加强脊柱稳定性；有利于缓解腰部疼痛。

三、俯卧屈肌拉伸（腹肌）

（一）简易俯卧屈肌拉伸

1. 动作名称

屈肘俯卧拉伸。

2. 动作规格

① 起始姿势：俯卧在地毯、地板或瑜伽垫上；② 双手轻握拳，拳心向下，屈肘置于胸前，与肩同宽；③ 抬头挺胸，双肘支撑将头和胸抬离地面并尽量向后仰；④ 腹部感受到柔和的拉伸感，保持 20~30 秒。

3. 适合人群

腹部肌肉柔韧性较差人群，尤其是老年人群，也适用于跑步等运动后人群腹部肌群的放松，男女皆可。

4. 锻炼方法

不需要特定练习场地；拉伸 20~30 秒为一组，组间休息 15 秒；每次训练 3~5 组；每周 3 次（或隔天进行）。

5. 注意事项

① 拉伸运动之前应做好充分热身运动；② 拉伸时注意保持呼吸顺畅，尽量避免长时间憋气。

6. 锻炼功效

增加腹部肌群柔韧性；改善运动后腹部的酸胀感，增强腹部肌群的弹性。

7. 临床功效

缓解运动后的腹部与腰部肌群的酸胀、痉挛与疲劳；加强脊柱稳定性；有利于缓解腰部疼痛。

（二）标准俯卧屈肌拉伸

1. 动作名称

伸肘俯卧拉伸。.

2. 动作规格

① 起始姿势：俯卧在地毯、地板或瑜伽垫上；② 双手打开，掌心向下，屈肘置于胸前，与肩同宽；③ 抬头挺胸，双手支撑将头和胸抬离地面并尽量向后仰；④ 腹部感受到较强的拉伸感，保持 20~30 秒。

3. 适合人群

中青年人群与腹背部柔韧性及伸展性较好的老年人群，也适用于跑步等运动后人群腹部肌群的放松，男女皆可。

4. 锻炼方法

不需要特定练习场地；拉伸 20~30 秒为一组，组间休息 15 秒；每次训练 3~5 组；每周 3 次（或隔天进行）。

5. 注意事项

① 拉伸运动之前应做好充分热身运动；② 拉伸时注意保持呼吸顺畅，尽量避免长时间憋气。

6. 锻炼功效

增加腹部肌群柔韧性；改善运动后腹部的酸胀感，增强腹部肌群的弹性。

7. 临床功效

缓解运动后的腹部与腰部肌群的酸胀、痉挛与疲劳；加强脊柱稳定性；有利于缓解腰部疼痛。

四、婴儿式背部拉伸（腰背部肌群）

（一）简易婴儿式背部拉伸

1. 动作名称

主动婴儿式拉伸。

2. 动作规格

① 起始姿势：跪立在地毯、地板或瑜伽垫上；② 双脚并拢，大脚趾贴靠，双腿并拢，臀部坐向脚后跟；③ 身体前倾，腹部贴靠大腿，收紧腹肌；④ 前额接触垫面，脖子、下巴放松，双手自然放在身体两旁，向前伸展手臂，掌心贴地；⑤ 腰背部感受到柔和的拉伸感，保持20~30秒。

3. 适合人群

中青年人群与腰背部柔韧性及伸展性较好的老年人群，也适用于跑步等运动后人群腰背部肌群的放松，男女皆可。

4. 锻炼方法

不需要特定练习场地；拉伸20~30秒为一组，组间休息15秒；每次训练3~5组；每周3次（或隔天进行）。

5. 注意事项

① 拉伸运动之前应做好充分的热身运动；② 拉伸时注意保持呼吸顺畅，尽量避免长时间憋气。

6. 锻炼功效

增加腰背部肌群柔韧性；改善运动后腰背部的酸胀感，增强腰部肌群的弹性。

7. 临床功效

缓解运动后的腰部肌群的酸胀、痉挛与疲劳；加强脊柱稳定性；有利于缓解腰背部疼痛。

（二）标准婴儿式背部拉伸

1. 动作名称

主动加强婴儿式拉伸。

2. 动作规格

① 起始姿势：跪立在地毯、地板或瑜伽垫上；② 双脚并拢，大脚趾贴靠，双腿并拢，臀部坐向脚后跟；③ 身体前倾，腹部贴靠大腿，收紧腹肌；④ 前额接触垫面，脖子、下巴放松，双手自然放在身体两旁，向前伸展手臂，掌心贴地，双手手指左右移动以加强拉伸效果；⑤ 腰背部感受到较强的拉伸感，保持20~30秒。

3. 适合人群

中青年人群与腰背部柔韧性及伸展性较好的老年人群，也适用于跑步等运动后人群腰背部肌群的放松，男女皆可。

4. 锻炼方法

不需要特定练习场地；拉伸 20~30 秒为一组，组间休息 15 秒；每次训练 3~5 组；每周 3 次（或隔天进行）。

5. 注意事项

① 拉伸运动之前应做好充分的热身运动；② 拉伸时注意保持呼吸顺畅，尽量避免长时间憋气。

6. 锻炼功效

增加腰背部肌群柔韧性；改善运动后腰背部的酸胀感，增强腰部肌群的弹性。

7. 临床功效

缓解运动后的腰部肌群的酸胀、痉挛与疲劳；加强脊柱稳定性；有利于缓解腰背部疼痛。

五、猫式背部拉伸（腰背部肌群）

（一）简易猫式背部拉伸

1. 动作名称

主动猫式拉伸。

2. 动作规格

① 起始姿势：跪立在地毯、地板或瑜伽垫上，手臂、大腿与地面呈 90° 直角，目视前方；② 呼气时，低头弓起上背部，收紧腹部；③ 吸气时，仰起头部，脊柱、胸部下沉到最低，背部向下沉，胀起腹部；④ 臀部向上翘起，弓起时，整条脊柱向前弯曲到产生一定挤压感，同时背部有较强牵拉感；⑤ 反弓时整条脊柱向后伸展到腹部有较强牵拉感，保持 20~30 秒。

3. 适合人群

中青年人群与腰背部柔韧性及伸展性较好的老年人群，也适用于跑步等运动后人群腰背部肌群的放松，男女皆可。

4. 锻炼方法

不需要特定练习场地；拉伸 20~30 秒为一组，组间休息 15 秒；每次训练 3~5 组；每周 3 次（或隔天进行）。

5. 注意事项

① 拉伸运动之前应做好充分的热身运动；② 拉伸时注意保持呼吸

顺畅，尽量避免长时间憋气。

6. 锻炼功效

增加腰背部肌群柔韧性，对增加腹部肌群柔韧性也有一定效果；改善运动后腰背部的酸胀感，增强腰部肌群的弹性。

7. 临床功效

缓解运动后的腰部肌群的酸胀、痉挛与疲劳；加强脊柱稳定性；有利于缓解腰背部疼痛。

（二）标准猫式背部拉伸

1. 动作名称

主动加强猫式拉伸。

2. 动作规格

① 起始姿势：跪立在地毯、地板或瑜伽垫上，双脚并拢；② 双手交叉叠放于地面，头部前额枕在手上；③ 吸气时抬起臀部，向前推动，使大腿与地面垂直，胸部着地，肩膀展开；④ 腹部轻微内收，舒展腰部肌肉，颈部充分放松，保持 20~30 秒；⑤ 呼气时躯干放松，臀部置于小腿后侧。

3. 适合人群

中青年人群与腰背部柔韧性及伸展性较好的老年人群，也适用于跑步等运动后人群腰背部肌群的放松，男女皆可。

4. 锻炼方法

不需要特定练习场地；拉伸 20~30 秒为一组，组间休息 15 秒；每次训练 3~5 组；每周 3 次（或隔天进行）。

5. 注意事项

① 拉伸运动之前应做好充分的热身运动；② 拉伸时注意保持呼吸顺畅，尽量避免长时间憋气；③ 有心血管疾病的老年人群慎用此动作进行拉伸。

6. 锻炼功效

增加腰背部肌群柔韧性，对增加腹部肌群柔韧性也有一定效果；改善运动后腰背部的酸胀感，增强腰部肌群的弹性。

7. 临床功效

缓解运动后的腰部肌群的酸胀、痉挛与疲劳；加强脊柱稳定性；有利于缓解腰背部疼痛。

第四节 全身综合性拉伸

一、体前屈

（一）简易体前屈

1. 动作名称

坐姿体前屈。

2. 动作规格

① 起始姿势：两脚分开约与肩等宽，背部挺直，沉肩，坐于瑜伽垫上；② 双臂伸直慢慢往脚尖方向移动；③ 待大腿后侧肌肉有明显牵拉感时，保持 10~30 秒，其间正常呼吸。

3. 适合人群

股二头肌、腓肠肌等下肢屈肌较紧张、弹性较弱的人群，跑步锻炼后的人群，柔韧性一般的男女皆可完成。

4. 锻炼方法

在平坦地面便可实施拉伸；保持 10~30 秒为一组；每次拉伸 2~3 组；每周拉伸 3~4 次。

5. 注意事项

① 注意拉伸幅度，拉伸时不要用力太猛，以免造成肌肉拉伤；② 动作要标准，不要耸肩；③ 拉伸时不要憋气。

6. 锻炼功效

缓解股二头肌、腓肠肌等下肢屈肌的紧张状态；增加肌肉弹性；加快乳酸代谢。

7. 临床功效

缓解肌肉僵硬及酸痛感；加快肌肉中乳酸的代谢。

（二）标准体前屈

1. 动作名称

站姿体前屈。

2. 动作规格

① 起始姿势：两脚分开约与肩等宽，背部挺直，沉肩；② 双臂伸直触向地面方向；③ 待大腿后侧肌肉有明显牵拉感时，保持 10~30 秒，其间正常呼吸。

3. 适合人群

股二头肌、腓肠肌等下肢屈肌较紧张、弹性较弱的人群，跑步锻炼后的人群，柔韧性一般的男女皆可完成。

4. 锻炼方法

在平坦地面便可实施拉伸；保持 10~30 秒为一组；每次拉伸 2~3 组；每周拉伸 3~4 次。

5. 注意事项

① 注意拉伸幅度，拉伸时不要用力太猛，以免造成肌肉拉伤；② 动作要标准，不要耸肩；③ 拉伸时不要憋气。

6. 锻炼功效

缓解股二头肌、腓肠肌等下肢屈肌的紧张状态；增加肌肉弹性；加快乳酸代谢。

7. 临床功效

缓解肌肉僵硬及酸痛感；加快肌肉中乳酸的代谢。

（三）难度体前屈

1. 动作名称

主动加强体前屈。

2. 动作规格

① 起始姿势：两脚分开约与肩等宽，将双腿伸直，垫高合适高度，背部挺直，沉肩；② 双臂伸直触向脚尖方向；③ 待大腿后侧肌肉有明显牵拉感时，保持 10~30 秒，其间正常呼吸。

3. 适合人群

股二头肌、腓肠肌等下肢屈肌较紧张、弹性较弱的人群，跑步锻炼后的人群，柔韧性一般的男女皆可完成。

4. 锻炼方法

在平坦地面便可实施拉伸；保持 10~30 秒为一组；每次拉伸 2~3 组；每周拉伸 3~4 次。

5. 注意事项

① 注意拉伸幅度，拉伸时不要用力太猛，以免造成肌肉拉伤；② 动作要标准，不要耸肩；③ 拉伸时不要憋气。

6. 锻炼功效

缓解股二头肌、腓肠肌等下肢屈肌的紧张状态；增加肌肉弹性；加快乳酸代谢。

7. 临床功效

缓解肌肉僵硬及酸痛感；加快肌肉中乳酸的代谢。

二、站姿压肩

（一）简易侧压肩

1. 动作名称

主动站姿侧压肩。

2. 动作规格

① 起始姿势：两脚开立，约为 1.5 倍肩宽，以右侧为例，右臂伸直向上，左手叉腰；② 身体向左侧屈，待大腿外侧和右侧后背肌群有明显牵拉感时，保持 10～30 秒，其间保持自然呼吸，然后放松，换另一侧拉伸。

3. 适合人群

后背及下肢后侧肌肉等较紧张、弹性较弱的人群，进行锻炼后的人群，柔韧性一般的男女皆可完成。

4. 锻炼方法

在平坦地面便可实施拉伸；保持 10～30 秒为一组；每次拉伸 2～3 组；每周拉伸 3～4 次。

5. 注意事项

① 注意拉伸幅度，拉伸时不要用力太猛，以免造成肌肉拉伤；② 动作要标准，不要耸肩；③ 拉伸时不要憋气；④ 拉伸过程中下肢保持稳定，不要屈膝。

6. 锻炼功效

缓解上肢、下肢后侧及后背肌肉的紧张状态；增加相关肌肉的肌肉弹性；改善肌肉线条。

7. 临床功效

缓解肌肉僵硬及酸痛感；加快肌肉中乳酸的代谢。

（二）难度侧压肩

1. 动作名称

主动抬腿侧压肩。

2. 动作规格

① 起始姿势：找一个与腰高度约齐平的固定物或单杠，以右侧为例，左腿放在单杠上，右腿伸直撑地，右臂伸直向上；② 身体向左侧屈，待左腿和右侧后背肌群有明显牵拉感时，保持 10～30 秒，其间保持自然呼吸，然后放松，换另一侧拉伸。

3. 适合人群

后背及下肢后侧肌肉等较紧张、弹性较弱的人群，进行锻炼后的人

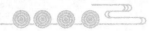

群，柔韧性一般的男女皆可完成。

4. 锻炼方法

找一个与腰高度约齐平的固定物或单杠方可实施拉伸；保持 10~30 秒为一组；每次拉伸 2~3 组；每周拉伸 3~4 次。

5. 注意事项

① 注意拉伸幅度，拉伸时不要用力太猛，以免造成肌肉拉伤；② 动作要标准，不要耸肩；③ 拉伸时不要憋气。

6. 锻炼功效

缓解上肢、下肢后侧及后背肌肉的紧张状态；增加相关肌肉的肌肉弹性；改善肌肉线条。

7. 临床功效

缓解肌肉僵硬及酸痛感；加快肌肉中乳酸的代谢。

第六章　耐力运动元素

耐力是指人体肌肉长时间活动的能力，一般有心肺耐力和肌肉耐力之分，其能力的强弱主要与人体心肺功能水平、肌肉利用氧气的能力有关。因此，要发展人体的耐力，需要进行有大肌群参与的长时间运动（有氧运动）才能实现。发展耐力的运动，运动强度是关键，只有达到一定的强度才能提升人体的耐力水平。另外一个重要的因素是一次运动的时间，如果时间太短则不能达到效果，一般人体氧运输系统的动员需要至少5分钟，因此一次耐力运动的时间至少需要5分钟，最好能达到10分钟。

耐力运动，腹式呼吸是基础。坚持腹式呼吸半年，可使膈肌活动范围增加4厘米。这对于肺功能的改善大有好处，是老年性肺气肿及其他肺通气障碍的重要康复手段之一。有研究总结了腹式呼吸的五大好处：第一，扩大肺活量，改善心肺功能。能使胸廓得到最大限度的扩张，使肺下部的肺泡得以伸缩，让更多的氧气进入肺部，改善心肺功能。第二，减少肺部感染，尤其是降低患肺炎的可能性。第三，可以改善腹部脏器的功能。它能改善脾胃功能，疏肝利胆，促进胆汁分泌。第四，腹式呼吸可以通过降腹压而降血压，对高血压患者很有好处。第五，安神益智。

一、桩跑

1. 动作名称

桩跑①。

2. 动作规格

桩跑动作要求：眼睛平视，垂肩夹背，挺胸收腹，摆动双肩，髋不大送，膝不伸直，小步快频，脚自然落地；呼吸快而不喘，时间长而不歇；循序渐进，耐力为先，忌速度，忌爆发力；隔日一次日间跑，规范拉伸要记牢。

3. 适宜人群

需要提升心肺功能的人群；有改善体形、体态要求的人群；有颈、肩、腰、腿退变性疼痛的人群，特别是有颈椎病和腰椎间盘突出症的人群。

---

① 桩跑：为适应当代人生活方式专门创建的一种新型锻炼方式。其集心肺有氧耐力运动、脊柱核心肌肉耐力运动、全身各大关节柔韧训练于一体。

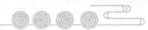

4. 锻炼方法

要求场地平整开阔，可选用运动场的塑胶跑道和健身步道的塑胶路面；成人一周 3~5 次，每次 30~50 分钟，中等强度为宜。

5. 注意事项

① 肌力是保证加快步频和增大步幅以提高速度的最基本条件；② 调整必须循序渐进；③ 装备、场地、气候条件等都很重要；④ 跑步机上练桩跑更加安全、有效。

6. 锻炼功效

坚持桩跑会让身姿更加挺拔，全身充满活力；可以防治包括损伤后制动在内的各种原因引起的肌肉萎缩和骨质疏松；可以防治颈椎病、腰椎间盘突出症、脊柱侧弯引起的颈肩腰腿痛；可以防治静坐少动导致的诸如肿瘤、糖尿病、肥胖、高血压、高脂血症等慢性疾病。

7. 临床功效

① 矫正身姿；② 消耗热量，增强减肥效果；③ 如果有效利用躯干核心肌发力，能够减轻膝关节等负重关节的负担；④ 平衡躯干；⑤ 有利于脊柱稳定，防止椎间盘退变，防治颈肩背、腰臀腿疼痛，也能够缓解颈部和腰部的紧张状态，预防肩颈僵硬和腰痛；⑥ 提高耐力。

二、健康走

(一) 散步

1. 动作名称

散步。

2. 动作规格

散步根据形式的不同可分为快速散步、普通散步、摆臂散步和倒退散步等。

3. 锻炼方法

可在住家附近选择一条安全、干净的路线作为散步路线，也可利用政府规划好的健身步道进行；散步时心率控制在最大心率的 70%~85%，散步时间控制在 50 分钟左右；每周 5~7 次。

4. 适宜人群

所有心肺能力较弱且具有步行能力的人群，尤其是长期伏案工作的人群。

5. 注意事项

① 选择宽松的运动服和轻便防滑的运动鞋，不可穿紧身服和高跟鞋；② 高血压患者应从散步开始，再根据自身状况增加运动强度；

③ 老年人冬天不宜散步，每次散步后可用温水浸泡双脚 10 分钟；④ 倒退散步属于非正常的走路方式，易对髋关节和膝盖造成损伤，因此只能作为辅助练习，不可长时间进行；⑤ 散步作为长期健身项目时，仅适合疾病恢复期的人群和老年体弱人群。

6. 锻炼功效

增强下肢肌肉活动能力，促进血液循环，有利于血液迅速回流心脏；散步时，可增加肺换气量，同时改善肠胃的消化和吸收功能；陶冶情志、舒畅情怀，紧张的脑力活动后散步可消除疲劳，健脑益智。

7. 临床功效

减少缺乏运动的负面影响，同时对疾病康复具有一定作用。

（二）健走

1. 动作名称

健身走。

2. 动作规格

每分钟超过 100 步的行走才能称为快走，健康成年人步频可保持在每分钟 120 步以上，中老年人步频保持在每分钟 110 步以上。

3. 锻炼方法

可选择在松软平整的土路、健身步道和塑胶操场进行健身走，也可选择在公园和自家小区进行；快走时，心率应维持在每分钟 120~140 次，以身体微微出汗为宜，时长应保持每次 40~60 分钟；每周 5~7 次。

4. 适宜人群

心肺功能较弱人群，无下肢关节疼痛人群和超重、肥胖人群。

5. 注意事项

① 运动前做好准备活动，运动后做些放松活动；② 选择合适的跑鞋和宽松的衣服，不可穿硬底鞋和紧身服装；③ 运动中出现下肢关节疼痛时应及时停止，同时要少量多次地补充水分；④ 糖尿病患者最好携带糖，防止出现低血糖的情况；⑤ 不可在睡前健身走；⑥ 运动出汗后及时更换衣物，防止受寒。

6. 锻炼功效

增强下肢肌肉力量和肌肉耐力；增强心肺功能；增加骨密度，增强关节韧带力量，增加关节的稳定性和灵活性。

7. 临床功效

减肥减脂；缓解精神压力，促进睡眠；预防糖尿病、心脏病、骨质疏松症及某些癌症。

三、慢跑

（一）持续慢跑

1. 动作名称

慢跑。

2. 动作规格

慢跑运动可分为原地跑、自由跑和定量跑等。跑速可根据自身的状况自行确定，一般情况下健康成年人每小时跑 8~12 千米，老年人、肥胖者、慢性病患者每小时跑 6~8 千米为宜。

3. 适宜人群

心肺功能一般的人群；下肢关节无疾病、无疼痛的人群；超重和肥胖的人群；久坐办公室的人群。

4. 锻炼方法

要求场地平整开阔，可选用运动场的塑胶跑道和健身步道的塑胶路面；慢跑时，每分钟心率不超过 180-年龄，运动量以每天跑 20~30 分钟为宜；青少年每周 4~5 次，中老年人每周 3 次即可。

5. 注意事项

① 穿着运动鞋和透气吸汗的运动衣裤；② 运动前要适当地进行准备活动，慢跑结束后不宜马上停下来，应缓慢步行或原地踏步并做些拉伸性的放松整理活动，运动后要及时补充水分；③ 体质较差或缺乏锻炼的人群，可先采用走跑交替的方式，跑步的距离由近到远，速度由慢到快；④ 糖尿病患者最好随身带糖，以防止低血糖发生。

6. 锻炼功效

增强心脏的收缩力和血管的弹性，增加肺活量，增强肺通气功能，能有效增强心肺功能；增强下肢肌肉的力量和耐力，使其更好地支撑下肢关节；慢跑前后的拉伸能够增强人体的伸展性，能增强体质。

7. 临床功效

减肥塑形，同时对预防和治疗冠心病、高血压等有一定的益处。

（二）走跑交替

1. 动作名称

走走跑跑。

2. 动作规格

走时按照健步走的动作规格要求，跑时按照持续慢跑的动作规格要求。

3. 适宜人群

心肺功能较弱或一般的人群，完成持续慢跑有困难的人群；下肢关节无疾病、无疼痛的人群；超重和肥胖的人群；久坐办公室的人群。

4. 锻炼方法

可在平整开阔的场地、运动场的塑胶跑道和健身步道的塑胶路面进行；一般刚开始进行锻炼，可以采用时间或距离1∶1的比例走跑交替（如走10秒、跑10秒，或走50米、跑50米），随着能力的提高逐渐提高慢跑的比重（如在田径场上跑1圈，走100米，走跑比为1∶4）；一般每次总的距离为3千米或5千米，可以每天锻炼，也可每周锻炼3~5次。

5. 注意事项

① 一般注意事项同慢跑；② 刚开始锻炼时，跑的距离可以短一些，走的距离长一些，以稍有点累为标准。

6. 锻炼功效

增强心肺耐力；增强下肢肌肉的力量和耐力；有利于运动的持续性，一次运动时间更长一些。

7. 临床功效

减肥塑形，同时对预防和治疗冠心病、高血压等有一定的益处。

四、登山

1. 动作名称

登山。

2. 动作规格

登山包括高山探险、攀岩、徒步穿越等形式，健身运动中的登山是在低海拔地区进行的登高活动。

3. 适宜人群

心肺耐力正常的人群，男女老少皆宜。

4. 锻炼方法

登山场地可以选择开发过的山丘，也可以选择有台阶的山；登山需要登山鞋、护膝等防护设备；心率保持在120~140次/分，时间不超过60分钟；每周3~5次为宜。

5. 注意事项

① 登山前要了解自己的心血管功能、膝关节功能等身体状况；② 登山时间不宜选择早晨过早的时段；③ 要选择宽松的衣服、合适的鞋，不能穿高跟鞋登山；④ 天气不好时不可登山，下山时不可跑，以

免发生危险；⑤ 随身携带水或饮料，及时补充水分；⑥ 患有运动障碍慢性病、呼吸系统慢性病、循环系统慢性病、痛风、糖尿病并发症和红斑狼疮者不适宜登山。

6. 锻炼功效

加快新陈代谢，提高人体环境适应能力；增强肌肉功能，改善人体的平衡功能，增强四肢协调能力；培养团结协作及集体主义精神；增强心脏泵血功能，增强肺通气功能。

7. 临床功效

减轻心理压力，调节紧张情绪，改善精神状态，同时对减轻体重有一定作用。

五、爬楼梯

1. 动作名称

爬楼梯。

2. 动作规格

爬楼梯是一项健康的有氧运动，练习时身体略微前倾，以伸髋为主导，具有动作单一、重复的特点。

3. 适宜人群

有氧能力较弱且能完成动作的所有人群。

4. 锻炼方法

对运动场地要求简单，有楼梯就可以进行，环境要视野好、光线佳、宽敞；速度控制在 20~50 阶梯/分，运动时间控制在 5~10 分钟；每周 3~4 次。

5. 注意事项

① 有髋关节、膝关节、踝关节损伤和疾病的人群不宜参加此项运动；② 上下楼梯要把握好节奏，速度不能过快，以防止摔倒；③ 不可一步数阶梯运动，要根据体能和下肢力量量力而行；④ 前期应手扶护栏进行运动。

6. 锻炼功效

提高肺功能，增加肺活量，改善肺组织弹性，提高肺血气交换效率；发展下肢肌肉力量，强壮骨骼；提高膝关节部位软组织的韧性，增加膝关节软骨的抗摩擦力和抗压力。

7. 临床功效

改善心肌血液循环，防治冠心病；促进骨组织的新陈代谢，防治骨质疏松症，同时对下肢静脉曲张有良好的防治作用。

六、骑自行车

1. 动作名称

骑自行车。

2. 动作规格

骑自行车可分为骑固定自行车（功率自行车）和骑移动的自行车。

3. 锻炼方法

骑功率自行车在室内进行，需要注意通风；一般自行车对道路要求较低，选择自行车专用道骑行更为安全；骑行时心率控制在最大心率的65%～85%，中等速度连续骑行30分钟左右；每周3～5次（或隔天进行）。

4. 适宜人群

力量较弱的男女老少皆宜，尤其适合学生和上班族。

5. 注意事项

① 选购质量过关的自行车，确保刹车系统、启动系统运行良好；② 骑越野和山地自行车时需要佩戴头盔、骑行眼镜、骑行运动口罩、骑行袖套、骑行手套，背骑行背包或腰包，穿骑行裤，以及准备车载小型打气筒等装备；③ 骑越野或山地自行车需要注意自身身体情况；④ 下肢关节有疾患、平衡能力有障碍的人群不适合骑自行车。

6. 锻炼功效

增强腿部肌肉力量，提高关节灵活性；促进血液循环，增强心肺功能；休闲健身，促进心理健康。

7. 临床功效

减肥瘦身，同时对提高平衡能力和视觉判断能力有一定效果。

七、跳绳

1. 动作名称

跳绳。

2. 动作规格

跳绳可以分为普通跳绳和花样跳绳。跳绳具有简单易行，能锻炼多种脏器的特点。

3. 适宜人群

心肺功能正常的各个年龄段人群。

4. 锻炼方法

选择较为柔软的场地，或在硬地上铺上软垫进行跳绳；跳绳时，心率控制在110次/分左右，每次运动20～40分钟；每周3～5次（或隔天进行）。

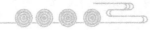

5. 注意事项

① 跳绳练习前一定要做好身体各部位的准备活动；② 饭前和饭后半小时内不要跳绳，并且跳绳前不可大量饮水；③ 跳绳运动后不要立刻停止下来；④ 避免在凹凸不平的水泥地跳绳，以免发生崴脚；⑤ 患有静脉曲张、关节病变及行动不便的人群不适合跳绳，过度肥胖人群刚开始练习跳绳时，运动量和运动时间应适当减少。

6. 锻炼功效

增强四肢协调性，提高反应能力和灵敏性；增强人体心血管、呼吸系统和神经系统的功能。

7. 临床功效

减轻体重，同时可预防糖尿病、肥胖症、骨质疏松症、高血压、抑郁症等多种疾病。

八、游泳

1. 动作名称

游泳。

2. 动作规格

游泳按照泳姿可分为蛙泳、仰泳、自由泳和蝶泳等形式。

3. 适宜人群

适合绝大多数心肺能力正常的健康运动人群。

4. 锻炼方法

游泳需要的设备有游泳衣裤、泳帽、泳镜、耳塞、鼻夹等，场地最好选择专门的游泳场；心率控制在最大心率的 65%～85%，每次游泳40～60 分钟；每周游泳 3～5 次。

5. 注意事项

① 下水游泳前必须做充分的准备活动，且不宜在水中停留太久；② 剧烈运动后及长时间曝晒后不宜游泳；③ 饭前饭后不宜游泳，游泳后不宜马上进食；④ 不可在不熟悉周围及水下情况的水域游泳，以免发生意外；⑤ 高血压患者、呼吸系统疾病患者、皮肤疾病患者、心脏疾病患者，以及处于经期的女性不宜游泳。

6. 锻炼功效

改善心血管系统功能，提高呼吸系统机能；改善肌肉系统能力；改善体温调节能力；减轻对膝关节、踝关节的磨损，自由调节肌肉力量，健美塑形。

7. 临床功效

减轻体重，同时可增强抵抗力。

九、哈达瑜伽

1. 动作名称

哈达瑜伽。

2. 动作规格

倒箭式：① 仰卧，两臂放于身体两侧；② 吸气，抬起双腿至垂直于地面；③ 呼气，双手稍向地面用力，使背部、臀部离开地面，同时两肘支撑于地面，双手放在两髋处；④ 两腿向上伸直，保持自然呼吸；⑤ 恢复时放低两腿，再慢慢放回到地面上，把身体有控制地放下，回到仰卧的姿势。

战士第二式：① 两腿开阔地分开站立，脚尖向前，手臂打开与地面平行，手心向下；② 吸气，右脚向右转 90°，左脚稍稍向右；③ 呼气，屈右大腿与地面平行；④ 眼睛注视右手的方向；⑤ 还原后，重复做另一侧。

三角伸展式：① 两腿开阔地分开站立，脚尖向前，手臂打开与地面平行，手心向下；② 吸气，右脚向右转 90°；③ 呼气，身体向右弯曲，右手触地；④ 手臂上下一条直线，抬头，看左手的方向；⑤ 还原后，重复做另一侧。

单手侧立平衡：① 侧坐于地面上，两腿伸直，右手掌撑地；② 吸气，用手臂的力量将身体慢慢撑起，使身体呈一直线，左臂向上举起，两臂呈一条直线；③ 抬头，看左手；④ 还原时呼气，再重复。

树式：① 直立，两腿并拢，手臂放于身体两侧；② 屈右腿，将右脚掌贴住左大腿的内侧；③ 吸气，两臂由两侧匀速向上，双手在头顶合十，还原时呼气；④ 重复做另一侧。

摩天式：① 直立，两腿并拢，手臂放于身体两侧；② 吸气，手臂由两侧打开向上，同时两脚后跟离开地面；③ 直至两臂放于头的两侧，手心相对，脚跟尽量抬高，眼平视前方，还原时呼气，再重复。

前伸展式：① 坐姿，两腿向前伸直，手臂放于身体的两侧，稍向后；② 吸气，手臂支撑身体慢慢向上，直至极限；③ 两腿尽量并拢伸直，头向后放松；④ 还原时呼气，再重复。

幻椅式：① 直立，两腿并拢，手臂放于身体两侧；② 吸气，两臂由两侧向上，双手在头顶合十，大拇指相扣；③ 呼气，弯屈双腿，如同准备坐在一张椅子上；④ 大腿几乎与地面平行，平视前方。

船式：① 坐姿，两腿自然向前伸直，手臂放于身体两侧；② 吸气时，向上挺直脊柱；③ 呼气时，身体慢慢向后倒，两腿离开地面，手臂向前伸直；④ 整个身体呈"V"字形。

3. 适宜人群

适合心肺耐力较弱的人群，尤其适合中青年女性。

4. 锻炼方法

练习瑜伽时要选择一个安静清洁、空气流通的舒适场地，最好在瑜伽垫上进行，也可选择在地毯、被褥或软垫上进行；对于普通练习者，每个体式停留20~30秒，每个体式练习2~3次，每次练习50分钟；每周3~5次。

5. 注意事项

① 准备活动要充分，做好热身；② 动作难度要循序渐进，把握自己可承受的练习强度，健身后应感觉身心愉悦而不是身体酸累；③ 练习后不可急于淋浴，应休息一段时间再进行；④ 进食后短时间内不可练习；⑤ 没有基础的中老年人、练习后关节疼的人、骨质疏松者及肥胖者不适合练习瑜伽。

6. 锻炼功效

改善肌肉和骨骼状况，使关节稳定性提高，具有保护脊柱、纠正不良体态的作用；有利于保持血压正常，使得心血管系统更健康；使人减压养心，畅通身心，稳定情绪，提高气质。

7. 临床功效

改善肌肉和骨骼状况，提高关节稳定性，纠正体态，同时对防治糖尿病、高血压、动脉硬化等慢性病有一定作用。

十、广播体操

1. 动作名称

第八套广播体操。

2. 动作规格

原地踏步（8拍×2）。预备姿势：直立，左脚开始踏步。

第一节：伸展运动（8拍×4）。① 预备姿势：直立；② 两臂前举（掌心相对）；③ 左脚向前一步，重心随着前移，右脚尖点地；④ 左脚向前迈步的同时稍低头，两臂掌心向下，经侧向后、下向前绕至侧上举（掌心相对），抬头，眼看前上方；⑤ 两臂经前还原成直立；⑥ 其余4拍换右脚做。

第二节：扩胸运动（8拍×4）。① 预备姿势：直立；② 两手握拳

（拳心向下），两臂经前至胸前平屈后振；③ 两臂经前伸直（拳心相对）至侧举后振；④ 两臂经前击掌，接着左脚左跨成左弓步，同时两手握拳成左臂胸前平屈（拳心向后）、右臂侧举（拳心向前）后振，头右转，眼看右方；⑤ 还原成直立；⑥ 反方向再做4拍。

第三节：踢腿运动（8拍×4）。① 预备姿势：直立；② 左脚向前三步（重心移至左脚、右脚跟尖点地），同时两臂经前至上举（掌心向前）；③ 右腿前踢（约90°），同时两臂经前、下向后摆（掌心向后）；④ 还原成"②"的姿势；⑤ 两臂经前还原成直立；⑥ 其余4拍换右脚做。

第四节：体侧运动（8拍×4）。① 预备姿势：直立；② 左脚向左三步（同肩宽），同时左臂经侧至侧下举（掌心向内），右手叉腰（虎口向上）；③ 左臂下举，同时上体向右侧屈一次，立即还原成"②"的姿势；④ 左臂上举，同时右臂伸直（五指并拢，掌心向内），手沿腿向下伸至膝外侧，上体再向右侧屈一次；⑤ 左臂经侧还原成直立；⑥ 反方向再做4拍。

第五节：体转运动（8拍×4）。① 预备姿势：直立；② 左脚向左一步（稍宽于肩），同时两臂侧举（掌心向下）；③ 上体左转90°，同时左臂于体后屈肘，手背贴腰，右臂胸前平屈、手指触左肩（掌心向下）；④ 两臂伸直，经前成左臂胸前平屈、右臂侧举（掌心向下），同时上体右转180°，眼看右手；⑤ 还原成直立；⑥ 反方向再做4拍。

第六节：全身运动（8拍×4）。① 预备姿势：直立；② 左脚向前成弓步，同时两臂经前至侧上举（掌心相对）抬头，眼看前上方；③ 左脚收回，同时上体前屈，手指于脚前触地（掌心向后）；④ 全蹲，同时两手扶膝（两肘外分、手指相对），眼看前下方；⑤ 其余4拍换右脚做。

第七节：跳跃运动（8拍×4）。① 预备姿势：直立；② 跳起，左、右分腿落地，同时两臂胸前平屈，两手半握拳（拳心向下）；③ 跳起，还原成直立；④ 跳起，左、右分腿落地，同时两臂经侧至头上击掌；⑤ 跳起，还原成直立；⑥ 第四个八拍的最后一拍，两臂成体前交叉，两手半握拳（掌心向后）。

第八节：整理运动（8拍×2）。① 预备姿势：直立，两臂体前交叉，两手握拳（拳心向后）；② 左腿屈膝抬起，小腿自然下垂（脚离地面约15厘米），同时两臂摆至侧举（拳心向下）；③ 还原成预备姿势；④ 右腿屈膝抬起，小腿自然下垂（脚离地面约15厘米），同时两臂摆至侧举（拳心向下）；⑤ 还原成预备姿势；⑥ 两手翻掌，同时两臂经侧摆至侧上举（掌心相对），同时稍抬头，挺胸，吸气；⑦ 两臂经侧落下至体前交叉（掌心向后），同时稍低头，呼气；⑧ 两手翻掌，同时两臂经侧摆至侧上举（掌心相对），同时稍抬头，挺胸，吸气；⑨ 两臂经侧还原成预备姿势；⑩ 第二个八拍同第一个八拍，最后一拍还原成直立。

3. 适宜人群

心肺功能较弱的各年龄人群。

4. 锻炼方法

场地要平坦空旷，不宜过硬，若在室内进行，场地要通风且灯光合适；广播体操一般需要音乐伴奏，环境要求安静；心率控制在 100 次/分左右，每天练习 2 遍；每周 5~7 次。

5. 注意事项

① 穿着宽松的衣裤和合适的运动鞋；② 动作要按照要求进行，练习时若感觉不适，即应停练；③ 要注意循序渐进，逐步增加练习时间；④ 避免在凹凸不平的水泥地练习，以免发生崴脚。

6. 锻炼功效

增强平衡能力和协调能力；提高灵活性和稳定性；增大肺活量，增强呼吸功能。

7. 临床功效

改善腿部的血液循环，缓解下肢的肿胀感，有效防止下肢静脉曲张，同时对肩周炎的预防及治疗有一定作用。

十一、广场舞

1. 动作名称

广场舞。

2. 动作规格

广场舞是在广场上表演的艺术形式，主要有广场舞 16 步、踏歌舞、加工舞等。

3. 适宜人群

心肺功能正常的男女老少皆适合练习广场舞。

4. 锻炼方法

场地要求不高，可以选择各类远离小区的平整广场；跳舞时，心率控制在 130 次/分左右，每次练习 40~60 分钟；每周 5 次左右。

5. 注意事项

① 穿舒适防滑的鞋子练习广场舞，防止滑倒扭伤；② 老年人练习时要避免大幅度的扭颈、扭腰动作；③ 不宜空腹和饭后立刻练习；④ 患有静脉曲张、关节疾患、糖尿病、高血压、心脏病的患者不宜练习广场舞。

6. 锻炼功效

增强心肺功能和改善健康；增强人体协调性和灵活性；提高平衡能力，预防跌倒。

7. 临床功效

刺激神经，减缓记忆力衰退，同时对促进人际交往，消除老年人孤独感有一定意义。

十二、24 式简化太极拳

1. 动作名称

24 式简化太极拳。

2. 动作规格

起势：① 两脚开立；② 两臂前举；③ 屈膝按掌。

野马分鬃：① 收脚抱球，左转出步，弓步分手；② 后坐撇脚，跟步抱球，右转出步，弓步分手；③ 后坐撇脚，跟步抱球，左转出步，弓步分手。

白鹤亮翅：① 跟半步胸前抱球；② 后坐举臂；③ 虚步分手。

搂膝拗步：① 左转落手，右转收脚举臂，出步屈肘，弓步搂推；② 后坐撇脚，跟步举臂，出步屈肘，弓步搂推；③ 后坐撇脚，跟步举臂，出步屈肘，弓步搂推。

手挥琵琶：① 跟步展手；② 后坐挑掌；③ 虚步合臂。

倒卷肱：① 两手展开；② 提膝屈肘；③ 撤步错手；④ 后坐推掌。

左揽雀尾：① 右转收脚抱球；② 左转出步；③ 弓步掤臂；④ 左转随臂展掌；⑤ 后坐右转下捋；⑥ 左转出步搭腕；⑦ 弓步前挤；⑧ 后坐分手屈肘收掌；⑨ 弓步按掌。

右揽雀尾：① 后坐扣脚，右转分手；② 回体重收脚抱球；③ 右转出步；④ 弓步掤臂；⑤ 右转随臂展掌；⑥ 后坐左转下捋；⑦ 右转出步搭手；⑧ 弓步前挤；⑨ 后坐分手屈肘收掌；⑩ 弓步推掌。

单鞭：① 左转扣脚；② 右转收脚展臂；③ 出步勾手；④ 弓步推举。

云手：① 右转落手；② 左转云手；③ 并步按掌；④ 右转云手；

⑤ 出步按掌。(重复三次)

单鞭：① 斜落步右转举臂；② 出步勾手；③ 弓步推掌。

高探马：① 跟步后坐展手；② 虚步推掌。

右蹬脚：① 收脚收手；② 左转出步；③ 弓步划弧；④ 合抱提膝；⑤ 分手蹬脚。

双峰贯耳：① 收脚落手；② 出步收手；③ 弓步贯拳。

转身左蹬脚：① 后坐扣脚；② 左转展手；③ 回体重合抱提膝；④ 分手蹬脚。

左下势独立：① 收脚勾手；② 蹲身仆步；③ 穿掌下势；④ 撤脚弓腿；⑤ 扣脚转身；⑥ 提膝挑掌。

右下势独立：① 落脚左转勾手；② 蹲身仆步；③ 穿掌下势；④ 撤脚弓腿；⑤ 扣脚转身；⑥ 提膝挑掌。

左右穿梭：① 落步落手；② 跟步抱球；③ 右转出步；④ 弓步推架；⑤ 后坐落手；⑥ 跟步抱球；⑦ 左转出步；⑧ 弓步推架。

海底针：① 跟步落手；② 后坐提手；③ 虚步插掌。

闪通臂：① 收脚举臂；② 出步翻掌；③ 弓步推架。

转身搬拦捶：① 后坐扣脚，右转摆掌；② 收脚握拳；③ 垫步搬捶；④ 跟步旋臂；⑤ 出步裹拳拦掌；⑥ 弓步打拳。

如封似闭：① 穿臂翻掌；② 后坐收掌；③ 弓步推掌。

十字手：① 后坐扣脚；② 右转撇脚分手；③ 移重心扣脚划弧。

收势：① 收脚合抱；② 旋臂分手；③ 下落收势。

3. 适宜人群

适合心肺能力较弱且无膝关节疾患的所有人群。

4. 锻炼方法

可选择平坦松软的草坪、木质地板等场地，同时，要求环境安静空旷，空气质量好；练习太极拳时的心率控制在 120 次/分左右，每次练习 2~3 遍；一周练习 3~5 次。

5. 注意事项

① 练习的时候动作要规范，各种基础技术动作要做到起点准确，运行路线清楚，止点到位，动作连贯，上下相随，手眼配合，身法自如；② 膝关节有问题的人不宜进行太极拳练习。

6. 锻炼功效

促进血液循环，增大肺活量；锻炼全身肌肉，有助于保持良好的体形；提高平衡能力，同时可增强身体协调性。

7. 临床功效

提高神经系统的均衡性、灵活性及信息传递的速度和正确性，同时可以提高骨密度，防止骨质疏松症。

十三、八段锦

1. 动作名称

八段锦。

2. 动作规格

双手托天理三焦：① 自然站立，两足平开，两臂分别自左右两侧徐徐向上高举过头，十指交叉，翻掌，掌心上托，两臂充分伸展，放松，如伸懒腰状；② 同时缓缓抬头上观，缓缓吸气；③ 然后翻转掌心朝下，在身前下落，至胸前时边落边翻转掌心朝上，微低头，双手自体侧缓缓举至头顶，转掌心向上，用力向上托举，足跟亦随双手的托举而起落；④ 托举 6 次后，双手转掌心朝下，沿体前缓缓按至小腹，还原。

左右开弓似射雕：① 自然站立，左脚向左侧横开一步，身体下蹲，双手握于两胯之外，随后从胸前向上划弧提于高处；② 右手向右拉至与右乳平高，与乳距约两拳许，意如拉紧弓弦，开弓如满月；③ 左手缓缓向左平推，左臂展直；④ 同时右臂屈肘右拉，右拳停于右肋前，拳心朝上，如开弓状，眼视左手；⑤ 同时，收回左腿，还原成自然站立。此为左式，右式反之。

调理脾胃须单举：① 自然站立，左手缓缓自体侧上举至头，翻转掌心向上，并向左外方用力举托，同时右手下按附应；② 举按数次后，左手沿体前缓缓下落，还原至体侧。

五劳七伤向后瞧：① 自然站立，双脚与肩同宽，双手自然下垂，宁神调息，气沉丹田；② 头部微微向左转动，两眼目视左后方，稍停顿后，缓缓转正，再缓缓转向右侧，目视右后方，稍停顿，转正。

摇头摆尾去心火：① 马步站立，两手叉腰，缓缓呼气后拧腰向左，屈身下俯，将余气缓缓呼出；② 动作不停，头自左下方经体前至右下方；③ 头像小勺舀水似的引颈前伸，自右侧慢慢将头抬起，同时配合吸气；④ 拧腰向左，身体恢复马步桩，缓缓深长呼气；⑤ 同时全身放松，呼气结束时稍停顿，随即向相反方向，划弧摇至右前方。

两手攀足固肾腰：① 松静站立，两足平开，与肩同宽；② 两臂自体侧缓缓抬起至头顶上方，转掌心朝上，向上作托举劲；③ 稍停顿，两腿绷直，以腰为轴，身体前俯，双手顺势攀足，稍作停顿，将身体缓缓直起，双手右势起于头顶之上，两臂伸直，掌心向前，再自身体两侧缓缓下落于体侧。

攒拳怒目增力气：① 两足横开，两膝下蹲，呈"骑马步"；② 双手握拳，拳眼向下；③ 左拳向前方击出，顺势头稍向左转，两眼通过左拳凝视远方，右拳同时后拉，与左拳出击形成一种"争力"；④ 随后，收回左拳，击出右拳，要领同前，反复6次。

背后七颠百病消：① 两脚平行开立，与肩同宽，或两脚相并；② 两臂自身侧上举过头，脚跟提起，同时配合吸气；③ 两臂自身前下落，脚跟亦随之放下，配合呼气，全身放松。

3. 适宜人群

有氧运动能力正常的男女老少均适合练习，尤其适合体质较弱的中老年人和慢性病患者，也适合肌肉力量较弱、姿势习惯不良的青少年。

4. 锻炼方法

在安静、空气新鲜的环境里进行练习；练习时心率控制在90~120次/分，一天可安排1~2次练习，每次练习15~30分钟，中间休息2~5分钟；每周3~5次。

5. 注意事项

① 要根据自身条件灵活选择练法；② 练习时若感觉不适，要立刻停止；③ 饭后不宜立刻练习；④ 心情烦躁、身体不适时，不可练习；⑤ 练习时间以清晨为主，晚间为辅。

6. 锻炼功效

增强颈部肌肉和颈椎活动能力；消除神经系统疲劳，增进肠胃蠕动；对人体内脏和经络有益处。

7. 临床功效

改善高血压和动脉硬化，同时可预防颈椎病。

十四、易筋经

1. 动作名称

易筋经。

2. 动作规格

韦驮献杵第一势：① 两臂曲肘，徐徐平举至胸前成抱球势，屈腕立掌，指头向上，掌心相对（10厘米左右距离）；② 此动作要求肩、肘、腕在同一平面上，合呼吸酌情做8~20次。

横担降魔杵：① 两足分开，与肩同宽，足掌踏实，两膝微松；② 两手自胸前徐徐外展，至两侧平举；③ 立掌，掌心向外；④ 吸气时胸部扩张，臂向后挺；⑤ 呼气时，指尖内翘，掌向外撑。反复进行8~

20 次。

掌托天门：① 两脚开立，足尖着地，足跟提起；② 双手上举高过头顶，掌心向上，两中指相距 3 厘米；③ 沉肩曲肘，仰头，目观掌背；④ 舌舐上腭，鼻息调匀；⑤ 吸气时，两手用暗劲尽力上托，两腿同时用力下蹬；⑥ 呼气时，全身放松，两掌向前下翻；⑦ 收势时，两掌变拳，拳背向前，上肢用力将两拳缓缓收至腰部，拳心向上，脚跟着地。反复 8~20 次。

摘星换斗势：① 右脚稍向右前方移步，与左脚形成斜"八"字，随势向左微侧；② 屈膝，提右脚跟，身向下沉，右虚步；③ 右手高举伸直，掌心向下，头微右斜，双目仰视右手心；④ 左臂曲肘，自然置于背后；⑤ 吸气时，头往上顶，双肩后挺；⑥ 呼气时，全身放松，再左右两侧交换姿势锻炼。连续 5~10 次。

倒拽九牛尾势：① 右脚前跨一步，屈膝成右弓步；② 右手握拳，举至前上方，双目观拳；③ 左手握拳；④ 左臂屈肘，斜垂于背后；⑤ 吸气时，两拳紧握内收，右拳收至右肩，左拳垂至背后；⑥ 呼气时，两拳、两臂放松，还原为本势预备动作；⑦ 再身体后转，成左弓步，左右手交替进行；⑧ 随呼吸反复 5~10 次。

出爪亮翅势：① 两脚开立，两臂前平举，立掌，掌心向前，十指用力分开，虎口相对，两眼怒目平视前方，随势提起脚跟，以两脚尖支持体重；② 再两掌缓缓分开，上肢成"一"字样平举，立掌，掌心向外，随势脚跟着地；③ 吸气时，两掌用暗劲伸探，手指向后翘；④ 呼气时，臂掌放松。连续 8~12 次。

九鬼拔马刀势：① 脚尖相衔，足跟分离成"八"字形；② 两臂向前成叉掌立于胸前；③ 左手屈肘经下往后，成勾手置于身后，指尖向上；④ 右手由肩上屈肘后伸，拉住左手指，使右手成抱颈状；⑤ 足趾抓地，身体前倾，如拔刀一样；⑥ 吸气时，双手用力拉紧，呼气时放松；⑦ 左右交换。反复 5~10 次。

三盘落地势：① 左脚向左横跨一步，屈膝下蹲成马步；② 上体挺直，两手叉腰，再屈肘翻掌向上，小臂平举如托重物状；③ 稍停片刻，两手翻掌向下，小臂伸直放松，如放下重物状；④ 动作随呼吸进行，吸气时，如托物状，呼气时，如放物状，反复 5~10 次；⑤ 收功时，两脚徐徐伸直，左脚收回，两足并拢，成直立状。

青龙探爪势：① 两脚开立，两手成仰拳护腰；② 右手向左前方伸探，五指捏成勾手，上体左转；③ 腰部自左至右转动，右手亦随之自左至右水平划圈，手划至前上方时，上体前倾，同时呼气；④ 划至身体左侧时，上体伸直，同时吸气；⑤ 左右交换，动作相反；⑥ 连续5~10次。

卧虎扑食势：① 右脚向右跨一大步，屈右膝下蹲，成右弓左仆腿势；② 上体前倾，双手撑地，头微抬起，双目注视前下方；③ 吸气时，两臂伸直，上体抬高并尽量前探，重心前移；④ 呼气时，同时屈肘，胸部下落，上体后收，重心后移，蓄势待发；⑤ 如此反复，随呼吸而两臂屈伸，上体起伏，前探后收，如猛虎扑食；⑥ 动作连续5~10次后，换左弓右仆脚势进行，动作如前。

打躬势：① 两脚开立，脚尖内扣；② 双手仰掌缓缓自左右而上，用力合抱头后部，手指弹敲小脑后片刻；③ 配合呼吸做屈体动作，吸气时，身体挺直，目向前视，头如顶物，呼气时，直膝俯身弯腰，两手用力使头探于膝间作打躬状，勿使脚跟离地；④ 根据体力反复8~20次。

掉尾势：① 两脚开立，双手仰掌由胸前徐徐上举至头顶，目视掌而移，身立正直，勿挺胸凸腹；② 十指交叉，旋腕反掌上托，掌以向上，仰身，腰向后弯，目上视；③ 然后上体前屈，双臂下垂，推掌至地，昂首瞪目；④ 呼气时，屈体下弯，脚跟稍微离地；⑤ 吸气时，上身立起，脚跟着地；⑥ 如此反复21次。

收功：直立，两臂左右侧举，屈伸7次。

3. 适宜人群

适合有氧运动能力较弱的青、中、老年人群练习。

4. 锻炼方法

选择空气流通，光线良好，地面平整，安全性较高的场地练习；练习时心率控制在90~120次/分，一天可安排1~2次练习，中间休息2~5分钟；每周3~5次。

5. 注意事项

① 练习前做好充分的准备活动；② 练习时要神贯意注，心力兼到；③ 必须遵循循序渐进的原则，可先学动作，次加呼吸，后加意念；④ 运动后，不可立即吃饭和洗澡；⑤ 高血压患者、脑动脉硬化患者不宜练习易筋经。

6. 锻炼功效

改善内脏功能，增强肌肉力量，保养四肢关节；降低焦虑和抑郁程度，改善心理。

7. 临床功效

增进健康水平，延缓衰老进程，同时对缓解神经衰弱、慢性气管炎、慢性腰背痛等病症有一定功效。

十五、乒乓球

1. 动作名称

打乒乓球。

2. 动作规格

特点是设备简单，趣味性强，形式灵活多样，不受年龄、性别和身体条件限制，室内外均可进行。

3. 适宜人群

有氧运动能力正常的所有人。

4. 锻炼方法

室外场地不用太大，室内场地需要有明亮、均匀的灯光；设施要求相对简单，包括球台、球网、球和球拍；运动时心率控制在 120 次/分，每次运动 2 小时；一周 3~5 次，或隔天进行。

5. 注意事项

① 运动前需要进行环境检查，如球台四周要宽敞、地面要干燥等；② 运动前要充分做好准备活动，运动后要做好整理活动；③ 要控制运动负荷，防止发生运动损伤。

6. 锻炼功效

提高身体灵敏性和协调性，全面增强身体素质；增加肺活量，提高心肺功能；锻炼心理素质和意志。

7. 临床功效

改善心血管系统，降低血脂，同时对保护视力、预防近视有一定作用。

十六、羽毛球

1. 动作名称

打羽毛球。

2. 动作规格

特点是器械简单，隔网对抗无身体接触，能自主控制运动量，充满乐趣且能强身健体。

3. 适宜人群

有氧运动能力正常的所有人。

4. 锻炼方法

选择空旷、平整且无风的场地，选择磅数适合自己的球拍，以及球和护膝等器材设备；运动时的心率控制在最大心率的 60%~80%，每次运动时长在 30~40 分钟；每周 3~5 次。

5. 注意事项

① 打球前要做好准备活动，掌握正确、灵活的握拍方法；② 要保护好身体特定部位，必要时应准备护腕、护膝、护腰等护具；③ 打球结束后应及时擦汗，换去有汗的服装、鞋袜；④ 打完球要及时做一些静力牵拉练习和按摩放松活动；⑤ 运动后要尽量避免吃生冷的食品和喝冰镇的饮料，应少量补充温水。

6. 锻炼功效

锻炼颈椎、胸椎和腰椎；增强身体协调能力，提高反应能力和灵敏性；增加肺活量，提高心肺功能。

7. 临床功效

锻炼心理素质和意志，同时对预防近视、提高免疫力有一定作用。

十七、水中健身操

1. 动作名称

水中健身操。

2. 动作规格

水中健身操是站在齐腰深的水中，在音乐的伴奏下结合不同的身体动作和舞蹈步伐来锻炼和放松全身的有氧项目。

3. 适宜人群

适合绝大多数心肺能力正常的健康运动人群，尤其适合体重较重、关节有伤的人群。

4. 锻炼方法

需要准备水中健身鞋、助浮背心、助浮裤、泳帽等，场地最好选择专门的游泳池；运动时心率控制在不超过最大心率的 85%，每次进行 30~45 分钟；每周进行 3~5 次。

5. 注意事项

① 下水进行水中健身操运动前必须做充分的准备活动，且不宜在水中停留太久；② 饭前、饭后 1 小时内不宜进行；③ 运动中如身体不适，应立即到陆地休息；④ 高血压患者、呼吸系统疾病患者、皮肤疾病患者、心脏疾病患者，以及处于经期和已经怀孕的女性不宜进行水中健身操运动。

6. 锻炼功效

加快新陈代谢，增加皮肤营养供应；改善神经系统能力和体温调节能力；提高平衡能力；减轻对膝关节、踝关节的磨损，自由调节肌肉力量。

7. 临床功效

减轻体重，健美塑形。

十八、交谊舞

1. 动作名称

跳交谊舞。

2. 动作规格

交谊舞有"世界语言"之称，其风格是舞姿庄重典雅，舞步严谨规范。交谊舞可分为现代舞和拉丁舞。

3. 适宜人群

适合心肺能力正常的健康运动人群。

4. 锻炼方法

跳交谊舞需要根据舞种选择合适的衣裤和鞋子，选择平整宽敞、空气新鲜的场地；不同舞种运动强度不同，需要根据年龄和自身的身体状况来选择，运动时心率控制在 120 次/分左右，60~70 岁老年人运动时心率可控制在 100~120 次/分，每次进行 60 分钟；每周进行 5~7 次。

5. 注意事项

① 运动前需要活动踝、膝、髋、肩等关节，以免发生运动损伤；② 饭后、酒后不宜进行交谊舞练习；③ 初学者应注意练习的动作规格和动作质量；④ 应选择合适的舞伴和老师，且不可经常更换；⑤ 患有心脏病、高血压和呼吸系统疾病的人群不宜练习交谊舞。

6. 锻炼功效

提高身体平衡能力、协调性和柔韧性；加快血液循环，增强心肺功能；提高骨骼密度，锻炼肌肉群力量。

7. 临床功效

加快新陈代谢，利于"燃烧"脂肪、减轻体重；释放压力，消除疲劳，促进心理健康。

十九、倒步走

1. 动作名称

倒步走。

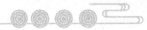
2. 动作规格

倒步走时一腿支撑，一腿屈膝后摆下落，两臂平举配合腿部向后划弧，步幅以两个脚长为宜。

3. 适宜人群

适合绝大多数心肺能力一般的健康运动人群。

4. 锻炼方法

需要穿合适的鞋子、宽松舒适的衣裤等，场地最好选择平坦笔直、空旷人少的地方；运动时心率控制在 90~100 次/分，每次进行 20~30 分钟；每天进行 1~2 次。

5. 注意事项

① 运动前需要进行热身活动，做好下肢关节的准备活动；② 步速不宜过快，最好选择参照物；③ 注意控制身体重心，不可扭头往后看；④ 扁平足或足弓塌陷、第一跖趾关节有炎症和外翻者，膝关节炎和膝关节骨质增生者，平衡能力和协调能力较弱者不宜进行倒步走运动。

6. 锻炼功效

促进血液循环、身体组织新陈代谢；锻炼腰、背、臀和腿部肌肉；提高平衡能力和身体协调能力。

7. 临床功效

防治腰肌劳损和腰间盘突出，同时对功能性腰痛也有一定的防治功效。

第三篇　临床运动处方示例

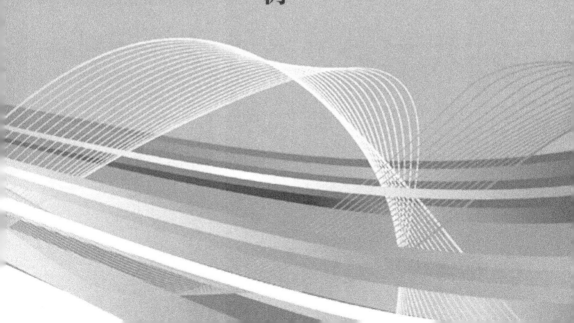

第七章 常见慢性病患者运动处方示例

第一节 高血压患者的运动处方

一、病情的确诊与分析

对于高血压患者，在制订运动处方前，需要对高血压的病程、严重程度、是否伴有靶器官的损伤、使用药物等予以了解。

高血压 2 级（收缩压≥160 毫米汞柱或舒张压≥100 毫米汞柱）或伴有靶器官损伤（如左心室肥厚、视网膜病变、颈动脉狭窄等），一般有条件者要先进行运动试验，没有条件者仅建议从适当增强日常生活中的小强度运动开始，减少静坐时间，增加活动时间。

服用 β 受体阻滞剂或利尿剂治疗的患者，一般也仅建议开展力所能及的日常生活运动。

对于血压未得到有效控制的高血压患者，需要对其现有的运动情况进行较为详细的了解。如果是平时经常运动的患者，建议暂停进行长时间、较大强度的运动，避免过度劳累，改为中低强度、适当时间的运动；如果是平时没有运动习惯的患者，建议进行一些低强度的步行等运动，逐渐养成运动习惯。

二、运动处方范例

示例患者：张某，男，58 岁，身高 1.72 米，体重 76 千克（BMI＝25.7 千克/米²，超重），患高血压 3 年，正常服药血压得到控制，未见其他合并症状；平时运动较少，平均 1 周 1 次 1 小时快走；力量水平、耐力水平、柔韧性均较弱；自我期望运动目标为延缓高血压进程、预防并发症。运动处方如下。

1. 运动目标

（1）提升整体健康水平（一般高血压患者超重和肥胖的比例较高，工作、生活中的压力较大，体质健康水平较低）。

（2）安静状态下血压有所下降（收缩压和舒张压下降 2 毫米汞柱）。

（3）降低各种环境变化条件下的血压升高反应。

2. 运动项目

（1）有氧锻炼（耐力运动）：快走、走跑交替（由于患者尚未有较好的运动习惯，选择患者已有的运动项目开始，不存在运动技能上的障碍）。

（2）力量锻炼（抗阻运动）：上肢力量锻炼选择简易俯卧撑，下肢力量锻炼选择简易原地跳跃，躯干力量锻炼选择简易登山者/简易四点支撑（由于患者力量评估为较弱，选择简易的力量动作，便于患者能够建立信心；高血压患者刚开始运动时不宜选择静力性力量训练动作/运动）。

（3）拉伸锻炼（柔韧运动）：简易站姿压肩、简易直臂后伸、简易扶墙小腿三头肌拉伸、简易仰卧直腿抬高、简易仰卧抱膝拉伸（由于患者柔韧性评估较差，选择简易的拉伸动作，可配合有氧锻炼的前后拉伸，其中仰卧完成的动作可作为运动后的进一步放松）。

3. 运动强度

（1）有氧锻炼：前 2 周保持原有的快走运动强度（一般稍低于中等强度，心率在 100~110 次/分）；第 3 周开始，按照 5：1 走跑交替方法锻炼（最少可快走 50 米，慢跑 10 米，最多为快走 5 分钟，慢跑 1 分钟，根据患者的情况，走跑交替可接近中等强度，心率在 110~120 次/分，适应 4~6 周后可减小比例，保持心率水平）。

（2）力量锻炼：按照简易锻炼方法的强度即可，适应 6~8 周后根据情况可进行标准的全部或部分动作/运动的锻炼（高血压患者刚开始力量锻炼时，力量的增加较为缓慢，强度不宜太大）。

（3）拉伸锻炼：按照运动元素中要求的强度，一般有明显的拉伸感即可（柔韧性的增加是个缓慢的过程）。

4. 运动时间

（1）有氧锻炼：每天累计或连续进行≥30 分钟的运动；若需要分次完成，每次运动不少于 5 分钟（若每次运动时间低于 5 分钟，提升心血管功能效果较差）。

（2）力量锻炼：每个动作依次完成 8~12 次为一组；组间休息 1~2 分钟；前 2 周完成 2~3 组，适应后完成 3~5 组（根据该患者情况，力量锻炼可安排在有氧锻炼之后进行）。

（3）拉伸锻炼：每个动作依次持续 30~60 秒为一组；组间休息 1~2 分钟；前 2 周完成 2~3 组，适应后完成 3~5 组（建议拉伸锻炼在有氧锻炼和力量锻炼之后进行）。

5. 运动频率

（1）有氧锻炼：前 4 周，尽可能每周完成 3 次；第 5 周开始增加到每周 4 次，完全习惯后争取达到每周 5 次（有氧锻炼每天 1 次的累积效应更佳）。

（2）力量锻炼：每周 2~3 次（前 6~8 周不宜尝试新动作）。

（3）拉伸锻炼：与有氧锻炼保持同步即可。

6. 注意事项

（1）该患者存在超重现象，应结合饮食调节，以适当降低体重。可每 2 周左右观察 1 次体重变化，以辅助确定运动锻炼效果。

（2）在第 2 周、第 6 周、第 12 周到医院复诊，不适时随诊。

（3）出现运动损伤时及时联系医生，以确定是否可以继续坚持锻炼。

第二节　糖尿病患者的运动处方

一、病情的确诊与分析

基于病因，糖尿病可分为 4 类：1 型糖尿病（T1DM）、2 型糖尿病（T2DM）、妊娠期糖尿病和其他特殊类型的糖尿病。运动处方针对的是 T2DM，大约占糖尿病的 90%。

向心性肥胖和胰岛素抵抗通常会发展为糖尿病前期，主要表现为：进食碳水化合物后血糖升高，为葡萄糖耐量受损（IGT），和/或空腹血糖升高，为空腹血糖受损（IFG）。当糖尿病前期患者无法抑制血糖升高时，就有可能发展为糖尿病。

糖尿病前期的诊断标准为：糖化血红蛋白（HbA1c）为 5.7% ~ 6.4%，空腹血糖（FPG）为 5.6 ~ 6.9 毫摩尔/升，餐后 2 小时血糖（2 hPG）为 7.8 ~ 11.0 毫摩尔/升。糖尿病的诊断标准为：HbA1c > 6.5%，FPG ≥ 7.0 毫摩尔/升，2 hPG ≥ 11.0 毫摩尔/升。诊断标准采用最新的国际标准，并严格按照测试筛查规范以确定病症。

对于发病时间较长，已有明显的并发症者，一般不宜进行正常运动锻炼，可根据情况进行日常生活运动，提升体质水平。

对于 T2DM 前期患者和 T2DM 患者，引起疾病的主要因素之一是静坐少动，因此可能会合并有与静坐少动相关的心血管疾病，因而对于静坐少动的患者一般需要做运动试验以确定是否存在不良心血管反应。

如果是平时经常运动的患者，建议按照运动处方进行锻炼。

二、运动处方范例

示例患者：王某，女，63 岁，身高 1.55 米，体重 59 千克（BMI = 24.6 千克/米²，稍超重），患 T2DM 2 年，最高 FPG 达 9.7 毫摩尔/升。每日早晨空腹服药，血糖控制良好，未见其他合并症状；平时每天散步

30分钟左右；力量水平、耐力水平、柔韧性均较弱，有骨质疏松症状；自我期望通过运动延缓糖尿病并发症。运动处方如下。

1. 运动目标

（1）提升整体健康水平（该患者体质整体较弱，且有骨质疏松症状，提升体质才能适应中高强度的运动）。

（2）延缓糖尿病并发症的出现。

（3）提升整体的生活状态。

2. 运动项目

（1）有氧锻炼（耐力运动）：推荐尝试参加社区或居民小区的广场舞或其他集体性有氧运动（太极拳等）（这一运动项目需要一定的技能和同伴，如能实现最佳）；快走（由于患者尚未有较好的运动习惯，如不能进行广场舞等集体活动，快走是较好的选择）。

（2）力量锻炼（抗阻运动）：上肢力量锻炼选择简易前平举/简易单臂下压，下肢力量锻炼选择简易原地跳跃/简易夹腿/简易脚掌下蹬，躯干力量锻炼选择简易登山者（由于患者有骨质疏松症状，抗阻运动较为迫切，且力量评估为较弱，选择简易的力量动作，完成多个肌群的运动有助于体质的快速提升，选择居家锻炼是考虑到该患者无运动基础。

（3）拉伸锻炼（柔韧运动）：简易直臂后伸、简易站姿压肩、简易俯卧屈肌拉伸、简易猫式背部拉伸（由于患者为女性且柔韧性较差，选择多组简易的拉伸动作，可在有氧锻炼的前后实施拉伸，选择居家锻炼的原因与力量锻炼相同）。

3. 运动强度

（1）有氧锻炼：前4周无论是快走还是广场舞，运动强度稍低于中等强度（心率在95~105次/分）；第5周开始，熟练的广场舞运动，或者适当提高速度的快走运动可接近中等强度，心率在105~115次/分。

（2）力量锻炼：按照简易锻炼方法的强度即可，适应6~8周后根据情况可进行标准的全部或部分动作/运动的锻炼（考虑到年龄与基础因素，力量的增加是个缓慢的过程）。

（3）拉伸锻炼：按照运动元素中要求的强度，一般有明显的拉伸感即可，适应6~8周后再适当提高强度（考虑到年龄与基础因素，柔韧性的增加是个缓慢的过程）。

4. 运动时间

（1）有氧锻炼：每天累计或连续进行≥30分钟的运动（糖尿病患

者的有氧锻炼时间应逐渐增加到 45 分钟以上）；若需要分次完成，每次运动不少于 10 分钟（为了提升整体机能水平，每次运动时间不能太短）。

（2）力量锻炼：每个动作依次完成 6~10 次为一组；组间休息 1~2 分钟；前 2 周完成 2~3 组，适应后完成 3~5 组（根据该患者情况，力量锻炼需要居家单独安排）。

（3）拉伸锻炼：每个动作依次持续 20~40 秒为一组；组间休息 1~2 分钟；前 2 周完成 2~3 组，适应后完成 3~5 组（根据该患者情况，拉伸锻炼需要居家单独安排）。

5. 运动频率

（1）有氧锻炼：前 4 周，尽可能每周完成 3 次；第 5 周开始增加到每周 4 次，完全习惯后争取达到每周 5 次。

（2）力量锻炼：每周 2~3 次（也可上肢、下肢、躯干分 3 天锻炼，然后重复）。

（3）拉伸锻炼：与有氧锻炼保持同步即可。

6. 注意事项

（1）该患者存在超重现象，应结合饮食调节，以适当降低体重。可每 2 周左右观察 1 次体重变化，以辅助确定运动锻炼效果。

（2）该患者有骨质疏松症状，锻炼过程中需要注意场地环境安全，以防跌倒。

（3）该患者为女性且无运动经历，运动习惯的养成和动作技能的掌握可能会有一定的困难，开始时的坚持很重要。

（4）有氧锻炼期间为防运动引起低血糖，在外出运动锻炼时可准备好糖块，以备不时之需。

（5）在第 2 周、第 6 周、第 12 周到医院复诊，不适时随诊。

（6）出现运动损伤时及时联系医生，以确定是否可以继续坚持锻炼。

第三节　肥胖症患者的运动处方

一、病情的确诊与分析

正常成人男性脂肪组织质量占体重的 15%~18%，女性占 20%~25%。肥胖是指当人体摄入食物过多，消耗能量的体力活动减少，摄入的热量超过了机体所消耗的热量，过多的热量转变为脂肪大量蓄积起来，使脂肪组织异常增加，体重超过正常值 20% 以上，有损于健康的一种超体重状态。

制订肥胖症患者的运动处方前，首先应明确肥胖发生的原因。肥胖症分为单纯性肥胖和继发性肥胖两类。单纯性肥胖是各种肥胖中最常见的一种，约占肥胖人群的95%，单纯性肥胖简言之就是非疾病引起的肥胖，其发生原因主要是多食少动。这类人群全身脂肪分布较均匀，但不伴有神经或内分泌系统的形态及功能异常现象，也无代谢障碍性疾病，其家族成员往往有肥胖病史。继发性肥胖和单纯性肥胖不同的是，继发性肥胖是由于疾病或其他因素，如内分泌功能障碍、精神情绪因素等引起。虽然同样具有体内脂肪沉淀过多的特征，但仍然以原发性疾病的临床症状为主要表现，肥胖只是这类患者的重要症状之一。以下指导针对的是以单纯性肥胖为主的肥胖症患者。

对于肥胖症患者，在制订运动处方前，需要判断肥胖程度、诊断健康状况。其中包括血脂、血糖、胰岛素水平的测定，并进行常规体格检查和运动负荷试验，确保运动安全有效地进行。

二、运动处方范例

示例患者：周某，女，22岁，身高1.61米，体重85千克（BMI = 32.8千克/米^2，重度肥胖）；平时运动较少，偶尔步行去上课；力量水平、耐力水平、柔韧性均较弱；自我期望运动目标为减少脂肪含量、控制体重且提高心肺功能，预防肥胖合并症。运动处方如下。

1. 运动目标

（1）改善体成分，减少体脂含量，增加肌肉含量。

（2）提升整体健康水平（一般肥胖症患者饮食和生活方式不规律，体质健康水平较低）。

2. 运动项目

（1）有氧锻炼（耐力运动）：游泳/水中健身操/慢跑/羽毛球（考虑到过大的体重负荷对膝关节的影响，在减肥初期应避免过多的跑跳动作，建议进行水中运动以减轻膝关节、踝关节负荷）。

（2）力量锻炼（抗阻运动）：上肢力量锻炼选择简易俯卧撑/俯身反向飞鸟/简易负重弯举，下肢力量锻炼选择简易屈膝抬腿/简易臀桥/简易原地跳跃，躯干力量锻炼选择简易登山者/简易平板支撑（由于患者力量评估为较弱，选择简易的力量动作，便于患者能够顺利完成运动并建立信心）。

（3）拉伸锻炼（柔韧运动）：简易抬肩折叠上臂、简易扶墙拉伸胸部、简易坐位小腿拉伸、简易猫式背部拉伸、简易搁腿坐姿体前屈（由于患者柔韧性较差，选择简易的拉伸动作，可配合有氧锻炼的前后拉伸，其中仰卧完成的动作可作为运动后的进一步放松)。

3. 运动强度

(1)有氧锻炼：前4周保持原有的步行运动并进行水中练习（水中练习的运动强度一般稍低于中等强度，心率在100~110次/分）；第5周开始，进行慢跑等有氧锻炼（肥胖程度稍微下降后可加入慢跑、羽毛球等运动，接近中等强度，心率在110~120次/分）。

(2)力量锻炼：按照简易锻炼方法的强度即可，适应6~8周后根据情况可进行标准的全部或部分动作/运动的锻炼（重度肥胖患者刚开始锻炼时力量水平不够，动作频率不宜太快）。

(3)拉伸锻炼：按照运动元素中要求的强度，一般有明显的拉伸感即可（柔韧性的增加是个缓慢的过程）。

4. 运动时间

(1)有氧锻炼：每天累计或连续进行≥60分钟的运动；若需要分次完成，每次运动不少于15分钟（每次运动时间不低于15分钟时，减少脂肪的效果好）。

(2)力量锻炼：每个动作依次完成8~12次为一组；组间休息1~2分钟；前4周完成2~3组，适应后完成3~5组（根据该患者情况，力量锻炼可安排在有氧锻炼之后进行）。

(3)拉伸锻炼：每个动作依次持续30~60秒为一组；组间休息1~2分钟；前4周完成2~3组，适应后完成3~5组（建议拉伸锻炼在有氧锻炼和力量锻炼之后进行）。

5. 运动频率

(1)有氧锻炼：前4周，尽可能每周完成3次；第5周开始增加到每周4次，完全习惯后争取达到每周5次。

(2)力量锻炼：每周2~3次（前6~8周不宜尝试新动作）。

(3)拉伸锻炼：与有氧锻炼保持同步即可。

6. 注意事项

(1)该患者处于重度肥胖状态，应结合饮食控制及生活方式调整，以适当减轻体重，可每2周左右观察1次体重变化，以辅助确定运动锻炼效果。

(2)该患者为无运动经历者，运动习惯的养成和动作技能的掌握过程是漫长的，需要持之以恒。

(3)在第2周、第6周、第12周到医院复诊，不适时随诊。

(4)出现运动损伤时及时联系医生，以确定是否可以继续坚持锻炼。

第八章　肌肉骨骼疾病运动处方示例

第一节　骨质疏松症患者的运动处方

一、病情的确诊与分析

骨质疏松症是由多种原因导致的骨密度和骨质量下降，骨微结构破坏，造成骨脆性增加，从而容易发生骨折的全身性骨病。骨质疏松症分为原发性和继发性两大类。原发性骨质疏松症又分为绝经后骨质疏松症（Ⅰ型）、老年性骨质疏松症（Ⅱ型）和特发性骨质疏松症（包括青少年型）三种。绝经后骨质疏松症一般发生在妇女绝经后 5~10 年内；老年性骨质疏松症一般指老年人 70 岁后发生的骨质疏松；而特发性骨质疏松症主要发生在青少年时期。

对于骨质疏松症患者，在制订运动处方前，需要对患者进行健康状况和运动能力评估。

二、运动处方范例

示例患者：贾某，女，70 岁，身高 1.75 米，体重 72 千克（BMI＝23.5 千克/米²，正常），平时运动较少，平均 1 周 1 次健步走 1 小时；力量水平、耐力水平、柔韧性均较弱；自我期望运动目标为改善骨质疏松症，增强身体平衡能力。运动处方如下。

1. 运动目标

（1）改善骨质疏松症，增强骨密度，预防摔倒。

（2）提升整体健康水平，增加肌肉力量以保持身体平衡，预防骨折。

2. 运动项目

（1）有氧锻炼（耐力运动）：快走、走跑交替、太极拳、交谊舞。

（2）力量锻炼（抗阻运动）：上肢力量锻炼选择简易俯卧撑/简易过头推举/简易单臂下压，下肢力量锻炼选择简易原地跳跃/简易提踵/简易马步，躯干力量锻炼选择简易平板支撑/简易登山者/简易俯身单臂划船（由于患者力量评估为较弱，选择简易的力量动作，便于患者能够建立信心；骨质疏松症患者刚开始锻炼时不宜选择易摔倒的训练动作/运动）。

（3）拉伸锻炼（柔韧运动）：正常直臂后伸、简易扶墙小腿三头肌拉伸、简易仰卧直腿抬高、简易俯卧屈肌拉伸（由于患者柔韧性较差，选择简易的拉伸动作）。

3. 运动强度

（1）有氧锻炼：前 2 周保持原有的快走运动强度（快走的运动强度一般稍低于中等强度，心率在 100~110 次/分）；第 3 周开始，按照 5：1 走跑交替方法锻炼（最少可快走 50 米，慢跑 10 米，最多为快走 5 分钟，慢跑 1 分钟，根据患者的情况，走跑交替可接近中等强度，心率在 110~120 次/分，适应 4~6 周后可减小比例，保持心率水平）；第 5 周开始，根据自己兴趣选择太极拳、交谊舞等运动（运动可接近中等强度，心率在 110~120 次/分）。

（2）力量锻炼：按照简易锻炼方法的强度即可，适应 6~8 周后根据情况可进行标准的全部或部分动作/运动的锻炼（骨质疏松症患者刚开始力量锻炼时，力量的增加较为缓慢，不宜强度太大）。

（3）拉伸锻炼：按照运动元素中要求的强度，一般有明显的拉伸感即可（柔韧性的增加是个缓慢的过程）。

4. 运动时间

（1）有氧锻炼：每天累计或连续进行≥30 分钟的运动。

（2）力量锻炼：每个动作依次完成 8~12 次为一组；组间休息 1~2 分钟；前 2 周完成 2~3 组，适应后完成 3~5 组（根据该患者情况，力量锻炼可安排在有氧锻炼之后进行）。

（3）拉伸锻炼：每个动作依次持续 30~60 秒为一组；组间休息 1~2 分钟；前 2 周完成 2~3 组，适应后完成 3~5 组（建议拉伸锻炼在有氧锻炼和力量锻炼之后进行）。

5. 运动频率

（1）有氧锻炼：前 2 周，尽可能每周完成 3 次；第 3 周开始增加到每周 4 次，完全习惯后争取达到每周 5 次。

（2）力量锻炼：每周 2~3 次（前 1~4 周不宜尝试新动作）。

（3）拉伸锻炼：与有氧锻炼保持同步即可。

6. 注意事项

（1）该患者存在骨质疏松症，在正常饮食基础上，适当使用治疗骨质疏松症的药物，切记不能随便补充钙剂。

（2）应在白天阳光下运动，避免晚上运动。

（3）在第 2 周、第 6 周、第 12 周到医院复诊，不适时随诊。

（4）需要预防运动中摔倒，出现运动损伤时及时联系医生，以确定是否可以继续坚持锻炼。

第二节　肌肉劳损患者的运动处方

一、病情的确诊与分析

肌肉劳损是一种慢性的、反复积累的微细损伤，又称肌筋膜炎。常发生在肌肉活动过多或静态姿势下肌肉持久紧张的部位，可分为急性、慢性两类。常发生损伤的部位为腰部、颈部、腿部的肌肉。

对于肌肉劳损患者，需要了解劳损部位、类型、程度及发病原因后再制订运动处方。

对于重症肌肉劳损患者，持续的局部炎症和疼痛刺激，使周围的肌肉弹性降低，制订运动处方需要对其现有的运动情况进行较为详细的了解。如果是平时经常运动的患者，建议暂停进行长时间、较大强度的运动，避免过度劳损；如果是平时没有运动习惯的患者，建议进行一些较柔和的运动，逐渐养成运动和拉伸的习惯。

二、运动处方范例

示例患者：刘某，女，40 岁，身高 1.60 米，体重 56 千克（BMI = 21.9 千克/米^2，正常），工作方式以伏案为主，常感腰部不适；触诊发现，左侧竖脊肌硬度明显增高，腰部生理弯曲变直，诊断为腰肌劳损；平时运动较少，平均 1 周慢跑 1 次；力量水平、耐力水平、柔韧性正常；自我期望运动目标为缓解腰部不适，预防劳损加重及腰椎病。运动处方如下。

1. 运动目标

（1）改善腰部不适症状，预防劳损加重及腰椎病。

（2）增强腰背部肌肉力量锻炼，提升躯干肌肉力量水平。

2. 运动项目

（1）有氧锻炼（耐力运动）：桩跑、慢跑、瑜伽、游泳（由于游泳是近端固定，核心发力项目，有助于患者增强躯干肌肉力量；瑜伽是有氧运动，对于增强核心肌肉力量及拉伸放松效果较好）。

（2）力量锻炼（抗阻运动）：上肢力量锻炼选择标准俯卧撑/标准仰卧后撑，下肢力量锻炼选择标准臀桥，躯干力量锻炼选择标准背起/标准四点支撑（由于患者腰背部力量较弱，重点选择可以发展患者躯干肌的运动）。

（3）拉伸锻炼（柔韧运动）：标准直臂后伸、标准站姿压肩、标准后仰拉伸、标准仰卧抱膝拉伸、标准坐姿下躯干伸肌牵伸、标准婴儿式背部拉伸（由于患者柔韧性正常，选择正常的拉伸动作，可配合有氧锻炼的前后拉伸）。

3. 运动强度

（1）有氧锻炼：前 2 周保持原有的慢跑运动强度（慢跑的运动强度一般为心率在 110～120 次/分，跑步前后注意拉伸）；第 3 周开始，进行游泳或瑜伽锻炼（心率在 110～120 次/分）。

（2）力量锻炼：根据情况可进行标准的全部或部分动作/运动的锻炼。

（3）拉伸锻炼：按照运动元素中要求的强度即可，拉伸过程中注意拉伸力度不宜过度（柔韧性的增加是个缓慢的过程）。

4. 运动时间

（1）有氧锻炼：每天累计或连续进行≥30 分钟的运动。

（2）力量锻炼：每个动作依次完成 8～12 次为一组；组间休息 1～2 分钟；前 4 周完成 2～3 组，适应后完成 3～5 组（根据该患者情况，力量锻炼可安排在有氧锻炼之后进行）。

（3）拉伸锻炼：每个动作依次持续 30～60 秒为一组；组间休息 1～2 分钟；前 2 周完成 2～3 组，适应后完成 3～5 组（建议拉伸锻炼在有氧锻炼和力量锻炼之后进行）。

5. 运动频率

（1）有氧锻炼：前 4 周，尽可能每周完成 3 次；第 5 周开始增加到每周 4 次，完全习惯后争取达到每周 5 次。

（2）力量锻炼：每周 2～3 次。

（3）拉伸锻炼：与有氧锻炼保持同步即可。

6. 注意事项

（1）该患者存在腰肌劳损，很容易发展成腰椎病，尽量减少伏案工作时间，多做拉伸运动。

（2）在运动和拉伸的过程中，注意循序渐进。运动后出现酸痛不一定是损伤，大部分情况是疲劳，休息 1～2 天即可缓解，需要坚持锻炼。

第三节　腰椎病患者的运动处方

一、病情的确诊与分析

腰椎病是所有腰椎疾患的统称，以腰椎间盘髓核突出症为常见，它是椎体之间的纤维环破坏之后，髓核突出压迫脊神经根造成腿痛的一种常见病，青壮年人群多发。

对于腰椎病患者，在制订运动处方前，需要对其进行常规检查予以确诊，并了解其严重程度及腰椎病类型。

腰椎病种类繁多，常见的腰椎病包括腰椎间盘突出、腰椎骨质增生、腰椎管狭窄等。不管是哪种类型的腰椎病，首先需要配合医生的治疗，在医生指导下选择适合自己的运动疗法。

对于腰椎病患者，一般有条件者要先进行运动试验，没有条件者仅建议从适当增强日常生活中的小强度运动开始，减少静坐时间，增加活动时间。

二、运动处方范例

示例患者：章某，女，36 岁，身高 1.65 米，体重 48 千克（BMI = 17.6 千克/米^2，偏瘦），近半年常感腰部不适，后因腰部剧烈疼痛，不能下床活动。医院诊断为第 4、第 5 腰椎间盘突出。在医院进行了牵引和物理治疗，症状有所缓解，现需要做居家康复锻炼。平时运动正常，平均每周 2~3 次半小时快走；力量水平、耐力水平、柔韧性均正常；自我期望运动目标为改善腰椎间盘突出症状。运动处方如下。

1. 运动目标

（1）改善腰部不适及腰椎间盘突出症状。

（2）增强腰背部肌肉力量，促进腰椎间盘回纳，预防腰椎病复发。

（3）提高腰部灵活性，改善腰部关节活动度。

2. 运动项目

（1）有氧锻炼（耐力运动）：桩跑。

（2）力量锻炼（抗阻运动）：躯干力量锻炼选择标准背起/标准小燕飞（患者需要增强腰部力量，主要选择腰背部肌肉力量与平衡训练）。

（3）拉伸锻炼（柔韧运动）：标准站姿压肩、标准仰卧直腿抬高、标准猫式背部拉伸、标准体前屈（选择上肢、下肢及躯干部位的拉伸动作，可配合运动前后的热身与拉伸练习）。

3. 运动强度

（1）有氧锻炼：前 2 周保持原有的运动强度，第 3 周开始可增加桩跑的时间和运动频率。

（2）力量锻炼：根据情况可进行标准的全部或部分动作/运动的锻炼（开始时力量的增加较为缓慢，不宜强度太大）。

（3）拉伸锻炼：按照运动元素中要求的强度，一般有明显的拉伸感即可（柔韧性的增加是个缓慢的过程）。

4. 运动时间

（1）有氧锻炼：每天累计或连续进行≥30分钟的运动。

（2）力量锻炼：每个动作依次完成8~12次为一组；组间休息1~2分钟；前2周完成2~3组，适应后完成3~5组（根据该患者情况，力量锻炼可安排在有氧锻炼之后进行）。

（3）拉伸锻炼：每个动作依次持续10~30秒为一组；组间休息1~2分钟；前2周完成2~3组，适应后完成3~5组（建议拉伸锻炼在准备活动时及有氧锻炼和力量锻炼之后进行）。

5. 运动频率

（1）有氧锻炼：前2周，尽可能每周完成3次；第3周开始增加到每周4次，完全习惯后争取达到每周5次。

（2）力量锻炼：每周2~3次，也可与有氧锻炼保持同步。

（3）拉伸锻炼：与有氧锻炼保持同步即可。

6. 注意事项

（1）该患者身材高挑，体形偏瘦，存在腰部肌肉力量不足现象，力量锻炼应持之以恒，并减少静坐时间。

（2）该患者除一般运动注意事项外，应注意拉伸练习的强度，需要循序渐进，以免造成损伤。

（3）运动中出现轻微疼痛可继续进行锻炼，若疼痛明显则终止运动，及时咨询医生。

第四节　颈椎病患者的运动处方

一、病情的确诊与分析

颈椎病又称颈椎综合征，是颈椎骨关节炎、增生性颈椎炎、颈神经根综合征、颈椎间盘脱出症的总称，是一种以退行性病理改变为基础的疾患。其主要是由于颈椎长期劳损、骨质增生，或椎间盘脱出、韧带增厚，致使颈椎脊髓、神经根或椎动脉受压，出现一系列功能障碍的临床综合征。

对于颈椎病患者，在制订运动处方前，需要对颈椎病类型、严重程度、是否伴有并发症等予以确诊。

对于颈椎病患者，一般有条件者要先进行运动试验，没有条件者仅建议从适当增强日常生活中的小强度运动开始，减少静坐时间，增加活动时间。

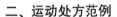

二、运动处方范例

示例患者：柳某，男，40岁，身高1.72米，体重66千克（BMI＝22.3千克/米²，正常），近半年常感颈部肌肉酸痛，最近偶感手指麻木；医院就诊显示，颈椎生理弯曲变直，椎间隙狭窄，CT、MRI显示椎间盘向侧后方突出，医生诊断为神经根型颈椎病、第5颈椎间盘突出；平时运动较少，偶尔打羽毛球，力量水平、耐力水平、柔韧性均较弱；自我期望运动目标为改善颈椎间盘突出症状、增强颈部肌肉力量。运动处方如下。

1. 运动目标

（1）改善颈部不适，减轻颈椎病及第5颈椎间盘突出症状。

（2）增强颈肩部肌肉力量，促进第5颈椎间盘回纳，缓解神经根压迫症状。

（3）提高颈部灵活性，改善颈部关节活动度。

2. 运动项目

（1）有氧锻炼（耐力运动）：桩跑、广播体操（由于患者尚未有较好的运动习惯，选择患者已有的运动项目开始，不存在运动技能上的障碍）。

（2）力量锻炼（抗阻运动）：上肢力量锻炼选择简易引体向上/简易过头推举，下肢力量锻炼选择简易弓步，躯干力量锻炼选择简易耸肩/标准颈部抗阻（由于患者力量评估为较弱，选择简易的力量动作，便于患者能够建立信心）。

（3）拉伸锻炼（柔韧运动）：简易站姿压肩、简易后仰拉伸、简易头向对侧屈、标准站姿主动直臂肩胛骨前伸、简易仰卧抱膝拉伸（选择上肢、下肢及躯干部位的拉伸动作，可配合运动前后的热身与拉伸练习）。

3. 运动强度

（1）有氧锻炼：前2周保持采用较低的运动强度桩跑（运动强度一般为稍低强度，心率在90次/分左右）；第3周开始，可选择结合广播体操等方法锻炼（根据患者的情况，广播体操可接近中等强度，心率在110~120次/分）。

（2）力量锻炼：按照简易锻炼方法的强度即可，适应6~8周后根据情况可进行标准的全部或部分动作/运动的锻炼。

（3）拉伸锻炼：按照运动元素中要求的强度，一般有明显的拉伸感即可（柔韧性的增加是个缓慢的过程）。

4. 运动时间

（1）有氧锻炼：每天累计或连续进行≥30 分钟的运动。

（2）力量锻炼：每个动作依次完成 8~12 次为一组；组间休息 1~2 分钟；前 2 周完成 2~3 组，适应后完成 3~5 组（根据该患者情况，力量锻炼可安排在有氧锻炼之后进行）。

（3）拉伸锻炼：每个动作依次持续 10~20 秒为一组；组间休息 1~2 分钟；前 2 周完成 2~3 组，适应后完成 3~5 组（建议拉伸锻炼在有氧锻炼和力量锻炼之后进行）。

5. 运动频率

（1）有氧锻炼：尽可能每周完成 3~5 次。

（2）力量锻炼：每周 2~3 次（前 6~8 周不宜尝试新动作）。

（3）拉伸锻炼：与有氧锻炼保持同步即可。

6. 注意事项

（1）该患者长期姿势不良引起颈椎病，还应改变久坐等不良生活方式及姿势习惯。

（2）该患者除一般运动注意事项外，应注意拉伸锻炼的强度，需要循序渐进，以免造成损伤。

（3）颈椎病发病期不宜进行颈部大幅度运动锻炼。

第五节　膝关节病患者的运动处方

一、病情的确诊与分析

膝关节由股骨、胫骨和髌骨构成，是全身发病率最高的关节。膝关节的其他附属结构还包括交叉韧带、半月板、侧副韧带、髌周支持韧带及脂肪垫。任何一个组织发生损伤或病变都可以认为是膝关节病，这是膝关节病的广泛概念。膝关节病主要包括骨性关节炎、滑膜炎、髌骨软化、半月板损伤等。

对于膝关节病患者，在制订运动处方前，需要对病程、严重程度、是否伴有其他部位的损伤等予以确诊。

关于膝关节病患者的运动选择，应从机体整体及膝关节局部生物力学的角度，促进血液循环、促进膝关节局部能量代谢与物质代谢等方面考虑。

二、运动处方范例

示例患者：张某，女，58 岁，身高 1.56 米，体重 68 千克（BMI ＝ 27.9 千克/米²，超重），膝关节疼痛，站立和运动时加重，常出现关节绞索现象；X线显示关节间隙变窄，诊断为膝关节骨性关节炎，应采用保守治疗。平时不运动，力量水平、耐力水平、柔韧性均较弱；自我期望运动目标为预防膝关节骨性关节炎加重和并发症。运动处方如下。

1. 运动目标

（1）提高膝关节的稳定性，增强膝关节周围肌肉力量和柔韧性。

（2）调整生活方式，适当减轻体重（患者超重，膝关节负荷过大，不利于膝关节炎的防治）。

2. 运动项目

（1）有氧锻炼（耐力运动）：健步走、水中健身操、游泳、骑自行车（考虑到过大的体重负荷对膝关节的影响，如果长时间锻炼建议进行水中运动，减轻膝关节负荷）。

（2）力量锻炼（抗阻运动）：上肢力量锻炼选择简易俯卧撑，下肢力量锻炼选择简易大腿前侧肌肉等长收缩/简易伸膝，躯干力量锻炼选择简易登山者（由于患者力量评估为较弱，选择简易的力量动作，便于患者能够顺利完成运动并建立信心）。

（3）拉伸锻炼（柔韧运动）：简易站姿压肩、简易扶墙小腿三头肌拉伸、简易仰卧直腿抬高、简易仰卧抱膝拉伸（由于患者柔韧性较差，选择简易的拉伸动作，可配合有氧锻炼的前后拉伸，其中仰卧完成的动作可作为运动后的进一步放松）。

3. 运动强度

（1）有氧锻炼：前4周保持采用较低的运动强度（心率在90次/分左右）；第5周开始，采用中等的运动强度（心率在110~120次/分）。

（2）力量锻炼：按照简易锻炼方法的强度即可，适应6~8周后根据情况可进行标准的全部或部分动作/运动的锻炼（强度不宜太大）。

（3）拉伸锻炼：按照运动元素中要求的强度，一般有明显的拉伸感即可（柔韧性的增加是个缓慢的过程）。

4. 运动时间

（1）有氧锻炼：每天累计或连续进行≥30分钟的运动。

（2）力量锻炼：每个动作依次完成8~12次为一组；组间休息1~2分钟；前2周完成2~3组，适应后完成3~5组（根据该患者情况，力量锻炼可安排在有氧锻炼之后进行）。

（3）拉伸锻炼：每个动作依次持续20~30秒为一组；组间休息1~2分钟；前2周完成2~3组，适应后完成3~5组（建议拉伸锻炼在有氧锻炼和力量锻炼之后进行）。

5. 运动频率

（1）有氧锻炼：尽可能每周完成 3~5 次。

（2）力量锻炼：每周 2~3 次（前 6~8 周不宜尝试新动作）。

（3）拉伸锻炼：与有氧锻炼保持同步即可。

6. 注意事项

（1）该患者存在超重现象，应结合饮食调节，适当降低体重，减轻膝关节的负荷。

（2）膝关节的运动和保护是对立统一的。运动锻炼能够维持和提升关节稳定性，关节只有在动态中才能得到真正的保护。如稍有不适就停下来，比如上下楼梯不舒服就只坐电梯，膝关节的上下楼梯的能力就会越来越弱；如果经常戴护膝等护具，以后就离不开护具了。休息保护是在大运动量的基础上进行的恢复，是短时间的。

第九章　其他疾病运动处方示例

第一节　亚健康人群的运动处方

一、病情的确诊与分析

亚健康是指人体处于健康和疾病之间的一种状态。处于亚健康状态者，不能达到健康的标准，表现为一定时间内的活力降低、功能和适应能力减退的症状。亚健康的主要特征包括：① 身心上不适应的感觉所反映出来的种种症状，如疲劳、虚弱、情绪改变等，其状况在相对长的一段时期内难以明确；② 与年龄不相适应的组织结构或生理功能减退所致的各种虚弱表现；③ 微生态失衡状态；④ 某些疾病的病前生理病理学改变。

对于亚健康患者，在制订运动处方前，需要对亚健康的躯体状态、心理、社会适应等进行评估。

需要对亚健康患者现有的运动情况进行较为详细的了解。如果是平时经常运动的患者，建议暂停进行长时间、较大强度的运动，避免过度疲劳；如果是平时没有运动习惯的患者，建议进行一些有氧运动，逐渐养成运动习惯。

二、运动处方范例

示例患者：甄某，男，22 岁，身高 1.75 米，体重 85 千克（BMI＝27.8 千克/米²，超重），最近常感疲乏无力、肌肉及关节酸痛，有时头昏头痛、心悸胸闷，因期末考试精神压力大，出现睡眠紊乱、食欲不振；平时运动较少，力量水平、耐力水平、柔韧性均较弱；自我期望运动目标为改善亚健康状态，提升体质水平。运动处方如下。

1. 运动目标

（1）提升整体健康水平（患者超重，学习生活中的压力较大，体质健康水平较低）。

（2）增强肌肉力量及身体机能，改善亚健康状态。

2. 运动项目

（1）有氧锻炼（耐力运动）：骑自行车、慢跑、打乒乓球（由于患者尚未有较好的运动习惯，刚开始可选择简单的运动项目；后期可增加打乒乓球项目，增强趣味性）。

（2）力量锻炼（抗阻运动）：上肢力量锻炼选择简易俯卧撑/简易

负重弯举/简易双杠臂屈伸，下肢力量锻炼选择简易原地跳跃/简易屈膝抬腿，躯干力量锻炼选择简易登山者/简易四点支撑/简易俄罗斯转体（由于患者力量评估为较弱，选择简易的力量动作，便于患者能够顺利完成运动并建立信心）。

（3）拉伸锻炼（柔韧运动）：简易站姿压肩、简易拉伸双侧胸肌、简易扶墙小腿三头肌拉伸、简易仰卧直腿抬高、简易仰卧抱膝拉伸（由于患者柔韧性较差，选择简易的拉伸动作，可配合有氧锻炼的前后拉伸，其中仰卧完成的动作可作为运动后的进一步放松）。

3. 运动强度

（1）有氧锻炼：前 4 周保持骑自行车等较低强度运动（心率在 90 次/分左右）；第 5 周开始，选择中等强度的慢跑或打乒乓球运动（根据患者的情况，运动可接近中等强度，心率在 110~120 次/分）。

（2）力量锻炼：按照简易锻炼方法的强度即可，适应 6~8 周后根据情况可进行标准的全部或部分动作/运动的锻炼。

（3）拉伸锻炼：按照运动元素中要求的强度，一般有明显的拉伸感即可（柔韧性的增加是个缓慢的过程）。

4. 运动时间

（1）有氧锻炼：每天累计或连续进行 ≥30 分钟的运动；若需要分次完成，每次运动不少于 5 分钟（每次运动时间低于 5 分钟时提升心血管功能效果较差）。

（2）力量锻炼：每个动作依次完成 8~12 次为一组；组间休息 1~2 分钟；前 2 周完成 2~3 组，适应后完成 3~5 组（根据该患者情况，力量锻炼可安排在有氧锻炼之后进行）。

（3）拉伸锻炼：每个动作依次持续 30~60 秒为一组；组间休息 1~2 分钟；前 2 周完成 2~3 组，适应后完成 3~5 组（建议拉伸锻炼在有氧锻炼和力量锻炼之后进行）。

5. 运动频率

（1）有氧锻炼：前 4 周，尽可能每周完成 3 次；第 5 周开始增加到每周 4 次，完全习惯后争取达到每周 5 次。

（2）力量锻炼：每周 2~3 次（前 6~8 周不宜尝试新动作）。

（3）拉伸锻炼：与有氧锻炼保持同步即可。

6. 注意事项

（1）该患者存在超重现象，应结合饮食调节，适当降低体重，并调整睡眠等生活方式。

（2）该患者除一般运动注意事项外，无特殊的注意事项。

第二节　抑郁症患者的运动处方

一、病情的确诊与分析

抑郁症是一类精神容易兴奋和脑力容易疲乏、常有情绪烦恼和心理生理症状的神经症性障碍，通过改善生活方式、心理调节、心理治疗及药物治疗可以康复。

抑郁症患者的运动项目选择与其身体健康状况有关，因此在制订运动处方前，需要对抑郁症患者的病程、严重程度、使用药物等予以了解。

对于抑郁症患者，需要对其现有的运动情况进行较为详细的了解。如果是平时经常运动的患者，建议暂停进行长时间、较大强度的运动，避免过度劳累，改为中低强度的适当时间的运动；如果是平时没有运动习惯的患者，建议进行一些低强度的有氧运动，有氧运动在治疗抑郁症方面效果显著。

二、运动处方范例

示例患者：黎某，女，24岁，身高1.62米，体重46千克（BMI＝17.5千克/米²，偏瘦），近半年总是无精打采，对一切事物都不感兴趣，以前的"不如意事"常萦绕心头，感觉自己一事无成，会成为社会"寄生虫"，情绪极度低落时想过自杀或自我惩罚；平时不运动，力量水平、耐力水平、柔韧性均较弱；自我期望运动目标为减弱抑郁感觉。运动处方如下。

1. 运动目标

（1）减弱抑郁感觉，通过运动分泌的多巴胺使心情愉悦，找回自信。

（2）提升整体健康水平，减轻疲乏感，促进体态改善（一般抑郁症患者长期情绪低落，体质健康水平较低）。

2. 运动项目

（1）有氧锻炼（耐力运动）：慢跑、瑜伽、游泳、交谊舞（由于患者尚未有较好的运动习惯，刚开始可选择简单的运动项目，后期可选择具有趣味性的运动项目）。

（2）力量锻炼（抗阻运动）：上肢力量锻炼选择简易俯身反向飞鸟/简易前平举，下肢力量锻炼选择简易原地跳跃/简易屈膝抬腿，躯干力量锻炼选择简易登山者/简易四点支撑/简易"V"字卷腹（由于患者力量评估为较弱，选择简易的力量动作，便于患者能够顺利完成运动并建立信心）。

（3）拉伸锻炼（柔韧运动）：简易拉伸双侧胸肌、简易站姿压肩、简易扶墙小腿三头肌拉伸、简易仰卧直腿抬高、简易仰卧抱膝拉伸（由于患者柔韧性较差，选择简易的拉伸动作，可配合有氧锻炼的前后拉伸，其中仰卧完成的动作可作为运动后的进一步放松）。

3. 运动强度

（1）有氧锻炼：前 4 周采用较低强度运动（心率在 90 次/分左右）；第 5 周开始，采用中等强度运动（心率在 110~120 次/分）。

（2）力量锻炼：按照简易锻炼方法的强度即可，适应 6~8 周后根据情况可进行标准的全部或部分动作/运动的锻炼（刚开始力量锻炼时，力量的增加较为缓慢，不宜强度太大）。

（3）拉伸锻炼：按照运动元素中要求的强度，一般有明显的拉伸感即可（柔韧性的增加是个缓慢的过程）。

4. 运动时间

（1）有氧锻炼：每天累计或连续进行≥30 分钟的运动；若需要分次完成，每次运动不少于 5 分钟。

（2）力量锻炼：每个动作依次完成 8~12 次为一组；组间休息 1~2 分钟；前 2 周完成 2~3 组，适应后完成 3~5 组（根据该患者情况，力量锻炼可安排在有氧锻炼之后进行）。

（3）拉伸锻炼：每个动作依次持续 30~60 秒为一组；组间休息 1~2 分钟；前 2 周完成 2~3 组，适应后完成 3~5 组（建议拉伸锻炼在有氧锻炼和力量锻炼之后进行）。

5. 运动频率

（1）有氧锻炼：前 4 周，尽可能每周完成 3 次；第 5 周开始增加到每周 4 次，完全习惯后争取达到每周 5 次。

（2）力量锻炼：每周 2~3 次（前 6~8 周不宜尝试新动作）。

（3）拉伸锻炼：与有氧锻炼保持同步即可。

6. 注意事项

（1）该患者存在体重过轻现象，应增强饮食营养，以适当增加体重。

（2）该患者除一般运动注意事项外，还应尽量保持心情愉悦。

参考文献

［1］郝跃峰. 医学健身与桩跑实践［M］. 苏州：苏州大学出版社，2021.

［2］陆阿明，陆勤芳. 科学健身：如何选择健身运动项目［M］. 苏州：苏州大学出版社，2020.

［3］郝跃峰. 运动·健步·修养［M］. 苏州：古吴轩出版社，2018.

［4］美国运动医学会. ACSM 运动测试与运动处方指南：第十版［M］. 王正珍，等译. 北京：北京体育大学出版社，2019.

［5］乔纳斯，菲利普斯. 运动保健处方［M］. 黄力平，译. 北京：人民军医出版社，2013.

［6］赵志刚，郭建军. 整合运动药理学［M］. 北京：中国医药科技出版社，2021.

［7］祝莉，王正珍，朱为模. 健康中国视域中的运动处方库构建［J］. 体育科学，2020，40（1）：4-15.

［8］《运动处方中国专家共识（2023）》专家组. 运动处方中国专家共识（2023）［J］. 中国运动医学杂志，2023，42（1）：3-13.